闽台杏林文库·现代卷

闽台杏林传承系列

余天泰学术经验集

余天泰 主审

陈勋善 主编

海峡出版发行集团 THE STRAITS PUBLISHING & DISTRIBUTING GROUP | 福建科学技术出版社 FUJIAN SCIENCE & TECHNOLOGY PUBLISHING HOUSE

图书在版编目（CIP）数据

余天泰学术经验集 / 陈勋善主编 . —福州：福建科学技术出版社，2019.12（2021.4 重印）
ISBN 978-7-5335-5981-6

Ⅰ . ①余…　Ⅱ . ①陈…　Ⅲ . ①中医临床－经验－中国－现代　Ⅳ . ① R249.7

中国版本图书馆 CIP 数据核字（2019）第 181156 号

书　　名	**余天泰学术经验集**
主　　审	余天泰
主　　编	陈勋善
出版发行	福建科学技术出版社
社　　址	福州市东水路 76 号（邮编 350001）
网　　址	www.fjstp.com
经　　销	福建新华发行（集团）有限责任公司
印　　刷	福建新华联合印务集团有限公司
开　　本	700 毫米 ×1000 毫米　1/16
印　　张	23
字　　数	588 千字
版　　次	2019 年 12 月第 1 版
印　　次	2021 年 4 月第 2 次印刷
书　　号	ISBN 978-7-5335-5981-6
定　　价	98.00 元

编委会

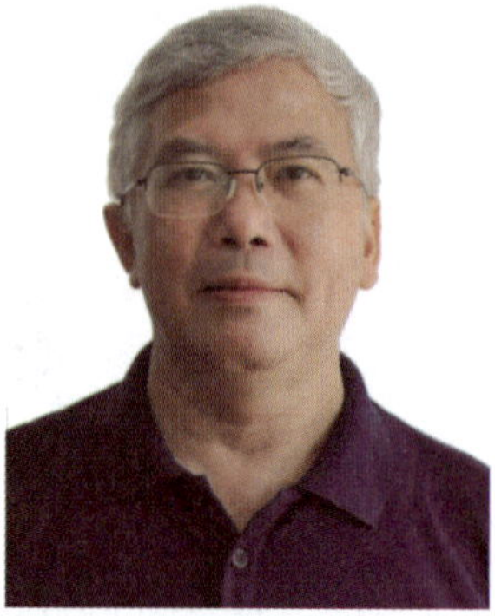

主审　余天泰

1955 年 10 月出生，福建浦城人（客籍福建长汀，祖籍河南开封），南京中医学院（即今南京中医药大学）硕士毕业，中医主任医师，教授，硕士生导师。曾任南平市人民医院院长兼党委书记，现任南平市人民医院名誉院长、党委书记，中华中医药学会理事，中国老年学学会中医研究委员会副主委，福建省中医药学会副会长及南平市中医药学会会长。第一批全国优秀中医临床人才，第四、五、六批全国老中医药专家学术经验继承工作指导老师，全国名老中医药专家传承工作室建设项目专家，首届福建省名中医，入选福建省“百千万人才工程”，闽江科学传播学者，享受国务院政府特殊津贴。二十世纪九十年代初，曾被选拔为中国援外医疗队专家，赴非洲工作，并多次应邀赴国内外讲学及学术交流，曾获福建省“五一劳动奖章”等表彰。

出身中医世家，幼承庭训，从医 40 余年来始终坚持一线临床工作。擅长高血压、动脉硬化、冠状动脉粥样硬化性心脏病及中风后遗症等心脑血管疾病的诊治，致力于经方及扶阳学说在杂病中的临床应用研究，率先提出血瘀是高血压病的病理关键，主张治疗高血压病应以活血化瘀为主。

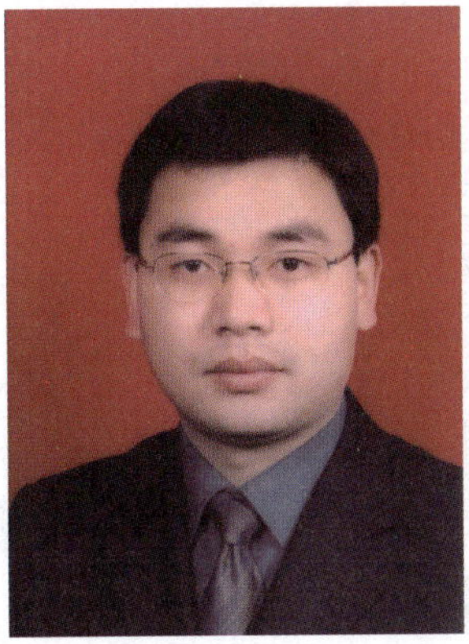

主编　陈勋善

中医副主任医师，毕业于福建中医学院（即今福建中医药大学）。南平市人民医院质管科科长、心血管内科副主任，师承全国名中医余天泰教授，余天泰名老中医传承工作室负责人，福建省中医药学会心病分会常务委员，福建省中西医结合学会心血管病分会委员。负责省部级科研课题1项，参与市级科研课题3项，在国内专业杂志发表论文10余篇。

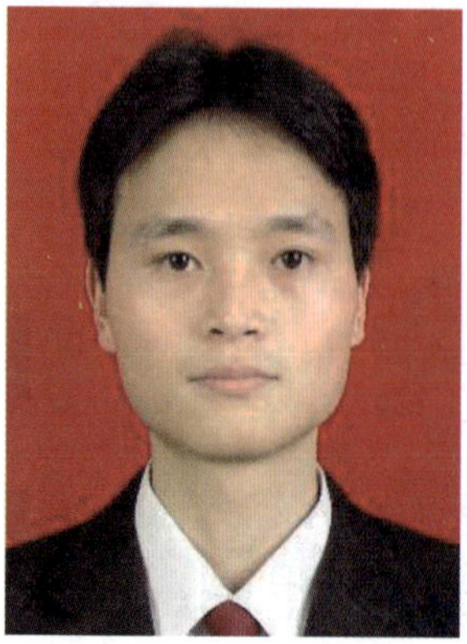

副主编　吴慧毅

中医副主任医师，毕业于福建中医学院（即今福建中医药大学）。南平市人民医院肺病科主任，福建省中西医结合肺病重点专科主任，第六批全国老中医药专家学术经验继承人，师承全国名中医余天泰教授。任福建省中医药学会呼吸病分会常委、世界中医药学会联合会肺康复专业委员会委员、福建基层呼吸疾病防治联盟专家委员、福建慢阻肺联盟专家委员会委员、南平市中西医结合学会呼吸病分会副主任委员、南平市医学会呼吸病学分会常委、南平市医学会重症医学分会委员。有中医家学渊源，擅长呼吸内科常见病、多发病及危重症的中西医结合诊疗，参研或主研多项全国或省、市级慢性阻塞性肺疾病的临床科研课题，有丰富的科研经验。

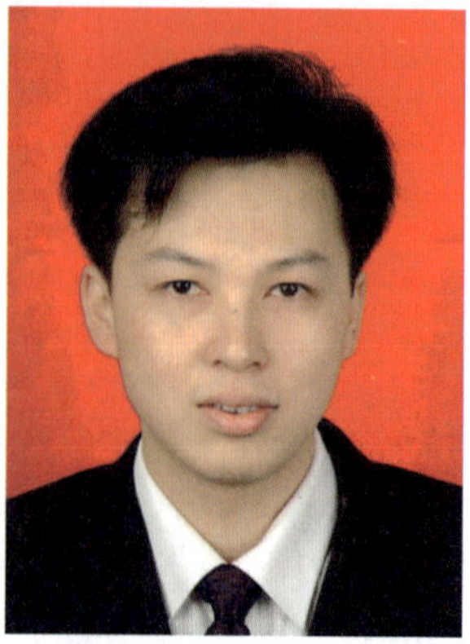

副主编　王可文

中医副主任医师，硕士研究生，毕业于福建中医学院（即今福建中医药大学）。南平市人民医院心血管内科副主任，内科教研室主任，江西中医药大学副教授，第五批全国老中医药专家学术经验继承人，师承全国名中医余天泰教授。任福建省中西医结合学会高血压分会委员、福建省中西医结合学会心血管病学分会委员、福建省中医药学会心病分会委员、中国心脏联盟心血管疾病预防与康复学会福建分联盟委员、南平市医学会心电生理与起搏分会委员。长期从事中医心病科（心血管内科）的临床及教学工作，擅长高血压、冠状动脉粥样硬化性心脏病、心力衰竭、心律失常等心血管内科疾病的中西医防治。

史序

中医之所以能代代相传，历久弥新，有赖于历代传承下来的众多医籍。这些医籍保存了中医两千多年来不同医派、不同医家的大量思想感悟与临床经验，使后人能踏着前人的足迹不断摸索，继续攀登，不断进步。

福建省名中医余天泰是我的研究生同学，当年我们都不满30岁，抱着研究、探索中医奥秘的初心，日日刻苦学习，天泰是最用功、最认真、最有才气的同学之一。毕业后我们虽各奔东西，远隔千里，但我对他在中医事业上所做出的成绩也时有耳闻。近日其弟子发来《余天泰学术经验集》一书初稿，洋洋几十万言，记载了天泰30多年来中医理论与临床经验心得，读后感慨万分！一则感慨光阴似箭，天泰已是第四、五、六批全国名老中医药专家学术经验继承工作指导老师，桃李满天下，转眼我们从中医青年学子成了“老中医”。二则感慨天泰学术研究硕果累累，书中75篇医论、37则医案都是其多年研究心得与实践经验总结，篇篇值得后学细细研读。尤其值得赞叹的是，天泰不仅在心脑血管病专业领域造诣深厚、经验丰富，同时对《黄帝内经》《伤寒论》《金匮要略》《温病条辨》等中医经典医著也深有研究。如医论“《黄帝内经》重阳思想探讨”“《伤寒论》扶阳思想探讨”“阳气是伤寒六经病证传变的决定因素”“对《黄帝内经》‘逆者正治，从者反治’的认识”“论《黄帝内经》有关五脏平脉、病脉和死脉”“《伤寒论》阳明病和温病阳明病的异同”“合病与并病的定义”“黄芪建中汤与桂枝加黄芪汤之比较”“同是暍病，为何有白虎加人参汤与一物瓜蒂汤治疗之不同”“《金匮要略》瘀血证之我见”“《金匮要略》关于呕吐的辨治”“张仲景三因论与陈无择三因论之区别”“六经辨证、卫气营血辨证与三焦辨证的关系”“《温病条辨》五个承气汤比较”“卫气营血在温病中的意义”“‘肺之脾胃虚论’浅识”，等等，探讨的都是中医学的热点与难点问题，若非大量阅读古代经典名著、深入思考很难成文。再观其所载医案，治疗多用古代经典名方，中规中矩，用药胆大心细，加减进退有度。如治疗刘某慢性萎缩性胃炎一案，初用制附子 30 克，继则 100 克、120 克、140 克，逐渐递增，直至病愈，中途还有患者因故减至常规量而服后无效的波折“小插曲”，足见余天泰识证用药之水平。

将余天泰名中医多年研究成果汇集成册，弟子们做了一件对传承中医学术大有裨益的工作。书中所记载的余天泰对中医理论的独特见解、继承与发展中医学术的鲜明主张、传道授业的多年心得、诊疗思路的经典医案，定能令读者开卷有益。

中国中医科学院研究生院教授
中国中医药科技开发交流中心
名老中医学术传承临床基地特聘专家
国家教委、中医药管理局医史文献重点学科方剂文献方向学术带头人
全国首届百名中医科普专家
首版《中医方剂大辞典》副主编
史欣德
2019 年 6 月

前言

余天泰教授出身中医世家，幼承庭训，精研医道40余载。他认为医学的核心是临床疗效，疗效是硬道理，而要成为优秀中医临床医生和高水平的中医临床人才，要爱中医，多读书，广撷长，勤实践，善体悟，常总结，巧思变；要“学道于经典，闻道于百家，悟道于通化，成道于临床，创道于包容”。余教授认为，象数思维方法是打开和真正掌握中医学的钥匙，气一元论和整体观念是最本质、最基础的中医思维方法，阴阳学说对中医学理论体系的形成和发展也起着至关重要的作用，它们都有效地指导着历代医家的理论思维和临床实践。余教授在临证中重视调理气血，强调顾护阳气，喜用经方，不忘照应脾胃。

本书分为四个章节。第一章总结了余天泰教授的学术思想；第二章为医论篇，系统地整理了余教授亲自撰写的具有代表性的医论，客观、系统地体现了余教授的学术思想；第三章为医案篇，系余教授临床之余亲自整理的医案和部分弟子们的临证医案，真实而疗效确切，具有临床借鉴意义；第四章为传承篇，乃余教授弟子及其研究生理论和实践的论文，皆经过余教授亲自点评指导，是对余教授学术思想的传承和发挥。

余教授常说：“为学之道，若逆水逐源，逆流而上，则事倍功半；若从源顺水，顺流而下，则事半功倍。”他强调要精研《伤寒论》等经典，并主张多读名家著作，多结合临床，体悟总结。

本书也系余教授平生读书学习中医经典之感悟，以为后学提供参考和借鉴。

成书不易，十分感谢余天泰教授对弟子们的无私关爱，感谢国家中医药管理局、福建省卫生健康委员会中医药管理处领导的热情关怀与大力支持，感谢中国中医科学院研究生院史欣德教授欣然为本书作序，感谢福建科学技术出版社编辑的辛勤工作，感谢南平市人民医院领导和同道的无私帮助，感谢工作室成员们的通力合作。

余天泰名中医工作室

2019年6月于南平

目录

第一章

学术思想

【余天泰学术经验集】

第一节 继承、发展中医学术的主张

医学的核心问题是临床疗效，疗效是硬道理。中医学的可靠疗效，是其优势所在，也是其生命力所在。而其生命力之根在于学术，学术之本在于临床。因此，如何提高中医临床疗效是中医学发展的关键。所以，首先要坚定信念，增强信心。信心来自于自信，我们中医人自己必须有坚定的自信心，不为“杂音”所扰，练好内功，内强素质，外树形象，培养打造成千上万有志于为中医事业献身的“铁杆中医”，以此为中医事业永续发展和学术创新提供可靠保证。邓铁涛等老一辈著名中医学家在这方面已做出了表率，是我们学习的楷模。其次，要造就一大批优秀中医临床医生和高水平的临床人才。而要成为优秀中医临床医生和高水平的临床人才，余教授的体会是：

一是爱中医。孔子云“知之者不如好之者，好之者不如乐之者”。爱因斯坦也说过“兴趣是最好的老师”。一个人一旦对某事物有了浓厚的兴趣，就会主动去求知，去探索，去实践，并在求知、探索、实践中产生愉快的情绪和体验，从而乐此不疲。古今中外，许多成就辉煌的成功人士，他们的事业往往萌生在兴趣之中。有兴趣才有热爱可言，欲成优秀中医者，必须兴趣中医，热爱中医，敬仰中医，对中医怀有深厚的感情，把中医视为体现人生价值，实现人生目标和抱负的事业，且为之执着追求，不懈去奋斗。

二是多读书。中医之生命力在于临床疗效，而临床疗效必须有理论指导，否则是盲目的临床，是不可能取得好的疗效的。著名中医学家朱良春先生认为学习中医，必不可少的途径是多读书、读好书。“四大经典”乃中医理论之根基，必须精读，读熟读透，掌握精髓。对历代名著可有选择地泛读，而且要多读名家医案，从中汲取精华，以拓宽思路。章太炎先生曾说过：“中医之成绩，医案最著，学者欲求前人之经验心得，医案最有线索可寻，循此研究，事半功倍。”中医学是根植于中华文化沃土产生、成长和发展起来的独特医学体系，是中国传统文化之瑰宝。中华传统文化是中医的根基，中医学离不开传统文化的滋养。故作为中医医生，除多读、读好中医典籍外，还应有严谨的治学态度，博览群书，兼修文史哲等，从传统文化和现代科学中汲取营养，为登堂入室夯实根基。书不仅要多读，还要多思，用心领悟，并融会贯通。孔子曰：“学而不思则罔。”苏轼说：“旧书不厌百回读，熟读精思子自知。”国家中医药管理局提出的“读经典，做临床，跟名师”的培养方法，是符合客观规律和实际的，具有重要的意义。

三是广撷长。即兼收并蓄，广泛撷取各家之长。要善于继承发扬前贤名医大家之学术成就和精华，并融会贯通，为我所用，这是时代发展的必然趋势，也是中医自身完善、发展与创新的必需。综观中医学发展历程，可以说中医之所以得以发展延续，乃兼收并蓄，与时俱进使然。古往今来，大凡有作为、有成就的医学家，无一不是博采众长的。医圣张仲景早已为我们树立了典范，他“勤求古训，博采众长”，最终撰写成不朽的名著——《伤寒杂病论》，奠定了中医学辨证论治体系的理论基础。

四是勤实践。实践是获得真知的源泉。医学是一门实践性很强的科学，更离不开实践，故前人有云：“熟读王叔和，不如临证多。”只有将所学理论联系临床实际，用理论指导实践，并且多实践，勤实践，才有可能获得真知。王永炎院士说：“年参师襄诊千例以上，必有所获。”

五是善体悟。中医学不仅是医学，也是文化，是文化与科学的统一，体现了东方文化的底蕴和思维。有人说学医要有悟性，的确如此，而学中医则更要有悟性。有悟性，并且善于体悟，才有可能升华提高，才有可能创新发展。

六是常总结。对每天所看的病人作个小结，一段时间对临床诊疗进行梳理总结，不论是成功经验还是失败教训，都是收获。集腋可以成裘，聚沙亦可成塔。

七是巧思变。临证贵在变通。疾病的病理变化“非常则变”，故作为临床医生，不仅要知“常”，更重要的是会知“变”，即知常达变，也就是要会应变，并善于应变。在临证中，当常法药之效果不理想或无效时，则应及时变通思路，以应对临床千变万化的事实。

再次，中医与中药关系密不可分，二者相互依存，互相促进。故中医临床疗效如何，医生之水平固然是主要的，但药品的质量亦相当重要，诚所谓“药材好，药才好”。有好医生，加上质量好的药，中医临床疗效之提高自不待言。

总之，“学道于经典，闻道于百家，悟道于通化，成道于临床，创道于包容”。中医学不是大熊猫，不能仅仅依赖法规政策或寻求外部的保护，关键是自身要努力，要自信，更要自强。有为才会有位，有位才可能有前途。深信，在党和国家的坚强领导下，通过全体中医人不懈努力，不忘初心，砥砺前行，开拓进取，中医自身不断发展壮大，那么，中医学的复兴就一定指日可待。

第二节　中医理论的独特见解

中医学不仅是我国人民几千年来与疾病抗争的经验总结，也是中国古代光辉灿烂的科学文化最高成就之结晶，具有独特而又完整系统的理论体系。概而言之，主要体现以下几个方面。

一、象数思维

所谓象数思维，是指运用带有直观、形象、感性的图像、符号、数字等象数工具来揭示认知世界本质的规律，通过类比、象征等手段把握认知世界的联系，从而构建宇宙统一模式的思维方式。中医学是一门诞生在中华传统文化基础上的学科，正是其基于文化母体厚实的积淀，形成了与西方医学迥然有别的独特思维方式——象数思维。象数思维渊源于《易经》，因而古有“不知易不足以言太医”之说。阴阳五行作为中医学的理论框架，规定和制导中医学的取向，使其全部内容和所揭示的生理及病理现象具有鲜明的意象性与时间性，倘若将阴阳五行抽去，中医学便无从谈起。因此，象数思维是中医学理论思维之滥觞与基石，可以说，中医学是中国传统科学之象数思维的典型代表。

中医学之所以具有顽强的生命力而不会被历史所淘汰，毫无疑问是因为有疗效，而其有疗效的根本受益于象数思维方法。故象数思维方法是打开和真正掌握中医学的钥匙。

二、气一元论

“气”概念是中华民族思维方式的产物，反过来又影响着民族的思维方式。气的学说属于中医古代哲学范畴，其核心思想是用一元论来认识世界，即天地万物皆是一气所生。在中国古代学术史上，气概念是最引人注目的，各个学术领域都离不开气，均以气作为建构理论框架的根基，用气来解释各种各样的难题。正是气将诸子百家和丰富多彩的中国文化连成一个整体。可以肯定，气是中国文化无限丰富内涵的真正底蕴。人们完全可以从中体察到中华民族的博大情怀、深刻智慧和柔中藏刚的性格。

气的学说，渗透并融入中医学理论体系，用以说明自然、生命、健康和疾病等，深刻地影响着中医学的形成和发展。人的生长壮老已，健康与疾病皆本于气；生命的基本特征是气的运动变化，气的运动变化不息，维系着人体生命进程，推动和调控着人体内在的新陈代谢，气的运动变化一旦停止，则意味着生命活动的终结；在疾病发生学上，以气一元论的思想认识疾病的发生发展和变化，认为“百病皆生于气”，即致使人体产生疾病的原因是“邪气”，病理变化则是人体气机之失常，而疾病的发生、发展和转归，均是正气与邪气比拼较量的过程与结果；诊治疾病之要亦在于气，“望、闻、问、切”四诊及方药、针灸、推拿按摩等，无一不与气有关。所谓“治病之道，气内为宝”（《素问·疏五过论》）。此外，养生防病亦在于调气，使人体气和，以维护健康，促进益寿延年。同时，由于气的学说在中医学领域的广泛应用，也促进了中国古代哲学相关理论的发展。

审视中医学之全部，可见其充满了气。气是生命的第一要素，因而成为尊崇生命的中国传统文化之生命。因此，人们完全有理由说，气是中医的灵魂，把握住了气，也就把握了中医学的脉搏。

三、整体观念

整体观念，是指具有统一和完整的思维方法。中医学整体观念是中国哲学整体思维在医学领域的具体应用与体现。中医学极为重视人体本身的统一性、完整性及其与自然界的相互关系，认为人体是一个有机的整体，构成人体的各个组成部分之间在结构上不可分割，在功能上相互协调、互为补充，在病理上则相互影响。

中医学认为，人是自然界的产物，故人体与自然界也是紧密联系的，自然界的变化随时影响着人体，人类在能动地适应自然和改造自然的过程中维持着生命的正常活动。这种机体自身整体性和内外环境以及时节地域统一性的思维即是整体观，中国古代哲学家以高度的智慧将其归纳为“天人合一”。

整体观念是中国古代唯物论和辩证思想在中医学中的运用，它贯穿于中医学的生理、病理、诊断、治疗和养生等各个方面。几千年来，中医学在临床实践与基础理论交融不分的发展过程中，始终坚持和贯彻整体观念，走整体观的道路，使中医学理论正确地把握了生命现象和疾病过程的整体性、恒动性和宏观规律。也正是因为中医学坚持和贯彻了整体统一思维，从而形成了具有西方医学还原论与微观思维所不及的全局视野，得以从宏观上发现和把握用分解方法所不能及的客体之根本属性和特征。历经几千年的临床实践和检验，证明了中医学这一思维方法的科学性、进步性和有效性。由此可见，整体观念是中医思维方法最本质、最基础的内容。如今，要传承和创新发展中医学，整体观念应当坚持和弘扬。

四、矛盾观点

阴阳学说是古人用以认识和解释自然的一种世界观和方法论，属于我国古代的唯物论和辩证法范畴。它认为世界是物质的，而且世界本身是阴阳二气对立统一的结果。自然界一切事物都存在着阴阳矛盾的两个方面，并且由于阴阳这对矛盾的运动变化，推动着事物的发展变化。阴阳是自然界的根本规律，是一切事物生长、发展和变化的根源。阴阳学说渗透到医学领域后，一直作为中医学理论体系的重要内容，成为中医学的重要理论基础和指导思想，对中医学的发展影响深远。

阴阳学说在中医学中的应用，可谓贯穿于整个中医学理论体系，用以阐释人体组织结构，概括生理功能，说明病理变化，分析病因病机，归纳药物性能，并指导诊断，确立治则治法等以防治疾病。就健康与疾病而言，中医学认为，人体阴阳平衡，即所谓“阴平阳秘”便是健康状态；若阴阳平衡被打破，致使阴阳失调，则成病理状态。中医诊疗疾病，根本任务和目的就是根据病症的阴阳盛衰确立治则治法，再结合药物性能的阴阳属性选择方药，以纠正疾病过程的阴阳失调，使其重归新的平衡，且将“以平为期”作为目标。

总而言之，阴阳学说对中医学理论体系的形成和发展之作用至关重要，并有效地指导着历代医家的理论思维和临床实践。究其意义，诚如《灵枢·病传》所云：“明于阴阳，如惑之解，如醉之醒。”明代医家张景岳所说：“设能明彻阴阳，则医理虽玄，思过半矣。”阴阳之重要，由此足见。

五、治未病思想

早在《黄帝内经》就提出“不治已病治未病”理论，具体体现在“未病先防，既病防变”两个方面，反映了《黄帝内经》以防为主的预防医学思想和观点，对后世中医学的发展产生重要影响。所谓未病先防，即重在养生，法于自然之道，调理精神情志，保持阴平阳秘，维护机体健康，防患于未然，或为医者能见微知著，洞察秋毫，并及时采取适当干预措施，把疾病消灭在萌芽状态；所谓既病防变，顾名思义，即疾病已经产生了就当及时治疗，使之向愈，并且还应能够根据疾病发展传变规律，正确预判疾病的发展变化。医圣张仲景在《金匮要略》中指出的“夫治未病者，见肝之病，知肝传脾，当先实脾”，即是在这一思想指导下，结合脏腑生克制化规律所制定的既病防变措施，是《黄帝内经》“治未病”思想的继承创新和发展。

治未病思想是中医学的一大特色，充分体现了古圣先贤对待生命健康的智慧，在党和国家倡导全民健康，建设健康中国的今天，尤其具有重要的现实意义，应当积极宣传和推广。

第三节　学术专长、临证经验的概括

擅长高血压病、动脉硬化、冠状动脉粥样硬化性心脏病（冠心病）、慢性阻塞性肺疾病、慢性肺源性心脏病（肺心病）、中风后遗症等心脑血管疾病及肺系疾病的诊治。临证经验主要有：重视调理气血，强调顾护阳气，喜用习用经方，不忘照应脾胃。

一、重视调理气血

中医学认为，气血是构成机体之重要物质，人之一身，不离气血。气与血流行于全身，是脏腑、经络等一切组织器官进行生理功能的物质基础和生命活动的动力与源泉。气血分属于阴阳，与脏腑阴阳关系密切。故唐容川说："人之一身，不外阴阳，而阴阳二字，即是水火，水火二字，即是气血。"（《血证论》）人体气血贵在流通，气血充足通畅，不仅反映机体之精、气、血、津液等的健康旺盛，也是脏腑经络、组织器官生理功能正常之表现。气血冲和，阴阳平衡，身体安泰，百病不生；若气血失常，则必然影响机体的生理功能，导致脏腑功能失调，阴阳紊乱，疾病即随之而起。因此，《素问·调经论》明确指出："血气不和，百病乃变化而生。"故诊治疾病，务必重视气血调理这个重要环节。通过调理气血，俾气血和畅，阴阳平衡，人体自然调节能力恢复，达到"阴平阳秘"的新境界，从而疾病缓解或向愈。

【病案举例】

眩晕（肝气郁结，血行瘀滞；高血压病Ⅱ级）

洪某，男，46岁，干部。1987年10月6日初诊。患高血压病1年多，血压常持续在170~190/100~110mmHg（22.7~25.3/13.3~14.7kPa），曾用过西药降压治疗，但因疗效不理想，且感不适，而改服中药滋养潜镇之剂等，收效不著。辰下症：头晕头痛，心烦胸闷，喜太息，夜寐多梦，口苦而干，大便正常，肢体麻木，苔薄白微黄，舌黯红，脉细涩。体格检查：血压180/110mmHg，球结膜微循环提示障碍，高血压眼底Ⅱ级，动脉硬化Ⅱ级，血液流变学6项指标异常，心电图示心肌供血不足。西医诊断：高血压病Ⅱ级。中医诊断：眩晕，肝气郁结，血行瘀滞。治法：疏肝解郁，活血化瘀。处方：丹栀逍遥散加减。药物：牡丹皮10g，栀子15g，柴胡15g，当归5g，茯苓15g，生白术10g，薄荷5g，赤芍15g，白芍15g，丹参20g，钩藤15g，生牡蛎30g。1日1剂，水煎服。服用7剂，症状明显好转，血压平稳。连续服用1个多月，诸症消失，血压降至正常，血液流变学及球结膜微循环显著改善，心电图亦基本恢复正常。随访3年多，血压仍保持在130/85mmHg左右，未见反复。嘱其间断性服用逍遥丸，并辅以气功锻炼，以资巩固。

按：肝主疏泄，调达气机，血之运行，赖气以行之。患者由于肝失疏泄，其气郁结，以致血液瘀滞失畅而血压居高不降，方用丹栀逍遥散加减，谨守病机之所在，"疏其气血，令其条达，而致和平"，所以血压得以恢复正常并较长时间保持稳定，相关理化指标亦获改善。气血调理之重要，由此可见一斑。

二、强调顾护阳气

阳气是人身立命之本，是生命活动的根本动力，于人的生命活动中起着至关重要的作用，可以说，在生理状态下，它是全身的动力，在病理状态下，则是抗病之主力。阳气充足，则身体健康；一旦不足，便百病丛生。故《素问·生气通天论》说：“阳气在，若天与日，失其所则折寿而不彰，故天运当以日光明。是故阳因而上，卫外者也。”因此，在养生保健、防病治病中当时时顾护阳气，处处不忘呵护阳气。

观之今日，损阳耗阳伤阳因素甚多，诸如：饮食不节、营养失衡、嗜食生冷、贪凉过度、工作烦劳、作息无常、运动过少、肆用苦寒、滥用激素及抗生素、房事太过，以及环境污染、人口老龄化、慢性非传染性疾病发病率上升等。凡此种种是现实生活中实实在在的客观存在着的，无怪乎如今“阳衰阴盛”病证已不在少数。临床所见，阳虚阴盛或阳气不足者十居七八，阴虚火热或热实者仅十之一二，的确是“宜温者多，可清者少”，因而临证治病时刻不忘顾护阳气，常用、广用温法。然而，事物总是“一分为二”的，我们并不因为强调顾护阳气之重要性而排斥他法，临证中应从临床实际出发，实事求是，正确对待，妥善处理扶阳与他法的辩证关系，谨求其本而“随证治之”。

【病案举例】

胃脘痛（脾肾阳虚，中焦失和，升降反常；慢性萎缩性胃炎）

刘某，男，57岁，工人，已婚。2007年3月17日初诊。反复胃脘疼痛6年余，经胃镜检查，诊断为慢性萎缩性胃炎，前后服过多种中西药均无效。近半个多月来，胃脘疼痛较剧，遇寒尤甚，口淡乏味，泛恶纳呆，神疲乏力，大便溏薄，畏寒肢冷，腰膝酸软，苔白滑而厚，舌体胖大，边有齿痕，脉沉细无力，两尺不足。西医诊断：慢性萎缩性胃炎。中医诊断：胃脘痛，脾肾阳虚，中焦失和，升降反常。治法：温补脾肾，和中健胃。处方：桂附理中汤加味。药物：肉桂粉10g（冲服），制附子30g（先煎1小时），炮姜20g，炒白术15g，苍术15g，高良姜15g，砂仁15g（后入），姜半夏20g，吴茱萸10g，茯苓15g，炙甘草10g。7剂，1日1剂，水煎服。

二诊（2007年3月24日）：胃脘疼痛显著缓解，泛恶已瘥，食欲改善，大便转实，但仍神疲，乏力畏寒，舌苔已退，且无滑象，然舌尚胖大而边有齿痕，脉息如前。原方肉桂粉改15g，制附子改

100g 先煎 2 小时，炮姜改 30g，吴茱萸改 15g。7 剂，1 日 1 剂，水煎服。

三诊（2007 年 4 月 6 日）：药后脘痛等症本已消失，食欲复原，大便正常。因余教授出差，患者便持处方到药店购药，药店以附子等量过大而不敢售给，后在患者一再要求下，遂将附子、肉桂等按一般用量配了 3 剂，但服之无效。近日又感胃脘部闷闷疼痛，口淡纳少，并伴神疲乏力，形体畏寒，腰酸肢冷，苔薄白舌淡红，边有齿痕，脉细，两尺不足。上方制附子改 120g 先煎 2 小时，炮姜改 30g，加杜仲 20g、淫羊藿 30g、炙黄芪 30g。7 剂，1 日 1 剂，水煎服。

四诊（2007 年 4 月 14 日）：脘痛已止，食欲正常，形体畏寒及神疲乏力明显改善，手足温暖，舌淡红苔薄白，脉细但有力。复上方制附子改 140g，再进 7 剂，诸症完全消失。尔后间断服用此方月余，以资巩固。3 个多月后复查胃镜，证实已恢复正常。随访 9 年多无复发，而且患者反映，体质明显增强，近年很少罹病。

按：考慢性萎缩性胃炎的中医辨证，近年大多从脾胃虚弱、肝胃阴虚、肝胃不和、肝脾湿热、痰浊中阻、瘀血阻滞或胃阴不足等分型论治。然郑钦安指出，“病有万端，亦非数十条可尽，学者即在这点元气上探求盈虚出入消息，虽千万病情，亦不能出其范围”（《医法圆通·卷三》）。余教授崇尚此语，故临证突出阴阳辨证，广用扶阳大法，常收到前所未有的效果。本例在治疗过程中，曾因附子因故减量而病情反复，亦足见中药用量与疗效之间有着十分密切的关系。

三、喜用习用经方

经方，是指汉代以前经典医药著作中记载的方剂，以“医圣”张仲景之《伤寒杂病论》的方剂为代表。经方是中华民族数千年应用天然药物治疗疾病的实践经验总结及与病魔抗争的智慧结晶。《伤寒杂病论》遴选汇集了汉以前古代经方验方和辨病识证之精华，临床实用价值极高，因而被后世誉为“方书之祖”。历经 1800 多年无数人次的临床验证，其临床学术指导价值和实用性及有效性举世公认。古今中外，凡成大医者，无不从仲景方书入手，在经方的运用研究上下功夫。诚如徐灵胎言：“医者之学问，全在伤寒之理，则万病皆通。”

方证相应乃经方之特色，是经方的核心和灵魂。大凡若能做到“病皆与方相应者，乃服之”（《伤寒论·第 317 条》），则有可能获“效如桴鼓”“覆杯而愈”之效。徐灵胎先生称，“仲景之方犹百钧之弩也，如其中的，一举贯革，如不中的，弓劲矢疾，去的弥远”（《金匮要略心典·序》），其意即在强调方证对应的价值与重要性。必须指出，方证相应并不是简单的对号入座式的对“症”

处理，更不是照葫芦画瓢的“套方”，而是建立在严谨准确的辨证基础之上的。

由于经方之实用有效而又神奇，具有“普、简、廉、效”的特点，故为本人所喜用习用。临证中，吾常根据具体病证实际，或单用，或合方，一般不作太多加减，用量尽可能参照原方，力求保持经方原旨。若有病情需要，抑或合用“时方”，或径以时方治之。

【病案举例】

发热病（三阳合病；发热待查）

黄某，女，28岁，工人，已婚。2017年9月4日入院。主诉：持续发热4天多。体温在39~40℃，在院外治疗未效。辰下症：体温40.3℃，身热无汗，轻微恶寒，面红目赤，昏昏欲睡，口干口苦，纳少胸闷，大便干结，无咳嗽及咽痛。苔黄厚舌红，脉弦滑数。血象及胸部X线摄片无异常。西医诊断：发热待查。中医诊断：发热病，三阳合病。治法：解表清里，佐以和解。处方：大柴胡汤合麻黄汤加味。药物：柴胡30g，枳实15g，黄芩15g，法半夏15g，生大黄10g，白芍20g，麻黄10g，桂枝15g，苦杏仁15g，生石膏40g，炙甘草10g，生姜3片，大枣4枚。水煎服。服药一剂，即汗出热退，体温正常，大便通畅，症状缓解。再服2剂，前后共用3剂，发热消失，诸证悉除。患者要求出院，于9月7日出院。随访2周，未见复发。

按：病在太阳，汗以解之；邪入阳明，或清或下；邪郁少阳，则宜和解。当此三阳合病，非三者兼顾不可。本例紧扣病机之所在，施以解表清里，佐以和解之法，选用大柴胡汤合麻黄汤加石膏等，使病邪表里分消，和而解之，故收效迅捷。经方之神奇，良可叹也！

四、不忘照应脾胃

脾胃为气血生化之源，系后天之根本，五脏六腑、周身百骸皆赖于其化生之水谷精微的充养，人的生命维系和正常代谢活动离不开脾胃运化。因此，古今医家大多极为重视脾胃功能，认为脾胃功能正常，气血充盛，则五脏安和，身体健康；脾胃功能失调，气血不足，便五脏不安，百病由生。故仲景称“四季脾旺不受邪”（《金匮要略·脏腑经络先后病脉证第一》），因而高度关注脾胃调护，顾护脾胃功能。后世医家更有“治脾胃以安五脏”之说，如李东垣、张景岳、岳美中等均强调调理和顾护脾胃的重要性与作用。张景岳在《景岳全书·论脾胃》中指出：“凡欲治病者，必须常顾胃气。胃气无损，诸可无虑。”调护脾胃不仅在治疗一般性疾病和养生保健上不可忽视，对于许多慢性病、疑难杂症及久治不效者，甚或危重病人而言，若善于从脾胃入手调理，或可显效。正如《慎斋遗书》所云：“诸病不愈，必寻到脾胃之中，……治病不愈，寻到脾胃而愈者颇多。”已故名医岳美中曾谓：“治慢性疾病若懂得培土一法，常可峰回路转，得心应手。”诚然是也。余宿尚调护脾胃，在临证处方用药中常不忘照应脾胃，维护脾胃运化功能，遇病情复杂或慢性久治不愈者，每从调理脾胃着手，效果满意，感悟良多。

【病案举例】

眩晕（脾胃虚弱，气血生化不足，脑心失养；腔隙性脑梗死）

吴某，女，53岁，干部，已婚。2017年5月13日初诊。主诉：反复头晕一年余。经检查，诊断为腔隙性脑梗死，多处求治无效。今由他人介绍，转余诊治。辰下症：头晕目眩，步履不稳，如踩棉花般，无法上班，由家人搀扶来诊。伴神疲乏力，动则气促，寐少梦多，偶感心慌心悸，食欲不振，大便溏，小便正常，苔薄白，舌淡胖，边有齿痕，脉沉细。西医诊断：腔隙性脑梗死。中医诊断：眩晕，脾胃虚弱，气血生化不足，脑心失养。治法：健脾运胃，补气生血。处方：归脾汤加味。药物：生黄芪30g，当归10g，党参15g，炒白术15g，茯神20g，远志10g，炒枣仁30g（杵），木香5g，扁豆花5g，山药20g，龙眼肉10g，炙甘草10g，生姜3片，大枣4枚。7剂，1日1剂，水煎服。

二诊（2017年5月19日）：症状如故，舌脉同前，但无不适反应。余细思忖，根据症状表现，辨证应当无误，且患者药后无不适反应，说明其身体对所施方药可以接纳。然为何服药一周而未见效，仔细观察，见患者体型较胖，面色白中带黄而乏光泽，并且皮肤松弛，腹部皮下脂肪肥厚，但按之绵软，似与《金匮要略》中所述“尊荣人”相符。遂将原方生黄芪改为100g，加桂枝10g，7剂。

三诊（2017年5月26日）：头晕目眩显著缓解，其他症状亦明显改善，今已无需家人陪同而独自来诊。患者甚喜，信心大增。药已中的，守方再进。续上方生黄芪改为150g，桂枝改为15g，再服7剂。

四诊（2017年6月2日）：头晕目眩已瘥，神疲乏力诸症若失，睡眠食欲正常，大便转实，面色红润，神情清爽。患者及其家属极为满意，一再言谢。为慎重起见，继续按三诊方服用半个月，以资巩固。随访至今，头晕未作，状态良好，已正常上班。

按：眩晕系临床常见病症，中老年人多见。一般来说，腔隙性脑梗死，由动脉硬化及脑供血不足所致者，活血化瘀、疏通脉络等法为临床所常用。然该患者一派脾胃虚弱，气血不足，脑心失养之象，若以活血化瘀等套法套方治之，显然难合病机。治疗过程中，余教授尚注意到患者带有“尊荣人”之特征，重用黄芪，药中肯綮，因而取得满意疗效。

第四节　传承心得

作为中医师承指导老师，首先应当为人师表，以身作则，严于律己，不断注意自我修养，陶冶情操，自觉规范自己的言行举止。中医之传承，传承的不仅仅是学术经验，如何做人做事做学问和医德修行的传承亦很重要。吾极其崇尚已故中科院院士、著名医学家裘法祖先生之座右铭：“做人要知足，做事要知不足，做学问要永远不知足。”因而在做人做事及治学上时常以此告诫自己，并与学生共勉。其次，在传承学术经验方面，为师者必须端正思想，以传承弘扬中医大道为己任，不存私念，毫无保留地将个人学验传导给学生。同时，注意引导学生树立正确的中医科学观，强化中医思维和思辨体系能力的培养。在做好个人学术经验传承时，不应忽略传承古圣先贤之学术经验精华，而古圣先贤的学术经验多蕴藏在历代医学典籍中。因此，当鼓励督促学生多读熟读经典，并且积极吸纳当代名医学术经验，博采众长；加强中国传统文化学习，从中汲取营养；勉励学生多临证，勤实践，俾理论与实践相结合，“自行合一”。

总之，“读经典，跟名师，做临床”是被事实反复证明了的成就名医的成功之路，值得大力提倡和长期坚持。

第二章

医论篇

【余天泰学术经验集】

第一节 论扶阳学派理论基础与核心思想

在中医学发展的历史长河中，产生了诸多各具特色的学术流派，正是由于有这些学术流派的形成和存在，促进了中医学术的繁荣，并推动着中医学术的发展。然而，任何一个学术流派的形成，都有它的理论基础和核心思想，而且是维系和推进其存在与发展的基石，扶阳学派（俗称火神派）也不例外。深入研究探讨其理论基础和核心思想，对传承和弘扬该学派是大有裨益的。因此，本文拟就扶阳学派之理论基础与核心思想作一探讨，以作引玉之砖。

一、理论基础

《黄帝内经》是我国现存最早的医学典籍之一。它所创立的中医学理论体系，奠定了中医学发展的基础，始终指引着中医学的发展并指导着其临床实践。扶阳学派作为中医学众多学术流派之一，与其他学派一样，其理论基础无疑是《黄帝内经》。此外，与《易经》《伤寒论》等有十分密切的关系。诚如“火神派”开山宗师郑钦安所云：“学医于止唐刘太老夫子，指示《黄帝内经》《周易》太极、仲景立方立法之旨。余沉潜于斯二十余载，始知人身阴阳合一之道，仲景立方垂法之美。”（《医理真传·自序》）

《易经》为古代哲学著作，乃中国哲学的总源头，更是《黄帝内经》阴阳学术思想之渊源。《易经》认为，“一阴一阳之谓道”（《易经·系辞传》），“道”包含阴阳，阴阳就是道，就是规律和方法，天地万物之理，大而宇宙，小而一草一木，皆不外阴阳而已。并且认为阴阳是运动变化的，而推动其运动变化的动力则是阳气，即阳气起主导作用。因而开篇即言：“天尊地卑，乾坤定矣；卑高以陈，贵贱位矣；动静有常，刚柔断矣；……乾知大始，坤作成物；乾以易知，坤以简能。”“成象之谓乾，效法之谓坤。”此后又说：“大哉乾元，万物资始，乃统天”“至哉坤元，万物资生，乃顺承天”（《周易·本经》）。此外，《易经》在八卦排列次序上，特将乾卦列为卦首，并以“元亨利贞”作卦辞，而坤卦乃位其后，意在昭示阳气既是一切万物肇始之源，又是其坚同善终之根，而阴从属于阳，须待阳动而后动等，充分体现了“阳”为主导，“阴”为从属的重阳思想。由于阳气的主导推动作用，使阴阳不断运动发展变化，从而化生万事万物。受其影响，《黄帝内经》从“人与天地相参，与日月相应也”（《灵枢·岁露论》）角度出发，把宇宙万物之一的人放到天地自然界里考察研究，发现阳气在人的生命活动过程中至关重要，而且是贯穿其生命全过程的。人之生命孕育、生长壮老已、健康寿夭与疾病等，无不与阳气有关。如关于生长壮老，《素问·上古天真论》认识到：“女子七岁，肾气盛，齿更发长。二七而天癸至，任脉通，太冲脉盛，月事以时下，故有子。三七，肾气平均，故真牙生而长极……七七，任脉虚，太冲脉衰少，天癸竭，地道不通，故形坏而无子也。丈夫八岁，肾气实，发长齿更。二八，肾气盛，天癸至，精气溢泻，阴阳和，故能有子。三八，肾气平均，筋骨劲强，故真牙生而长极……五八，肾气衰，发堕齿槁……七八，肝气衰，筋不能动，天癸竭，精少，肾气衰，形体皆极。八八，则齿发去。”此中所言“肾气”即包含肾阳，也就是说人之生长发育乃至衰老整个过程，是由于肾中阳气盛衰变动而主导的结果。关于正常生理状态，亦是以阳气为主导的。若阳气能固密，阴气便能平和，则可达到“阴平阳秘，精神乃治”境界，人体才有健康可言，即所谓“凡阴阳之要，阳密乃固”（《素问·生气通天论》）。否则阳气一旦破散，阴气便随之消逝。所以《素问·阴阳别论》说：“阴之所生，和本曰和，是故刚与刚，阳气破散，阴气乃消亡；淖则刚柔不和，经气乃绝。”

阳气之重要，犹如太阳与天体的关系，不可或缺，是生命的根本和动力。因此，《素问·生气通天论》明言：“阳气者，若天与日，失其所则折寿而不彰，故天运当以日光明。是故阳因而上，卫外者也。”生动形象地喻示阳气于人体生命活动的极端重要性。这一论断，成为后世扶阳学派之重要理论依据。阳气如此重要，故在养生保健、防病治病及康复调养中均不可忽视。

阴阳失调或失衡是人体基本病理变化之一，而其个中缘由则是以阳气受损和阳气失常为先导的。所以，阳气受损与失常，乃疾病或死亡之根源。因而《素问·生气通天论》说：“故阳强不能密，阴气乃绝。”造成阳气受损为病的因素是多方面的，风寒暑湿之邪、饮食不节及情志劳倦等均能损伤阳气而引起不同类型的病证。其中以寒邪伤阳为最，故曰，“因于寒，欲如运枢，起居如惊，神气乃浮；……四维相代，阳气乃竭”（《素问·生气通天论》）。综观《黄帝内经》在阐述外感、内伤等诸多疾病时，每每以寒邪立论，由此凸显了其重阳思想的病因观和发病观，而阳气虚则易招致外邪而成疾，如“开合不得，寒气从之，乃生大偻……”（《素问·生气通天论》），认为阳气先虚，外邪乘虚而入，可引发“大偻”等多种疾病。反之，若人体阳气充实调顺，则外邪难犯，于是说，“清静则肉腠闭拒，虽有大风苛毒，弗之能害”（《素问·生气通天论》）。然而，尽管阳气贵为至宝，但“亢则害，承乃制”，如果阳气过于亢盛，或运行失调，阻隔不通，亦可为邪为害，故《素问·阴阳应象大论》云，“壮火之气衰……；壮火食气……；壮火散气……”；《素问·生气通天论》更进一步指出，“阳气者，烦劳则张，精绝，辟积于夏，使人煎厥”“故阳蓄积病死，而阳气当隔，隔则当泻，不亟正治，粗乃败之”。

医圣张仲景深谙重阳之理，在实践中极其重视阳气，堪称重阳典范，感言“若五脏元真通畅，人即安和”（《金匮要略·脏腑经络先后病》）。认为人若能保持五脏“元真”（实指阳气）运行通畅，即可得以安和健康。其不朽经典名著《伤寒杂病论》之所以冠以“伤寒”二字，意在示人阳气至重而易伤，必须时时顾护阳气，因而书中姜、桂、附的使用频率极高，《伤寒论》113方，其中有34方用附子，43方用桂枝，24方用干姜，温扶宣通阳气之方药约占大半，处处展现着重阳思想的智慧和光辉。

二、核心思想

核心者，中心也。所谓核心思想即是中心思想。大凡一个学术流派的学术思想或许由若干部分组成，但必定有其中心者，此中心就是核心思想，是该学派区别于其他学派的关键性特征性标志，更是其生命力所在。因此，认真研究并准确理解掌握学派的核心思想，对传承和弘扬该学术流派具有十分重要的意义，于振兴中医药事业更是大有益处。

综观扶阳学派之学术思想，其核心就是重视阳气，推崇阳气，力主阳主阴从。也就是说不论在理论还是实践上，在生命观、疾病观和防病治病及养生保健等方面，都极其注重阳气，特别强调阳气的作用和重要性，视阴盛阳衰为病势观。因而在判断疾病时总以阴阳为纲，突出阴阳总纲地位，善辨阴火识假热。在临证立法上以扶阳为要务，主张扶阳抑阴，用阳化阴。在处方用药上擅用附子，广用附子，对姜、桂、附等温阳通阳方药运用别具一格，独树一帜。郑钦安先生认为，“人身一团血肉之躯，阴也，全赖一团真气运于其中而立命”（《医理真传》），

“万病总在阴阳之中”（《医法圆通·自序》），提出“子不知人之所以立命者在活一口气乎，气者阳也，阳行一寸，阴即行一寸，阳停一刻，阴即停一刻，可知阳者阴之主也，阳气流通，阴气无滞，自然百病不作。阳气不足，稍有阻滞，百病丛生”“仲景立四逆，究竟是专为救这点元气说法，……此方不独专为少阴立法，而上、中、下三部之法具备。得知此理，便知得姜附之功也。今人不知立极之要，不知姜附之功，故不敢用也”“余非爱姜、附，恶归、地也，功夫全在阴阳上打算”（《医理真传》）。

火神派传人或医家在继承郑氏学术思想的基础上有所创新，如卢铸之、卢永定先生强调“人身立命在于以火立极，治病立法在于以火消阴”“病在阴者扶阳抑阴，病在阳者用阳化阴”（《扶阳讲记》）；祝味菊先生在郑钦安及其传人卢铸之的影响下，对扶阳学说推崇备至，力主“阳为生之本”的理念，极端重视阳气在人体生理、病理、治疗及预后中之作用，认为人体免疫力、抵抗力和修复能力等皆与阳气密切相关，称“抗力之消长，阳气实主持之。阳气者，抗力之枢纽也”“克奏平乱祛邪之功者，阳气之力也。夫邪正消长之机，一以阳气盛衰为转归”（《伤寒质难》，下同），提出“阳常不足，阴常有余”之划时代论断，临证常用广用温法，并发前人所未发，大胆创新，创立了温散、温潜、温滋、温清、温化和温润等温阳方法。吴佩衡先生大力倡导经方学理，极为尊崇仲景、钦安学术，强调阴阳学说为中医理论精髓，善用附子和四逆辈，而且在剂量及应用范围等方面均有所突破，对阳虚阴寒证的治疗研究造诣颇深。徐小圃先生服膺祝味菊扶阳之论，认为“阳为体，阴为用，阳气在生理状态下是全身动力，在病理情况下是抗病主力”（《徐小圃医案医论集》）。唐步祺先生尊奉郑氏之学，毕生研究钦安医学思想，著《郑钦安医书阐释》，忠实传播火神派。李可先生崇尚仲景学说，重视阳气，且尤重肾阳，说：“‘阳气者，若天与日，失其所则折寿而不彰。’下焦一点命门真火发动，十二经循行不息，五脏六腑气化周行，生命欣欣向荣。此火一衰，诸病丛生；此火一灭，生命终结。先天之本肾，生命之本原，所凭者，此火。后天之本脾胃，气血生化之源，所凭者，此火。养生若损此火则折寿，治病若损此火则殒命。”（《李可老中医急危重症疑难病经验专辑》）

其倡导“难症痼疾，师法仲景”，擅长以附子、乌头等峻药重剂救治急危重症，活人无数。卢崇汉先生推重“阳主阴从”，以为“人体生命的活动始终存在着阳主阴从关系”，阳气“是一切的主导”“在治病立法时，以扶阳为核心”，肯定附子为“扶阳第一要药”（《扶阳讲记》）。

总之，扶阳学派在理论和实践上均推重阳气，擅长使用附子等温阳药物，而且风格经验独特，张存悌先生将其理论核心通俗地归纳为“万物生长靠太阳，百药之长数附子”（《扶阳论坛·第二届论文集》），深得要旨矣。

三、研究意义

随着时境变迁，今人的体质和疾病谱已发生很大变化，心脑血管病、肿瘤等慢性非传染性疾病已成为危害人民健康的主要疾病。不少医家和学者通过长期的临床实践和大量的观察研究发现，“阴盛阳衰”确是今日多数疾病所呈现的重要病变机理和发展趋势。如祝味菊称，“余治医三十年，习见可温者十之八几，可清者百无一二”。李可说，“阳虚的人十占八九，真正阴虚的百不见一”（《人体阳气和疾病》）。卢崇汉讲，“举目望去，现在有几个是阳实的啊？真正阳实的没有几个。……我的用方可以说99%都是纯辛温药物组成的”（《扶阳讲记》）。临床所见，阳虚阴盛者十居其九，阴虚火热者约占一成，的确是“宜温者多，可清者少”（祝味菊语），故临证注重温阳扶阳，姜、桂、附之类温扶通达阳气药物在处方中的出现率在90%以上，疗效远胜于接受研习“火神派”之前。

医学产生和存在的根本目的、价值与意义是维护生命，消除疾病痛苦，提高人类健康水平并益寿延年，其中疗效最为重要。中医学也不例外，它来源于实践，根植于实践，发展于实践，创新于实践，其学术生命在于临床，在于疗效，疗效就是硬道理！因此，深入研究扶阳学派理论，对于繁荣中医学术，提高中医临床疗效，维护人民健康，促进中医药事业发展，具有重要的现实意义和深远的历史意义。

第二节　《黄帝内经》重阳思想探讨

阴阳学说是中国古代重要哲学思想之一。素有“医家之宗”之誉的《黄帝内经》

引进并充分发挥这一学说，而且在运用中加以发展，将其与医学理论紧密结合，创造性地构建起了以阴阳为中心的脏象、经络、病因、病机、诊断、治则及养生等医学理论体系。其中，阳气之作用受到了特有的重视。为此，本文拟就此作一探讨。

一、《黄帝内经》重阳思想渊源

阴阳概念出自向称百科之母、群经之首的《易经》。如该书《系辞传》上篇说“一阴一阳之谓道”，明确指出“道”包含阴和阳两个方面，提示阴阳就是道，就是规律和方法，天地万物之理，大而宇宙，小而一草一木，皆不外阴阳而已。并且认为阴阳是运动变化的，因而说：“是故易有太极，是生两仪，两仪生四象，四象生八卦……”而推动其运动变化的动力则是阳气，也就是阳气在此中起着主导作用，故开篇即言，“天尊地卑，乾坤定矣；卑高以陈，贵贱位矣；动静有常，刚柔断矣；……乾知大始，坤作成物；乾以易知，坤以简能”“成象之谓乾，效法之谓坤”，又说，“大哉乾元，万物资始，乃统天”（《周易·本经·乾》），“至哉坤元，万物资生，乃顺承天”（《周易·本经·坤》），说明“乾”为天，天之始，主于起始变化，以太阳喷薄云层而出，万物亦随之动变，有如万物运动变化的力量之父；“坤”为地，主于从属，万物皆从地而成其形体，而坤乃顺承天，为万物之母。此外，《易经》在八卦排列次序上，特以乾卦为开篇第一卦，并以“元亨利贞”四字作其卦辞，而坤卦乃居其后，意在昭示乾就是天，天为阳，为一切万物肇始之源，而且又是万物坚固而善其终之根；坤就是地，地为阴，从属于天，且须待天动而后动等。所有这些，均充分体现了“阳”为主导，“阴”为从属的重阳思想。正是由于阳气的主导变化运动之作用，使阴阳不断运动发展变化，从而化生万事万物。

《易经》是古代哲学著作，乃中国哲学的总源头，亦是《黄帝内经》阴阳学术理论之渊源。作为发生和根植于中华文化沃土成长起来的中医药学，一开始便受其阴阳思想的影响。因此，阴阳学说成了构建《黄帝内经》理论与思想体系之重要元素，并且从中闪现着《易经》重阳思想的智慧和光辉。

二、《黄帝内经》关于重阳思想论述

《黄帝内经》引进阴阳学说思想，并将其作为重要的说理工具，用以解释生命起源，认识人体结构，阐述生理病理、诊断治则，以及指导养生防病等。如《素问·宝命全形论》曰，“人以天地之气生，四时之法成”“夫人生于地，悬命于天，天地合气，命之曰人”；《素问·阴阳应象大论》说，“阴阳者，天地之道也，万物之纲纪，变化之父母，生杀之本始，神明之府也，治病必求于本”“善诊者，察色按脉，先别阴阳”。以哲学的观点解决了其世界观、生命观和认识论、方法论的重大命题，从根本上奠定了《黄帝内经》理论与思想基础。

受《易经》影响，《黄帝内经》本着“人与天地相参，与日月相应也”（《灵枢·岁露论》）之观点，把宇宙万物之一的人放到天地自然界里考察研究，发现阳气在人的生命活动过程中至关重要。认识到阴阳是各种事物的规律，也是人体的根本规律，而且是以阳气为本的。如《素问·四气调神大论》曰，“天气清静光明者也，藏德不止”；《素问·阴阳应象大论》云，“阴静阳躁，阳生阴长，阳杀阴藏，阳化气，阴成形”；《素问·阴阳别论》说，“静者为阴，动者为阳”；《素问·方盛衰论》言，“阴阳并交者，阳气先至，阴气后至”。认为阳气系推动自然界万物生化的作用和力量，永无止息，并且是阳主动而阴主静、阳前而阴后（即阳主阴从）的，阴阳之中若无阳气的推动，则世间万物只能是死水一潭，大千世界包括生命在内也就不可能生生不息。因而《素问·六节脏象论》称：“气合而有形，因变以正名，天地之运，阴阳之化，其于万物。”由于天之阳气的下降，地之阴气才能上承，使天地之气合化，阴阳交泰而万物方得以化生，并且呈现刚柔相济，阴阳调和而又生动活泼的正常局面。否则阳气一旦破散，阴气便随之消逝。所以说“阴之所生，和本曰和。是故刚与刚，阳气破散，阴气乃消亡；淖则刚柔不和，经气乃绝”（《素问·阴阳别论》）。

阳气之作用，贯穿人的生命全过程。人之生长发育、生长壮老已、健康与疾病等，无不体现阳气的盛衰主导作用。如关于生长发育，《素问·上古天真论》之“女子七岁，肾气盛，齿更发长；二七而天癸至，任脉通，太冲脉盛，月事以时下，故有子……三七，肾气平均，故真牙生而长极……七七，任脉虚，太冲脉衰少，天癸竭，地道不通，故形坏而无子也。丈夫八岁，肾气实，发长齿更；二八，肾气盛，天癸至，精气溢泻，阴阳和，故能有子；三八，肾气平均，筋骨劲强，故真牙生而长极……五八，肾气衰，发堕齿槁……八八，天癸竭，精少，肾脏衰，形体皆极，则齿发去”，其中所讲的“肾气”实际上就是指肾阳而言，也就是说人之生长发育乃至衰老过程，是由于肾阳的盛衰变动而主导的结果。关于正常生理状态，亦是以阳气为主导的。若阳气能固密，阴气便能和平，则可达到“阴平阳秘，精神乃治”境界，人体才有健康可言。即所谓“凡阴阳之要，阳密乃固”（《素问·生气通天论》）。

阳气于人之地位，犹如太阳与天体的关系，不可或缺，是生命的根本。因此，在《素问·生气通天论》中旗帜鲜明地说：“阳气者，若天与日，失其所则折寿而不彰，故天运当以日光明。是故阳因而上，卫外者也。”生动形象地说明天体之所以能正常存在与健正运行，并且光明爽朗，万物化生，全仰赖于太阳有规律的运动不息和光辉照耀，以此来比喻阳气对于人体的重要作用，突出了阳气在人体生命活动中的极端重要性。这一论断，成为后世重视阳气之中医学学术流派的重要理论依据。同理，人的生命存在、生命活动与健康维系，也必须依靠阳气的推动而运行畅通，不然亦会“折寿而不彰”。故在养生保健中应顺乎自然，不违四时阴阳规律，讲究方式方法，如“春三月……夜卧早起，广步于庭，被发缓形，以使志生，生而勿杀，予而勿夺，赏而勿罚……；夏三月……夜卧早起，无厌于日，使志无怒，使华英成秀，使气得泄，若所爱在外……；秋三月……早卧早起，与鸡俱兴，使志安宁，以缓秋刑，收敛神气，使秋气平，无外其志，使肺气清……；冬三月……早卧晚起，必待日光，使志若伏若匿，若有私意，若已有得，去寒就温，无泄皮肤，使气亟夺”（《素问·四气调神大论》），做到“法于阴阳，和于术数，食饮有节，起居有常，不妄作劳”（《素问·上古天真论》）、“春夏养阳，秋冬养阴”（《素问·四气调神大论》），并“能知七损八益”（《素问·阴阳应象大论》），勿“以酒为浆，以妄为常，醉以入房，以欲竭其精，以耗散其真，不知持满”（《素问·上古天真论》），重点保卫养护阳气，如此才能维系身体健康，正所谓“苍天之气，清静则志意治，顺之则阳气固，虽有贼邪，弗能害也”（《素问·生气通天论》）。

阳气是人体生命活动的动力，身体的强健和精神的聪慧与否，是以阳气的充沛并运行正常为前提的，不然，“阳气者，精则养神，柔则养筋”（《素问·生气通天论》）则难以实现。阳气贵在温煦、温通、温化，如体内之血液阴津的流动循环，有赖于阳气的温通推动，即《素问·调经论》所讲：“血气者，喜温而恶寒，寒则泣而不能流，温则消而去之。”

天人相应，人体内阳气也伴随着自然界阳气的盛衰而发生相应的变化。一年当中，自然界有春生、夏长、秋收、冬藏的四时气象节律，而一日之内也有相似的变化，因而人体阳气亦具有朝生、日中长、日入收及夜藏的周期性或规律性变化。“故阳气者，一日而主外，平旦人气生，日中而阳气隆，日西而阳气已虚，气门乃闭”（《素问·生气通天论》），人若违“三时”（即平旦、日中、日西）阳气变化规律而妄动，则身体之阳气将困顿衰薄。故该篇紧接其后说：“是故暮而收拒，无扰筋骨，无见雾露，反此三时，形乃困薄。”阳气的这种节律不仅体现在生理上，也表现在病理变化方面。如《灵枢·顺气一日分为四时》中云：“夫百病者，多以旦慧昼安，夕加夜甚，何也？……朝则人气始生，病气衰，故旦慧；日中人气长，长则胜邪，故安；夕则人气始衰，邪气始生，故加；夜半人气入藏，邪气独居于身，故甚也。”表明病情的轻重与阳气的盛衰变化息息相关。

阴阳失调或失衡是人体基本病理变化之一，而其失调或失衡则是以阳气受损和阳气失常为先导的。因此，阳气受损与失常，乃疾病甚或死亡之根源。所以《素问·生气通天论》明言：“故阳强不能密，阴气乃绝。”造成阳气受伤为病的因素是多方面的，风寒暑湿之邪、饮食不节及情志劳倦等均能损伤阳气而引起不同类型的病证。其中以寒邪伤阳为最，故曰，“因于寒，欲如运枢，起居如惊，神气乃浮；……四维相代，阳气乃竭”（《素问·生气通天论》）。综观《黄帝内经》在阐述外感内伤等诸多疾病时，每每以寒邪立论，由此显明了其重阳思想的病因观和发病观；而阳气虚则易招致外邪而成疾，如“开合不得，寒气从之，乃生大偻……”（《素问·生气通天论》），意指阳气先虚，外邪乘虚而入，可引发“大偻”等多种疾病。反之，若人体阳气充实调顺，则外邪难犯，于是说，“清静则肉腠闭拒，虽有大风苛毒，弗之能害”（《素问·生气通天论》）。然而，尽管阳气至为宝贵，但“亢则害，承乃制”，如果阳气过于亢盛，或运行失调，阻隔不通，亦可为邪为害，因而《素问·阴阳应象大论》道“壮火之气衰……；壮火食气……；壮火散气……”；《素问·生气通天论》更进一步指出，“阳气者，烦劳则张，精绝，辟积于夏，使人煎厥”“故阳蓄积病死，而阳气当隔，隔者当泻，不亟正治，粗乃败之”。

当然，《黄帝内经》重视阳气，在强调以阳气为本的同时，并非否认阴气的存在价值及其重要性，而是认为阴阳是互生、互用、互制的，两者之间应保持和平协调关系。否则，一有失和不调，即为病理状态而发生疾病，甚至死亡。是故曰“阴在内，阳之守也；阳在外，阴之使也”（《素问·阴阳应象大论》）；“阴者，藏精而起亟也；阳者，卫外而为固也。阴不胜其阳，则脉流薄疾，并乃狂；阳不胜其阴，则五脏气争，九窍不通”（《素问·生气通天论》）；“两者不和，若春无秋，若冬无夏，因而和之，是谓圣度。……阴阳离决，精气乃绝”（《素问·生气通天论》）。

三、《黄帝内经》重阳思想对后世学术的影响

《黄帝内经》，作为确立中医学理论体系之医学典籍，为中国医学的发展奠定了坚实的基础，其重阳思想对后世影响深远。医圣张仲景深悟《黄帝内经》重阳之理，提出“若五脏元真通畅，人即安和”（《金匮要略·脏腑经络先后病》）之说，认为人若能保持五脏“元真”（实指阳气）运动通畅，即可得以安和健康。因此，张仲景在实践中极其重视阳气，其不朽的篇章——《伤寒杂病论》之所以冠以“伤寒”二字，意在示人阳气至重而易伤，应时时顾护阳气，因而书中附、桂、姜之使用频率极高，其所创制的诸多扶阳名方经久不衰，堪称重阳扶阳之典范。

此后，崇尚重阳思想之医家辈出，并代有发扬。例如，宋代医学家窦材就十分强调人身阳气的重要意义，指出“……为医者，要知保扶阳气为本。人至晚年，阳气衰，故手足不暖，下元虚惫，动作艰难。盖人有一息气在则不死，气者阳所生也，故阳气尽必死。人于无病时，常灸关元、气海、命关、中脘，更服保元丹、保命延寿丹，虽未得长生，亦可保百余年寿矣”（《扁鹊心书》）；明代医学家张景岳反对“阳常有余”之说，主张“人是小乾坤，得阳则生，失阳则死”，认为“凡万物之生由乎阳，万物之死亦由乎阳。非阳能死物也，阳来则生，阳去则死矣。试以太阳证之，可得其象”“……可见天之大宝，只此一丸红日；人之大宝，只此一息真阳。孰谓阳常有余，而欲以苦寒之物，伐此阳气，欲得生者，可如是乎”“尝见多寿之人，无不慎节生冷，所以得全阳气”“故凡欲保重生命者，尤当爱惜阳气，此即以生以化之元神，不可忽也”（《类经附翼》）；

李念莪云“天之运行，唯日为本，天无此日，则昼夜不分，四时失序，晦冥幽暗，万物不彰矣。在于人者，亦唯此阳气为要，苟无阳气，孰分清浊，孰布三焦，孰为呼吸，孰为运行？血由何生？食由何化？与天之无日等矣，欲保天年，其可得乎”（《内经知要》）；周之干称“人身以阳气为主，用药以扶阳为先。如上焦闭塞，阳气不能下降，须开豁之；中焦阳气不能上升，须温补之；下焦阳气不能收藏，须求肾纳气”（《慎斋医书》）；清代医学家黄元御奉行“阳主阴从”，说“阳如珠玉，阴如蚌璞，含珠如蚌，完玉似璞，而昧者不知，弃珠玉而珍蚌璞，是之谓倒置之民矣”（《素灵微蕴》）。

近代著名医学家、“火神派”之开山宗师郑钦安，极力推重阳气，在《医理真传》中明确指出：“子不知人之所以立命者在活一口气乎，气者阳也，阳行一寸，阴即行一寸，阳停一刻，阴即停一刻，可知阳者阴之主也，阳气流通，阴气无滞，自然百病不作。阳气不足，稍有阻滞，百病丛生。”“仲景立四逆，究竟是专为救这点阳气说法，……此方不独专为少阴立法，而上、中、下三部之法具备。知得此理，便知得姜附之功也。今人不知立极之要，不知姜附之功，故不敢用也。非不敢用也，不明也。”“余非爱姜、附，恶归、地也，功夫全在阴阳上打算。”临证“以扶阳为纲”，善以扶阳大法治病疗疾，擅长运用大剂姜、桂、附等辛热药物，起死回生，屡建奇功，积累了十分丰富的经验。

现代名医祝味菊先生，在郑钦安及其传人卢铸之的影响下，对重阳学说推崇备至，力主“阳为生之本”之理念，极为重视阳气在人体生理、病理、治疗及预后中的作用，认为人体免疫力、抵抗力和修复能力等皆与阳气密切相关，称“抗力之消长，阳气实主持之。阳气者，抗力之枢纽也”“克奏平乱祛邪之功者，阳气之力也。夫邪正消长之机，一以阳气盛衰为转归”（《伤寒质难》），提出“阳常不足，阴常有余”之划时代论断，因而临证常用广用温法，擅用附子，并发前人所未发，大胆创新，创立了温散、温潜、温滋、温清、温化和温润等温阳方法，素有“祝附子”之称。著名医学家和医学教育家吴佩衡，大力倡导经方学理，十分尊崇仲景温扶阳气之治疗大法，善用附子和四逆辈，而且在剂量及应用范围等方面均有所突破，对阳虚阴寒证的治疗研究造诣颇深，形成别具一格的学术流派。此外，唐步祺、范中林、卢崇汉等火神派传人，临床上皆强调温扶阳气，限于篇幅，恕不一一叙述。

如今，重阳学术思想正受到前所未有的重视，扶阳理念也日益得到越来越多学者的认同与推崇，并展现出勃勃生机和广阔的前景。

四、结语

综上所述，《黄帝内经》之重阳思想渊源于《易经》，认为阳气是万物之源，生命之本，是人体生命活动的动力，贯穿人的生命现象全过程，与健康息息相关，对后世影响极大，而且十分深远，值得高度重视和深入研究。

第三节 《伤寒论》扶阳思想探讨

《伤寒论》是我国现存最早的一部理、法、方、药完备的中医临床典籍。其所创建的辨证论治体系被历代医家奉为圭臬，迄今对中医学的继承发展和临床实践仍然具有十分重要的指导意义与价值。

六经病证是《伤寒论》的内容核心，其发生发展既是邪正斗争的反应，也是正邪斗争比拼的过程；其病理变化不外乎阴阳失衡。因此，燮理阴阳，扶正祛邪乃成六经病证之首要治疗原则，其中尤以扶阳气最为重要，故这一重要学术思想始终贯穿《伤寒论》全书之中。

为更好地学习、传承和弘扬《伤寒论》扶阳学术思想，以下就其扶阳理论与实践作一整理与探讨，以求正于同道。

一、扶阳意义

阴阳学说是中国古代重要哲学思想之一。医学与哲学密切相关，发生和植根于中华文化沃土成长的中医学自然深受阴阳学说影响。中医认为，阳气是诞生和维持人体生命的基本物质之一，是人身立命之本，是生命活动的根本动力，在人的生命发生和活动中起着至关重要的作用。阳气充足，则身康体健；一旦不足，便百病丛生。故在养生保健、防病治病中必须时时重视顾护阳气，处处不忘扶助阳气，以达阴平阳秘或正复邪去，阴阳复归平衡的正常生理状态之目的。

二、思想渊源

阴阳概念出自素称百科之母、群经之首的《易经》。如该书《系辞传》上篇说“一阴一阳之谓道”，明确指出“道”包含阴和阳两个方面，提示阴阳就是道，就是规律和方法，天地万物之理，大而宇宙，小而一草一木，皆不外阴阳而已。并且认为阴阳是运动变化的，因而说：“是故易有太极，是生两仪，两仪生四象，四象生八卦……”而推动其运动变化的动力则是阳气，即阳气起主导作用。因而开篇即言，“天尊地卑，乾坤定矣；卑高以陈，贵贱位矣；动静有常，刚柔断矣；……乾知大始，坤作成物；乾以易知，坤以简能”“成象之谓乾，效法之谓坤”。此后又说，“大哉乾元，万物资始，乃统天”“至哉坤元，万物资生，乃顺承天”（《周易·本经》）。此外，《易经》在八卦排列次序上，特将乾卦列为诸卦之首，并以“元亨利贞”作为卦辞，而坤卦乃位其后，意在昭示阳气既是一切万物肇始之源，又是其坚固善终之根，而阴从属于阳，须待阳动而后动等，充分体现了“阳”为主导，“阴”为从属的重阳思想。由于阳气的主导推动作用，使阴阳不断运动发展变化，从而化生万事万物。

恩格斯曾说过：“不管自然科学家采取什么样的态度，他们还是得受哲学的支配。问题只在于：他们是愿意受某种坏的时髦哲学的支配，还是愿意受一种建立在通晓思维的历史和成就的基础上的理论思维的支配。”《易经》为中国古代哲学经典著作，乃中国哲学总源头，更是中医学阴阳学术思想之渊源。作为我国现存最早的医学典籍之一的《黄帝内经》必然受其影响。如《黄帝内经》从“人与天地相参，与日月相应也”亦即“天人合一”的角度出发，把宇宙万物之一的人放到天地自然界里考察、思考与研究，发现阳气在人的生命活动过程中至关重要，而且是贯穿其生命全过程的。人之生命孕育、生长壮老已、健康寿夭与疾病等，无不与阳气有着紧密的关系。因此，《素问·生气通天论》明言：“阳气者，若天与日，失其所则折寿而不彰，故天运当以日光明。……”生动形象地喻示阳气于人体生命活动的极端重要性。这一论断，成为后世扶阳学派之重要理论依据和思想指导。

《黄帝内经》问世后，其所创立的中医学理论体系，奠定了中医学发展的基础，始终指引着中医学的发展并有效地指导着临床实践。成书于其后的《伤寒论》，作者张仲景“勤求古训，博采众方”，继承和发扬了《黄帝内经》有关学术思想，将理论联系实际，亲身参加临床实践，并且认真总结经验，创新性地建立起以六经病为纲、汤方证为目、方证对应的六经辨证体系，开创辨证论治之先河，为中医临床各科的发展奠定了坚实的基础，故历来被视为中医必读之经典，尊称为“方书之祖”。特别是其高度重视顾护扶助阳气之理念，影响深远，该书之名冠以“伤寒”二字，寓意深刻，似在示人阳气至重而易伤，应当时时顾护，因而书中附、桂、姜之使用频率极高，其所创制记载的诸多扶阳经典名方经久不衰，堪称扶阳典范。

三、主要方法

《伤寒论》中治疗方法颇为丰富，既有完备的汗、吐、下、和、温、清、消、补八种基本大法，又有各种具体治法以及汤方药物及针灸等疗法应用，纲目明晰，层次井然。在各种治法的运用中，讲求原则性和灵活性相结合，对临床具有重要的指导意义。其中，尤以扶阳大法发明运用令人赞叹。

综观《伤寒论》，细究其扶阳之法，实有两途，一是以温热药物等扶助阳气；二是因证制宜以宣畅通达阳气。现述要如下。

（一）扶助阳气

1．散寒以护阳

桂枝汤乃《伤寒论》第一方，向被誉为“群方之冠”。该方本为太阳中风而设，然配伍极为精妙，既能散寒解表、调和营卫，又可调和气血阴阳与脾胃，中心思想在和护阳气，故决非仅局限太阳中风证，可广泛应用于外感内伤之营卫不和、气血阴阳失调者。诚如柯韵伯云：“此为仲景群方之冠，乃滋阴和阳，调和营卫，解肌发汗之总方也。”与其匹配的麻黄汤，则为伤寒表实证而立，发汗散寒祛邪之力强，意在解散风寒束缚以保护阳气。尽管两方立意不同，构成有别，但其意旨皆在呵护阳气。

2．扶阳以解表

当病人因太阳病误下而表邪未解，又现阳虚之里证时，则非单纯散寒解表所宜，须表里兼顾，扶阳以解表，如桂枝去芍药加附子汤证（22 条）便是根据表邪不解，而胸阳又损的情况确立的。此外，麻黄附子细辛汤（301 条）、麻黄附子甘草汤（302 条）等亦是为了扶阳以解表，意在借助附子之力，温扶阳气，解除表邪。

3. 扶阳以祛邪

“外因是变化的条件，内因是变化的根据，外因通过内因而起作用”（毛泽东语）。阳气为人身之主宰，其虚实盛衰决定着疾病的顺逆与转归。寒为阴邪，易伤阳气。若寒邪不解，便会伤阳入里，变生诸症，尤其是病入三阴，证属虚寒，更是以救扶阳气为首务，故四逆辈、理中类便成主力军。借以扶阳救正，达邪外出。

4. 扶阳以固表

太阳病发汗，当以遍身微似汗为度。如果汗不如法，发汗太过，致表阳不固而漏汗不止者，宜扶阳固表以治之，如 20 条之桂枝加附子汤。

5. 扶阳以宣痹

如 174 条之桂枝附子汤证和 175 条之甘草附子汤证，均因风寒湿邪留着肌肉之间，影响气血运行所致之风寒湿痹，治宜扶阳宣痹，因而皆采用附、桂以温振人体阳气，驱散风寒湿邪。

6. 扶阳以安正

《伤寒论》中记载因汗、吐、下等法误治之条文计 123 条，其中有 75 条呈现不同程度的伤阳，达一半以上。显然，仲景是在谆谆告诫为医者临证时务必精确辨治，以免因误治失治而伤阳气。一旦误治失治而出现阳气受损时，当即时扶阳以匡正。有人说，《伤寒论》是一部救误之书，其实从这个角度看，似为扶阳救阳之经典。在临证中，仲景强调医者应见微知著，防微杜渐，早决断、早治疗，以防阳气衰竭而病陷危重境地。如 323 条云：“少阴病，脉沉者，急温之，宜四逆汤。”何以见“脉沉者”就要“急温之”呢？细心领会，乃仲景警示我们对于阳虚之证要紧抓时机，尽早采取措施，以免贻误病机，导致邪陷病深，甚至亡阳。因此，此“急温之”实寓治中有防，既病防变防恶化之“治未病”思想，于临床实践有积极的指导意义。

7. 扶阳以温里

伤寒之为病，常由表入里，由浅及深，逐渐深入，每每损伤脏腑阳气，其中心、脾、肾是重点。例如，64 条的桂枝甘草汤证、118 条的桂枝甘草龙骨牡蛎汤证和 112 条之桂枝去芍药加蜀漆牡蛎龙骨救逆汤证的共同点是心阳耗伤，因而主以桂枝甘草“辛甘化阳”而复心阳；100 条的小建中汤证、66 条的厚朴生姜半夏甘草人参汤证、163条的桂枝人参汤证和67条的茯苓桂枝白术甘草汤证，尽管病机有所不同，然脾阳虚损是其共性，故用桂枝、白术、人参、炙甘草等扶阳助脾阳；82、316条之真武汤证、304和305条的附子汤证，责在肾阳虚衰，因此不离附子复肾阳，俾阴阳平衡，达到“阴阳自和者必自愈”之目的。

8. 扶阳以救逆

若病深不解，邪入少阴，出现阳衰阴盛，甚至阴盛格阳或戴阳证时，则急需回阳救逆，以复真阳，如225、323、353、388条之四逆汤证，真阳欲竭、病情深重，速当回阳；385条的四逆加人参汤证，缘由阳衰阴竭，因而在回阳救逆同时，应辅以益气生津。当病至阴盛阳衰，格阳于外时，已非四逆汤所能胜任，绝非通脉四逆不可，如317条之通脉四逆汤证；若病情进一步发展，导致阳亡液竭，阴阳行将离决之危急关头，则急应益阴和阳，佐以降逆，390条之通脉四逆加猪胆汁汤证即是。又有因阴寒内盛，阴阳而发生格拒者，视其程度轻重不同而施以白通汤（314条）或白通加猪胆汁汤（315条）。

9. 扶阳以益阴

阴阳互根，阳生阴长。病有阴阳两虚者，可通过扶阳以化生阴津。如68条的芍药甘草附子汤证，系汗后阴阳俱虚之变证，治宜扶阳以益阴；又如69条之茯苓四逆汤证，乃因汗下后致阳损阴虚而烦躁，亦宜扶阳益阴。古代不少医家认为，凡阳虚而阴液不继者，茯苓四逆汤最为适宜。

10. 灸法以扶阳

《伤寒论》之扶阳，不仅以药物为主要手段，而且还采用灸法以温阳补虚，回阳救急。大凡病入三阴，阳虚阴盛，间用灸法，助阳抑阴，如该书使用灸法之五条条文中，三阴病就占了五条。尤其遇到阳气衰微，阴寒独盛，病势凶险之时刻，倘若仍以汤药图治恐缓不济急，当速速采用灸法以救急回阳，325、343条即属于此种情形。

（二）宣通阳气

阳气之盛衰，决定疾病之发展转归与预后，而阳气之宣畅通达与否，亦至关重要。因此，在《伤寒论》中，既注重阳气的温扶，又不忽视阳气的宣通。通常病在三阳，属阳属热属实，阳气在与邪气抗争过程中，常因邪气阻碍而郁滞，故于祛邪时注意宣通阳气。如147条之柴胡桂枝干姜汤证，为少阳病兼水饮内结，治当和解枢机，温化水饮，以小柴胡汤加减，其中桂枝是着眼点，意在取其温通阳气，使阳通而饮化，内结水饮随之消解。

更有气厥、热厥、痰厥及水厥等厥者，无疑因邪气阻滞，使阳气不能宣通达外而成。如318条之四逆散证，系气机不畅，阳气郁遏于里，不能外达于四肢而发生的厥逆，故以四逆散疏理气机，透达郁阳；如果热邪郁结于里，阳气无以外达四肢，亦可出现厥逆，如350条之白虎汤证；因于痰涎壅盛，食积停滞，胸阳被遏，无法通达于四末而见手足厥冷，心下满而烦等症者（355条），缘其邪实结于胸中，病位偏高，“其高者因而越之”，取瓜蒂散因势利导，涌吐胸中之邪，邪祛则阳气得通，厥冷可回，烦满自消；若胃阳不足，水饮内停，阳气受遏而不能输布于手足，其所出现的四肢厥冷乃水饮为患（356条），自当先治水气，故用茯苓甘草汤温胃散水，水饮去则阳气布达，此治水即是治厥，诚乃“治病求本”之范例，极富指导意义。

此外，诸如《伤寒论》中的调枢法、承气法以及利水法等，皆有使邪去而阳气通达之功，故均可视作宣通阳气之法。

诚然，《伤寒论》重视阳气，在强调扶阳气的同时，并非忽略阴津存在的价值及重要性，而是对如何“存阴液”给予了应有的关注。其奥旨在书中字里行间不时闪现，并且认为“阴阳自和者必自愈”（58条），强调治病目的重在使人体阴阳恢复平衡。

四、学术影响

《伤寒论》之扶阳学术思想影响重大而深远，后世受此启迪并发扬光大其思想之医家甚多，其中尤以扶阳学派最为突出。

扶阳学派（俗称“火神派”）之开山宗师郑钦安，崇尚《伤寒论》扶阳思想，极力推重阳气。明确指出：“……阳者阴之主也，阳气流通，阴气无滞，自然百病不作。阳气不足，稍有阻滞，百病丛生。”临证“功夫全在阴阳上打算”（《医理真传》），“以阴阳为纲”，善以扶阳大法治病疗疾，擅长运用大剂姜、桂、附等辛热药物，起死回生，屡建奇功，积累了十分丰富的经验，被人们亲切地颂誉为“姜附先生”。

现代名医祝味菊先生，在郑钦安及其传人卢铸之的影响下，对扶阳学术思想推崇有加，力主“阳为生之本”，极其重视阳气在人体生理、病理、治疗、预后及康复中的作用，认为人体免疫力、抵抗力和修复能力等皆与阳气密切相关，称“阳气者，抗力之枢纽也”“夫邪正消长之机，一以阳气盛衰为转归”（《伤寒质难》），提出“阳常不足，阴常有余”之重要论断，因而临证广用温法，创立了温散、温潜、温滋、温清和温润等扶阳方法，素有“祝附子”之美称。著名医学家和医学教育家吴佩衡，大力倡导经方学理，十分尊崇仲景扶阳治疗大法，善用附子和四逆辈，而且在剂量及应用范围等方面均有所突破，对阳虚阴寒证的治疗研究造诣颇深，形成别具一格的学术流派。此外，唐步祺、范中林、卢崇汉等火神派传人，临床皆强调扶阳气，限于篇幅，恕不一一叙述。

五、结语

综上所述，《伤寒论》之扶阳思想渊源于《易经》《黄帝内经》，而且继承和发扬了《黄帝内经》重阳学术思想，高度重视顾护扶助阳气，将扶阳理念始终贯穿于全书之中，开创发明扶阳大法，并创制诸多扶阳经典名方，堪称扶阳典范，对后世医学影响尤其是对扶阳学派的形成与发展影响重大而深远，值得高度重视和深入研究。

第四节　阳气是伤寒六经病证传变的决定因素

中医学认为，疾病的过程实质是正邪斗争的过程，即疾病的发生、发展、变化、转归及康复，皆是一定条件下正邪斗争的反映。《伤寒论》六经病证也不例外，其发生、发展、变化、转归和康复亦是正邪斗争的过程。

中医发病学极为重视人体的正气，认为体内正气是否充足，是疾病发生与否的内在因素，内因是根据，决定着疾病的发展、变化、转归及康复。

所谓正气，又称真气，系生命机能之总称。与病邪相对来说，是指人体对疾病的防御、抵抗和康复能力，简称为“正”。它包含阳气和阴精两个方面，但以阳气为主导，即阳气居主导地位，阴精乃从属之。因此，可以肯定六经病证的发生、传变和转归之关键在于阳气，也就是说阳气是决定的因素。

一、理论依据

阴阳学说是古代的一种宇宙观和方法论，属于我国古代的唯物论和辩证法范畴，古人用以认识自然和解释自然。它不仅与当时的天文学、气象学、历法、生物学、化学等许多自然科学密切联系在一起，尤其对中医学影响深远。它渗透到医学领域后，几千年来一直作为中医学理论体系的重要内容，促进了中医学理论体系的形成和发展，成为中医学的重要理论基础和指导思想。

阴阳概念出自素称百科之母、群经之首的《易经》。如该书《系辞传》上篇说“一阴一阳之谓道”，明确指出“道”包含阴和阳两个方面，提示阴阳就是道，就是规律和方法，天地万物之理，大而宇宙，小而一草一木，皆不外阴阳而已。作为万物之灵的人，自不例外。并且认为阴阳是运动变化的，因而说：“是故易有太极，是生两仪，两仪生四象，四象生八卦……”而推动其运动变化的动力则是阳气，即阳气起主导作用。故开篇即言，“天尊地卑，乾坤定矣；卑高以陈，贵贱位矣；动静有常，刚柔断矣；……乾知大始，坤作成物；乾以易知，坤以简能”“成象之谓乾，效法之谓坤”。此后又说，“大哉乾元，万物资始，乃统天”“至哉坤元，万物资生，乃顺承天”（《周易·本经》）。此外，《易经》在八卦排列次序上，特将乾卦列为诸卦之首，并以“元亨利贞”作为卦辞，而坤卦乃位其后，意在昭示阳气既是一切万物肇始之源，又是其坚固善终之根，而阴从属于阳，须待阳动而后动等，充分体现了“阳”为主导，“阴”为从属的重阳思想。由于阳气的主导推动作用，使阴阳不断运动发展变化，从而化生万事万物。

恩格斯曾说过：“不管自然科学家采取什么样的态度，他们还是得受哲学的支配。问题只在于：他们是愿意受某种坏的时髦哲学的支配，还是愿意受一种建立在通晓思维的历史和成就的基础上的理论思维的支配。”《易经》为中国古代哲学经典著作，乃中国哲学总源头，更是中医学阴阳学术思想之渊源。作为我国现存最早的医学典籍之一的《黄帝内经》必然受其影响。如《黄帝内经》从“人与天地相参，与日月相应也”亦即“天人合一”的角度出发，把宇宙万物之一的人放到天地自然界里考察、思考与研究，发现阳气在人的生命活动过程中至关重要，而且是贯穿其生命全过程的。人之生命孕育、生长壮老已、健康寿夭与疾病等，无不与阳气有着紧密的关系。因此，《素问·生气通天论》明言：“阳气者，若天与日，失其所则折寿而不彰，故天运当以日光明……”生动形象地喻示阳气于人体生命活动的极端重要性。这一论断，成为后世扶阳学派之重要理论依据和思想指导。

《黄帝内经》问世后，其所创立的中医学理论体系，奠定了中医学发展的基础，始终指引着中医学的发展并有效地指导着临床实践。成书于其后的《伤寒论》，作者张仲景“勤求古训，博采众方”，继承和发扬了《黄帝内经》有关学术思想，将理论联系实际，亲身参加临床实践，并且认真总结经验，创新性地建立起以六经病为纲、汤方证为目、方证对应的六经辨证体系，开创辨证论治之先河，为中医临床各科的发展奠定了坚实的基础，故历来被视为中医必读之经典，尊称为“方书之祖”。特别是其高度重视顾护扶助阳气之理念，影响至深。该书之名冠以“伤寒”二字，寓意深刻，似在示人阳气至重而易伤，应当时时顾护，因而书中附、桂、姜之使用频率极高，其所创制记载的诸多扶阳经典名方经久不衰，堪称扶阳典范，对后世影响重大而深远。

清代名医、扶阳学派（俗称“火神派”）之开山宗师郑钦安，崇尚《伤寒论》扶阳思想，极力推重阳气，明确指出：“……阳者阴之主也，阳气流通，阴气无滞，自然百病不作。阳气不足，稍有阻滞，百病丛生。”临证“功夫全在阴阳上打算”（《医理真传》），“以阴阳为纲”，善以扶阳大法治病疗疾，擅长运用大剂姜、桂、附等辛热药物，起死回生，屡建奇功，积累了十分丰富的经验，被人们亲切地颂誉为“姜附先生”。

现代名医祝味菊先生，在郑钦安及其传人卢铸之的影响下，对扶阳学说思想推崇有加，力主“阳为生之本”，极其重视阳气在人体生理、病理、治疗、预后及康复中的作用，认为人体免疫力、抵抗力和修复能力与阳气密切相关，称“抗力之消长，阳气实主持之。阳气者，抗力之枢纽也”“克奏平乱祛邪之功者，阳气之力也。夫邪正消长之机，一切以阳气盛衰为转归”，提出“阳常不足，阴常有余”之重要论断，因而临证广用温法，创立了温散、温潜、温滋、温清和温润等扶阳方法，善用附子，素有“祝附子”之美称。特别是对《伤寒论》六经病的认识见解独到，发前人所未发，指出：“太阳之为病，正气因受邪而开始合度之抵抗也；阳明之为病，元气偾张，机能旺盛，则抵抗太过也；少阳之为病，抗能时断时续，邪机屡进屡退，抵抗之力，未能长期相继也；太阴少阴之为病，正气懦怯，全体或局部之抵抗不足；厥阴之为病，正邪相搏，存亡危急之秋，是人体正气最后之反抗也。”认为一切时感，机体抵抗外邪之情形，皆不出此五段范围，而其中之关键即在于阳气。

徐小圃先生服膺祝味菊扶阳之论，认为“阳为体，阴为用，阳气在生理状态下是全身动力，在病理情况下是抗病主力”（《徐小圃医案医论集》）。李可先生崇尚仲景学说，重视阳气，且尤重肾阳，说，“‘阳气者，若天与日，失其所则所寿而不彰。’下焦一点命门真火发动，十二经循行不息，五脏六腑气化周行，生命欣欣向荣。此火一衰，诸病丛生；此火一灭，生命终结。先天之本肾，生命之本原，所凭者，此火。后天之本脾胃，气血生化之源，所凭者，此火。养生若损此火则折寿，治病若损此火则殒命”（《李可老中医急危重症疑难病例经验专辑》），倡导“难症痼疾，师法仲景”，擅长以附子、乌头等峻药重剂救治急危重症，活人无数。卢崇汉先生推重“阳主阴从”，以为“人体生命的活动始终存在着阳主阴从关系”，阳气“是一切的主导”“在治病立法时，以扶阳为核心”，擅用广用扶阳法，人称“卢火神”。此外，吴佩衡、唐步祺、范中林、吴生元等诸多医家，临床皆强调扶阳气，限于篇幅，兹不一一例述。

综上所述，仲景以降，众多医家重视护阳扶阳。究其缘由，均与对阳气在发病学和病理机转中的作用之理解认识有关，即认同阳气在疾病的发生、发展、转归和康复中的决定性作用，因而在理念上推崇阳气，在实践上重视扶助阳气。由此可见，阳气是伤寒六经病证传变的决定因素之提法，不仅有充分的理论依据，而且是有着丰富的实践基础的。

二、传变规律

在《伤寒论》中，六经病之排列次序为太阳、阳明、少阳、太阴、少阴、厥阴。一般来说，外感病传变是有一定规律的。所谓传，是指病情循着一定的趋向发展；所谓变，是指病情在某些特殊条件下，不循一般规律而发生性质的转变。由于传和变关联密切，不能截然分开，故常传变并称。大凡感受外邪之后，在邪盛正衰，正不胜邪的情况下，多邪气内传，自表传里，由阳入阴；反之，若正气恢复，奋起抗邪，正复邪衰，则邪气外出，病证便由里达表，自阴出阳。然而，病症的传变与否应以临床客观事实为依据，切不可拘于发病天数和六经之序。

一般认为，六经病证是否发生传变，主要取决于正气强弱、感邪轻重、治疗当否等因素，因而决定了其传变的复杂性。如初起大多表现为太阳病，病情发展依排列顺序而传变的为“循经传”，与此相反则为“越经传”。但也有不经传变，初起即为少阳或阳明病之“本经自病”的，或病情严重，一发病即表现为三阴病之“直中”者。并有“合病”（初起两经同时发病，如太阳阳明合病）、“两感”（初起阳经与阴经同时发病，如太少两感）、“并病”（先有一经病证，而后逐步出现另一经病证，表现为两经病证同时存在，如太阳阳明并病等）及“表里传”（由对应的阳经传向阴经，如太阳传少阴、阳明传太阴）等。

由是观之，足见六经病证传变的复杂性。但透过现象看本质，尽管其传变错综复杂，变化万千，实际上都不外乎内在因素起决定性作用，而这个内在因素就是阳气。诚如毛泽东同志所说，“唯物辩证法认为，外因是变化的条件，内因是变化的根据，外因通过内因而起作用”（《矛盾论》）。若机体正气强盛，阳气充足，抵抗力强大，足以抗击外邪，则病证发生传变的概率极小或无，更不至于发生“直中”。六经病中的“阳病入阴”（从阳病传入转为阴病，表明病情加重）和“阴病出阳”（由阴病向好而转为阳病，表示病情好转）之现象，无一不是体内正邪斗争，阳气与邪气比拼较量的客观反映。这也再而说明阳气在疾病中的地位，故《扁鹊心书》曰：“……为医者，要知保护阳气为本，……人有一息气在则不死，气者，阳所生也，故阳气尽必死。”

三、临床意义

疾病治疗的最终目的是为了转化正邪双方力量的角力对比，使正气得复，邪气被逐，机体阴阳从病理状态重新恢复为正常生理的平衡状态。因此，理解和认识阳气是决定六经病传变的重要因素具有十分重要的意义。它提示我们在临证中应当时时莫忘顾护阳气，处处以扶助阳气为首务，防止疾病的传变或恶化，做到防微杜渐、既病防传、既传防变、既变防危及瘥后防复。如在病之初始，即应采取积极措施，扶助阳气，驱逐邪气，阻止病邪向里深入；当邪气由表传里时，则须防止变证发生。《伤寒论》中，太阳篇内容最多，条文约占全书之半，该篇大多是讨论误治后的变证及其证治的，足见仲景对变证的重视程度；一旦疾病发生变证，务必高度警惕，更应注意扶阳，以防疾病进一步发展或继续恶化，陷入危重凶险之地，避免阴阳离决发生。即使疾病痊愈之后，也仍需注意养护阳气，预防复发。综观整部《伤寒论》，清晰可见扶阳这条主线一以贯之，由此不难理解阳气是决定伤寒六经病证传变的重要因素所在。

诚然，我们肯定阳气在六经病证传变中的决定性作用，但并未否认阴津的重要性。细细品读《伤寒论》，保存津液之义自见，其理多寓于祛邪法之中。盖欲求其“存”者，必先祛邪，邪之不去，津液终将为之害也。但是必须明确，此与纯以甘寒或咸寒之品而养阴之方法是迥然不同的。因而清代名医陈修园早就指出，“若以滋润甘寒为生津养液，实所以涸精液之源，而速其死也”（《医学实在易》），诚乃点睛之笔。是故《伤寒论》始终以扶阳为先，通过扶阳而抑阴，祛除阴邪，而驱除邪气的目的又在于保存阴津，最终使病态失衡的人体阴阳重新获得生理平衡，从而实现“阴阳自和者必自愈”目标。所以，扶阳与存阴，二者并行不悖，然以扶阳为先导，扶阳为首务。

四、结语

总而言之，阳气至重，它是决定伤寒六经病证传变与否的重要因素，其理论依据与指导思想为“阳主阴从”，渊源于《易经》《黄帝内经》，并具有丰富的实践基础；而阳气又易伤，故临证中应以扶阳为首务，时时顾护阳气，处处扶助阳气，以防止病证传变。当病情发生传变或恶化时，仍须以扶阳为重，扶正逐邪，俾正复邪去而病愈。故此，理解认识阳气在六经病传变中的决定性作用，意义重大。

第五节　扶阳学派理论在杂病中的应用

近年来，扶阳学派以其独特的魅力日益受到人们的青睐。实际上，其兴起并非偶然，因为它的理论基础和核心思想符合当今人的体质状况和发病特点及趋势，所以它的兴起是必然的。

扶阳学派认为，阳气是人身立命之本，是生命活动的根本动力，在人的生命活动中起着至关重要的作用。阳气充足，则身康体健；一旦不足，便百病丛生。故在养生保健、防病治病中时时重视顾护阳气，处处不忘扶助阳气，善用附、桂、姜，风格突出，疗效奇特，优势凸显，展示出非常广阔的前景。

余教授学习并践行扶阳学派理论已有时日，并有一定心得，虽还远谈不上登堂入室，但却有些许渐入佳境之感。现就近年临床所遇典型案例作一整理，以作引玉之砖。

一、病案举例

1. 癫病（元阳不足，虚阳躁动，上扰神明；老年精神分裂症）

周某，女，81岁，2008年10月9日诊。两个多月前因其夫病逝而悲伤过极，性情抑郁，闷闷不乐，继而出现间歇性狂躁不安，胡言乱语，夜不成寐，每天必发作一次，但无规律，不分昼夜。发作时必外出狂走五六小时，力大平常，家人根本无法阻止。其间见车就上，见街边摊点食物拿起来即吃，吃了就走，且口出秽言，无法自控，家人恐其发生意外，每当其发作时必派人紧随其后，苦不堪言。曾经在某精神病院治疗，但没有效果，故寻求中医治疗。辰下症：表情呆滞，两目无神，口中念念有词，口干不欲多饮，并喜热饮，腰膝酸软，四末发凉，苔薄白，舌胖大边有齿痕，脉细略数。西医诊断：精神分裂症。中医诊断：癫病，元阳不足，虚阳躁动，上扰神明。治法：温阳补肾，摄纳浮阳。处方：桂枝甘草龙骨牡蛎汤加味。药物：桂枝20g，煅龙骨30g，煅牡蛎30g，制附子15g，干姜10g，磁石30g，生酸枣仁30g，熟酸枣仁30g，远志5g，淫羊藿 30g，补骨脂 15g，杜仲 15g，菟丝子 15g，川断 15g，鹿角霜 10g，炙甘草 10g。3 剂，1 日 1 剂，水煎服。

二诊（2008 年 10 月 12 日）：脉证同前，但药后无不适反应。仍守原法，前方桂枝改 20g，制附子改 30g（先煎），干姜改 20g。3 剂，1 日 1 剂，水煎服。

三诊（2008 年 10 月 15 日）：症状明显改善，近三日仅发作一次，且程度较已往减轻，夜能入睡 3~4 小时，四末转温，腰膝酸软消失，精神好转，苔薄白，舌胖大边有齿痕，脉细。原方制附子改 60g（先煎），干姜改 30g，鹿角霜改 15g，炙甘草改 15g。7 剂，1 日 1 剂，水煎服。

四诊（2008 年 10 月 21 日）：患者家属欣喜告诉，近一周来未曾发作过，似如常人，苔薄白舌淡红，脉细。制附子加量至 90g，炙甘草加至 30g，加炒白术 15g，再服 7 剂而完全康复。因患者惧怕药苦，要求停药，但为巩固疗效，嘱其间断服药，即每周服上方 2 剂。至今未发。

按：从本例临床表现来看，当属癫狂之狂证。一般认为，狂证多实，为重阳之病，主于痰火、瘀血，治疗宜降其火，或下其痰，或化其瘀血，后期则应予以滋养心肝阴液，兼清虚火。《黄帝内经》曰："君火以明，相火以位。""天运当以日光明。"人之君火当以明于上，则相火宣行君火之令，而守位察命。君相之火动而有节，则助本脏之气生化之用，若动不和而妄起，则少火成为有害之"邪火""壮火"。患者由于受情志扰动，心动则相火亦随之妄动，上扰心君，神明错乱而诸症迭起，显非常法所宜，治当温阳补肾，摄纳浮阳，俾君相之火各司其职，各就其位，故而疗效满意。

2. 痹病（元阳不足，寒湿阻滞经脉，经气不利；痛风性关节炎）

章某，男，58 岁，干部，已婚。2008 年 10 月 21 日诊。罹患痛风性关节炎 6 年余，近 2 年多来症状加重，左踝关节及双侧第一跗跖关节几乎常年肿痛，以至无法穿着皮鞋之类鞋子，平时走路稍长即感疼痛，遍服抗痛风中西药及消炎止痛药，未能根治，停药二三日又发，苦不堪言。实验室检查：血尿酸 642mmol/L。辰下症：左踝关节及双侧第一跗跖关节肿痛，形寒畏冷，肢凉腰酸，口不渴，苔白厚微腻，舌淡红而胖大，边有齿痕，脉沉细。西医诊断：痛风性关节炎。中医诊断：痹病，元阳不足，寒湿阻滞经脉，经气不利。治法：扶阳散寒，除湿通痹。处方：四逆汤加味。药物：制附子 30g（先煎），干姜 20g，桂枝 30g，当归 15g，细辛 5g，淫羊藿 30g，补骨脂 15g，菟丝子 15g，续断 15g，土茯苓 30g，威灵仙 15g，白芷 10g，炒白术 15g，苍术 15g，炙甘草 15g。7 剂，1 日 1 剂，水煎服。

二诊（2008 年 10 月 28 日）：关节肿痛明显减轻，但服药后出现周身骨节麻木感，1~2 小时后消退，并感神疲乏力，不欲动作，苔薄白微腻，舌淡红而胖大，边有齿痕，脉细。上方制附子改 60g（先煎），干姜改 30g，细辛改 10g，当归改 20g，加鹿角霜 15g。7 剂，1 日 1 剂，水煎服。

三诊（2008 年 11 月 4 日）：关节肿痛等症若失，而且感觉周身骨节通泰舒适，精神体力显著改善，试走约 1 小时路程，尚无不适现象，并为可穿上两年多来未曾穿过的皮鞋而高兴万分。舌淡红，苔薄白，脉细有力。续上方制附子改 100g（先煎），鹿角霜改 20g，连服 7 剂，肿痛未作，身轻神爽，若无病然，尿酸亦转正常。应患者之意，停药观察半个月，其间试少许饮酒及进食海鲜等，并未发作，再查尿酸仍无异常，多年痼疾从此告愈。为从长计议，嘱其以制附子 30g、生姜 20g，水煎服，隔 1 日 1 剂，迄今仍良好。

按：痛风性关节炎乃临床顽症，病程长，疗效差，易复发，根据其症状表现，当属痹证之列。由于其发作时多表现为关节红肿热痛，以下肢足踝及跗跖关节为主，似乎湿热为患。然该病中年以上为多见，《黄帝内经》云"年过四十，阴气自半"，且加之其病程冗长，日久耗气伤阳，故多呈本虚标实证，其本在元阳在肾，其标在寒在湿在瘀。因此余教授大多从扶阳入手，在此基础上或散寒，或祛湿，或化瘀，或通络，每每收到较好疗效。不过，使用通络之法时，蜈蚣及蛇等虫类药当慎用，是否与其嘌呤含量有关，有待研究。

3. 腹痛（真阳虚衰，中阳失运，寒凝气壅；胰腺囊肿）

邱某，男，63 岁，退休工人，已婚。2008 年 9 月 4 日诊。反复腹痛 2 个多月，加剧近半个月。在本市某院及省级某医院诊治，发现胰腺有一 3.4cm × 4.2cm 大小之囊性肿物，诊断为胰腺囊肿，外科意见立即手术治疗，否则有不测之虞。由于患者近 3 年来先后做过胆囊切除及胃大部切除手术，对手术治疗极度恐惧，因此坚决不予接受，主张采用中医保守治疗。辰下症：面容憔悴，两眼无神，息低声微，少气懒言，由其子女搀扶来诊。但见脐上剧痛，按之尤甚，口淡乏味，不思饮食，大便溏泄，每日 3~4 次，畏寒神疲，腰痛肢冷，苔白微腻，两边有白涎，舌淡红而胖大，边有齿痕，脉虚弦重按无力。西医诊断：胰腺囊肿。中医诊断：腹痛，真阳虚衰，中阳失运，寒凝气壅。治法：扶阳抑阴，温中散寒，理气止痛。处方：桂附理中汤加味。药物：肉桂粉 15g（另包冲），制附子 30g（先煎），干姜 20g，吴茱萸 15g，砂仁 15g，高良姜 15g，木香 10g，枳实 15g，炒白术 15g，党参 15g，山楂 30g，炙甘草 15g。4 剂，1 日 1 剂，水煎服。

二诊（2008 年 9 月 9 日）：4 剂服后，腹痛略微减轻，稍有食欲，精神好转，大便每日 1~2 次，但仍较溏，舌脉如前。复上方肉桂粉改 20g（另包冲），制附子改 90g，干姜改 30g，吴茱萸改 20g，炙甘草改 20g。7 剂，1 日 1 剂，水煎服。

三诊（2008 年 9 月 17 日）：腹痛已愈，其他症状亦随之消失，神思爽慧，身体轻快。近日已可骑摩托车上街闲逛。将前方制附子改为 120g（先煎），干姜改 60g，炙甘草改 30g，再予 7 剂。服罢 7 剂，仍轻松自如，患者意欲止服。然余教授以为囊肿乃实质性病变，非短时所能痊也，坚持其再服一段时间，以尽全功。患者觉言之有理，遂按上方继续服了 2 个多月，自以为当愈无疑，便自行到原诊断医院复查彩超及磁共振扫描（MRI）等，囊肿已不见踪影。当初经治之外科医生疑惑不信，断言检查报告有误，建议到他院再查一次，结果亦然。

按：胰腺囊肿，临床罕见。患者以腹痛为主症，抓住这一主症，结合舌脉，分析判断乃阳虚阴盛作祟，以桂附理中加味，扶阳抑阴，重用附、桂等，破阴散结，俾阳复寒散结消而囊肿除。因此，中医诊疗疾病必须以中医的临床思维为指导，“功夫全在阴阳上打算”（郑钦安语），若只见囊肿而治囊肿，可能事与愿违。故郑钦安深情地说，“吾愿天下医生，切切不可见头治头，见肿治肿，凡遇一症，务将阴阳虚实辨清，用药方不错误”（《医理真传·卷四》）。

4. 盗汗（阳虚证；盗汗）

孙某，女，46 岁，干部，已婚。2007 年 4 月 7 日诊。患者诉反复夜间盗汗半年多，严重时一觉醒来浑身湿透，衣被几如水渍，天气暖和时还好，寒冷季节其苦自不待言，以至惧怕入睡，经多方诊治罔效。索病历处方细阅，前诸医皆以滋阴降火，补血养心论治。辰下症：夜间盗汗，少神乏力，寐差梦多，口干不欲饮，腰膝酸软，手足欠温，舌淡红，舌体微胖，边有齿痕，苔薄白，脉细数无力。西医诊断：盗汗。中医诊断：盗汗，阳虚证。治法：扶助真阳，敛液止汗。处方：四逆汤加味。药物：制附子 30g（先煎），肉桂粉 10g（另包冲），干姜 15g，五味子 10g，白芍 20g，炙黄芪 30g，生酸枣仁 30g，熟酸枣仁 30g，煅龙骨 30g，炙甘草 15g，生姜 15g，大枣 5 枚。3 剂，1 日 1 剂，水煎服。

二诊（2007 年 4 月 10 日）：药服第 2 剂，盗汗全止，已能安静入睡，精神好转。服完 3 剂，诸症皆消。患者因将出差，汤药有所不便，要求改服成药，遂嘱其续服桂附地黄丸以巩固疗效。4 个多月后，患者因感冒来诊，顺问起盗汗一证如何，告曰愈后未再发作，并且自我感觉体力及体质状况较过去增强许多。

按：一般认为，盗汗多责之于阴虚火旺和心血不足，恒以滋阴降火，补血养心为治。然以余教授临床所见，因阳虚而盗汗者并不少见，本案即是其例。缘由阳虚阴盛，格阳于外，虚阳外越，津液随之外泄所致。诚如郑钦安所云：“此为阳欲下交而不得下交，阳浮于外，故汗出。法宜扶阳，阳旺而阴不敢与争，阳气始得下交，……”（《医法圆通·卷二》），不至外越，故以四逆汤加味治之而收效迅捷。

5. 喉痹（真阳不足，虚火上炎；慢性咽炎）

陈某，女，36岁，教师，已婚。2007年5月13日诊。自诉罹患慢性咽炎2年有余，常觉咽部有异物感，用过多种抗菌消炎药和中药汤剂及成药六神丸、牛黄解毒片等，屡治不愈，每在天气变化感冒时发作或加剧。近一周来因受凉又出现咽痛，吞咽时尤甚，并时有阻滞感。体格检查：咽峡充血明显，扁桃体轻度肿大。辰下症：咽痒欲咳，口干咽燥，声嘎不爽，无恶寒发热，手足心热，苔薄白，舌淡胖润，边有齿痕，脉弱无力。西医诊断：慢性咽炎。中医诊断：喉痹，真阳不足，虚火上炎。治法：扶助真阳，引火归宅。处方：潜阳封髓丹加味。药物：制附子15g，砂仁15g（后入），龟板30g（先煎），黄柏10g，蝉蜕5g，肉桂粉10g（另包冲），黄连5g，山茱萸30g，炙甘草10g。3剂，1日1剂，水煎服。

服药当晚，患者来电咨询，诉药后咽痛更甚，且咽中灼热似冒烟，问是否药性太热之故，是否停药改方。余教授以为不然，而是药力已达病所，邪正斗争之抗病反应，建议继续服用，患者勉强接受。3剂服完，果然咽痛等症基本消失。上方附子改30g，再服7剂而愈。后以口服成药桂附地黄丸巩固。随访一年多未曾再发。

按：慢性咽炎属中医喉痹范畴，临证辨治当分阴阳。咽喉乃少阴经脉循行之处，本例在长达2年多的时间里，断续用过多种抗生素及六神丸、牛黄解毒片等清热解毒药，终至苦寒伤阳，真阳不足而虚火上炎，是以虽见咽痛，但舌脉却呈阳虚之征，显然非清热解毒、利咽止痛等法所宜，治当扶助真阳，使真阳旺而虚浮之火得以回归原宅，咽喉无所困扰而诸症愈。手足心热乃虚阳外越所致，若以为是阴虚火旺而滋阴泻火则误矣。《黄帝内经》说“谨察阴阳之所在而调之”，诚然是也。

6. 胸痹（元阳虚弱，胸阳不振，寒凝血瘀，心脉痹阻；冠心病心绞痛）

郑某，女，58 岁，退休工人，已婚。2008 年 10 月 21 日诊。既往有冠心病心绞痛史 4 年多。近半个月来因心前区疼痛频繁而于 10 月 13 日住入心内科治疗。入院后经用硝酸酯类和活血化瘀类中药制剂等口服及静脉滴注，未能奏效。西医医生建议作心脏介入治疗，但因费用较高而拒绝，故邀余教授会诊。辰下症：心前区疼痛，一日发作 6~7 次，无明显规律，伴气短乏力，神疲肢冷，二便自调，苔薄白，舌淡红而胖润，边有齿痕及瘀斑，脉细涩，重按无力，两尺不足。心电图：大部分导联 ST–T 改变。西医诊断：冠心病心绞痛。中医诊断：胸痹，元阳虚弱，胸阳不振，寒凝血瘀，心脉痹阻。治法：温阳散寒，化瘀通络，宣痹止痛。处方：四逆汤加味。药物：制附子 30g（先煎），桂枝 30g，干姜 20g，细辛 5g，吴茱萸 10g，石菖蒲 15g，薤白 20g，枳实 15g，降香 15g，炙甘草 10g。3 剂，1 日 1 剂，水煎服。

二诊（2008 年 10 月 24 日）：心前区疼痛缓解，气短乏力减轻，精神改善，但仍肢冷，脉象转细而有力。上方附子改 60g（先煎），细辛改 10g。7 剂，1 日 1 剂，水煎服。

三诊（2008 年 11 月 2 日）：一周多来心绞痛未曾发作，诸症向愈，心电图亦明显好转，要求出院。予带前方 14 剂以善后。

按：冠心病心绞痛，仲景在《金匮要略》中称之为胸痹，且将其病因病机归纳为“阳微阴弦”。郑钦安说，“真气不足，无论在何部，便生疾病”（《医法圆通·卷一》）。元阳不足乃此病之关键，故治疗当以扶阳为首务，再兼以祛痰、化瘀等法，标本兼顾，常可提高疗效。

7. 腹痛（寒邪内阻，阳气被遏，气机壅滞；腹痛待查）

李某，女，24 岁，公司职员，未婚。2008 年 11 月 3 日诊。反复右上腹疼痛 2 天多，伴恶心欲呕。体温：36.4℃，巩膜无黄染，右上腹压痛阳性，墨菲征阴性。血常规：白细胞 $6.3 \times 10^9/L$，中性粒细胞比例 52%。B 超检查示肝、胆、脾、胰、泌尿系统及子宫附件无异常。西医外科考虑急性胆囊炎可能，拟收住院观察治疗，但患者及家属以诊断不明确为由拒绝入院而转中医治疗。辰下症：痛苦病容，面色苍白，右上腹疼痛而腰背不能伸直，畏寒肢冷，纳呆，大便三日未解，苔白厚微腻，舌面罩黄，脉弦紧。西医诊断：腹痛待查。中医诊断：腹痛，寒邪内阻，阳气被遏，气机壅滞。治法：温里散寒，理气止痛，佐以通腑为治。处方：理中汤合大黄附子汤加味。药物：炮姜 15g，党参 10g，制附子 30g（先煎），桂枝 30g，吴茱萸 15g，姜半夏 20g，白芍 30g，山楂 30g，生大黄 10g，炙甘草 10g，生姜 20g，大枣 5 枚。3 剂，1 日 1 剂，水煎服。

二诊（2008 年 11 月 6 日）：患者诉，当日服 1 剂即痛定便通，现 3 剂服完，诸症全消，已无所苦，宛如平人。为慎重起见，乃疏桂附理中加山楂、麦谷芽及苍白术 3 剂以善其后。

按：本例腹痛，西医诊断不甚明确，诊断不明则治之茫然，故患者弃西选中。寒为阴邪，既易伤耗阳气，亦易壅遏阳气，气机壅滞不通，不通则痛。根据症状舌脉辨析，确认系寒邪内阻阳气被遏，气机壅滞。其苔见罩黄，罩者，罩在表层面上也，此非热象，乃寒极似热，腑气不通之故。临证紧扣寒邪之主要矛盾，重用温里散寒，使阳气伸展振奋，气机顺畅，通则不痛矣。可见在急症方面，中医仍然有其自身的长处可显身手，并大有可为。

二、体会

（1）医学的核心问题是临床疗效，疗效就是硬道理。中医学具有很好的疗效，是其优势所在，也是其生命力所在。而其生命力之根在于学术，学术之本在于临床。因此，如何进一步提高中医临床疗法是中医发展的关键。扶阳学派风格独特，疗效显著，为当今中医临床提供了颇具价值的思路和有效方法，具有很强的优势，值得广泛深入研究，并使之发扬光大。

（2）海纳百川，有容乃大。余天泰教授不尚跟风，但只要疗效好，不论哪个学派，哪家经验，都虚心接受。近年来，余天泰教授正是本着这一心态接纳扶阳学派的。关于附子，余天泰教授也不赞成以其用量论英雄，然而量与效之间的关系却是客观存在的。虽说四两能拨千斤，但有时用量不足，病重药轻，则是无异于杯水车薪，故该出手时就出手，看准了就应当毫不犹豫地重拳出击，快速高效扶助阳气，稳、准、狠地打击病邪。

（3）有关附子的用法，在一般情况下，从常量开始，循序渐进，逐次加量，直至获得满意效果为止，这样比较稳妥。在煎煮时间上，通常 20g 以上先煎半小时，30g 以上先煎 1.5 小时，60g 以上先煎 2 小时，基本没有出现不良反应。

（4）在临床工作中，尚发现极个别病人初次服用附子后有出现程度不同的唇舌麻木，甚或身麻头晕，视物昏花及乏力等反应（或可称之为首剂反应），不必惊慌。《黄帝内经》云："药不眩瞑，厥疾弗瘳。"这往往是药达病所，直中肯綮之良性反应。此其过后，或许就是症减病轻或向愈。余教授曾亲身体验过数次，每每反应过后而周身通泰，精神体力倍增。附子此等反应，可能与体质、个体差异和机体的反应性及敏感性有关。

（5）任何一个学派的理论观点都是有其适用范围和局限性，扶阳学派也一样。因此，它并不因为强调扶阳而排斥他法，这点完全可以从郑钦安《医法圆通》中得到印证，他在论述胃痛等杂病之辨治时，反复强调要"察究外内虚实""按定阴阳虚实、外感内伤治之"。故临证中应从实际出发，实事求是，正确对待，妥善处理扶阳大法与他法的辨证关系，谨求其本而"随证治之"。

第六节　论"阳常不足，阴常有余"

近读《伤寒质难》，深受启发，获益良多。尤其是为祝味菊先生"阳常不足，阴常有余"（《伤寒质难·退行期及恢复期篇第七》）惊世之语所震撼，并由此产生共鸣。今余教授试就此结合个人点滴感悟作一初步探讨。

阴阳有余不足自古就有争论，不管其结论如何，均与该医学家之所处时代、地域环境、当时居民体质、饮食起居、生活习惯、疾病谱构成和流行状况，以及个人学识、行医经历和感悟等密切相关。复习阴阳学说，不由发觉，中国古代哲学和中医学向来重视阳气，故祝味菊先生感言："重阳之说，由来久矣。"早在《易经》就明确指出："大哉乾元，万物资始，乃统天；至哉坤元，万物资生，乃顺承天。"乾者，阳也。万物之始赖此，统领天道者也；坤者，阴也。万物之生赖此，顺从天道也。很显然，这充分体现了"阳"为主导，"阴"为从属的重视阳气思想。《黄帝内经》中突出阳气在人体的重要性，强调"阳主阴从"思想，如《素问·阴阳应象大论》说："阳生阴长，阳杀阴藏。"《素问·生气通天论》云："阳气者若天与日，失其所则折寿而不彰。故天运当以日光明。是故阳因而上，卫外者也。""凡阴阳之要，阳密乃固，两者不和，若春无秋，若冬无夏，因而和之，是谓圣度。"医圣张仲景堪称重阳典范，其不朽名著《伤寒杂病论》之所以冠以"伤寒"，意在示人阳气至重而易伤，应时时顾护阳气，因而书中姜、桂、附的使用频率极高。

后世崇尚重阳思想医家辈出，并代有发挥。例如，宋代医学家窦材就非常强调人身阳气的重要性，指出“……为医者，要知保扶阳气为本。人至晚年，阳气衰，故手足不暖，下元虚惫，动作艰难。盖人有一息气在则不死，气者阳所生也，故阳气尽必死。人于无病时，常灸关元、气海、命关、中脘，更服保元丹、保命延寿丹，虽未得长生，亦可保百余年寿矣”（《扁鹊心书》）。明代医学家张景岳反对“阳常有余”之说，写出《大宝论》等以阐明阳非有余，认为“人是小乾坤，得阳则生，失阳则死”“凡万物之生由乎阳，万物之死亦由乎阳。非阳能死物也，阳来则生，阳去则死矣。试以太阳证之，可得其象”“……可见天之大宝，只此一丸红日；人之大宝，只此一息真阳。孰谓阳常有余，而欲以苦寒之物，伐此阳气，欲得生者，可如是乎”“尝见多寿之人，无不慎节生冷，所以得全阳气”“故凡欲保重生命者，尤当爱惜阳气，此即以生以化之元神，不可忽也”（《类经附翼》）；李念莪云，“天之运行，唯日为本，天无此日，则昼夜不分，四时失序，晦冥幽暗，万物不彰矣。在于人者，亦唯此阳气为要，苟无阳气，孰分清浊，孰布三焦，孰为呼吸，孰为运行？血由何生？食由何化？与天之无日等矣，欲保天年，其可得乎”（《内经知要》）；周之干称，“人身以阳气为主，用药以扶阳为先。如上焦闭塞，阳气不能下降，须开豁之；中焦阳气不能上升，须温补之；下焦阳气不能收藏，须求肾纳气”（《慎斋医书》）。清代医学家黄元御倡导“阳主阴从”，说“阳如珠玉，阴如蚌璞，含珠如蚌，完玉似璞，而昧者不知，弃珠玉而珍蚌璞，是之谓倒置之民矣”。

近代著名医学家、“火神派”开山宗师郑钦安极其推重阳气，“以扶阳为纲”，善以扶阳方法治病，擅长运用大剂姜、桂、附等辛热药物，屡起沉疴，起死回生，积累了十分丰富的经验，提出“子不知人之所以立命者在活一口气乎，气者阳也，阳行一寸，阴即行一寸，阳停一刻，阴即停一刻，可知阳者阴之主也，阳气流通，阴气无滞，自然百病不作。阳气不足，稍有阻滞，百病丛生”“仲景立四逆，究竟是专为救这点元气说法，……此方不独专为少阴立法，而上、中、下三部之法具备。知得此理，便知得姜、附之功也。今人不知立极之要，不知姜、附之功，故不敢用也。非不敢用也，不明也。”“余非爱姜、附，恶归、地也，功夫全在阴阳上打算”（《医理真传》）。

现代名医祝味菊先生，对张仲景、张景岳等重阳学说推崇备至，同时受“火神派”创始人郑钦安的影响，特别是在“火神派”传人卢铸之“扶阳讲坛”的启发下，于东渡日本研修西医归来之后，将中医与西医汇通，使其重阳学术思想得到进一步升华。在《伤寒质难》中，祝氏以大量篇幅引证《黄帝内经》、张仲景、张景岳等重阳之论，强调阳气在人体生理、病理、治疗及预后等方面的重要意义，并对阳气的作用有着极为深刻而独到的理解。如在生理上，他认为“阳为生之本”，阳气乃生命活动之动力，“人以阳气为生，天以日光为明。宇宙万物，同兹日光；贤愚强弱，同兹气阳。向阳花木，繁荣早春；阴盛阳虚，未秋先衰。”尤其是在对《黄帝内经》之“阴平阳秘”理论的认识上，见解独特，以为所谓阴平阳秘，仍然是体现了阳气之重要性，说“阴平阳秘，是曰平人，盖阴不可盛，以平为度；阳不患多，其要在秘。诚千古不磨之论也”；在论述病理上，则称“抗力之消长，阳气实主持之。阳气者，抗力之枢纽也”；在论治疗时，他说“及其既病，则当首重阳用。阳衰一分，则病进一分；正旺一分，则邪却一分，此必然之理也”“得阳者生，失阳者死，……故医家当以保护阳气为本”；在述及疾病预后时，他说“克奏平乱祛邪之功者，阳气之力也。夫邪正消长之机，一以阳气盛衰为转归”。正因为如此，故祝味菊在临证时十分重视阳气的作用，明确指出：“无论有机之邪，无机之邪，其为病而正属虚者，总不离乎温法，此我祝氏心传也。”在他看来，不足用温，乃是公式，因而言道：“少阴伤寒，咎在不足，处治之法，始终宜温。阴质不足，佐以滋养；缓不济急，辅以注射；不足在表，温以卫之；不足在里，温以壮之；不足在心，温而运之；不足在脾，温而和之；下虚而上盛，温以潜之；少气而有障，温以行之；形不足者，温之以气；精不足者，温之以味。温药含有强壮之意，非温不足以振衰惫，非温不足以彰化气。《黄帝内经》云：劳者温之，怯者温之。温之为用大矣。”在运用温法上发前人所未发，大胆创新，创立了温散、温潜、温滋、温清、温化和温润等温阳方法。

通过长期的临床实践和大量的观察研究，祝味菊深深地体会到，现代人无论在体质方面，还是患病之后，总是“宜温者多，可清者少”。此乃“今人体质，纯阳者少，可温之证多，而可凉之证少”。缘由“秦汉体格，去古已远，今人禀赋更薄，斫伤更甚，虚多实少，彰彰然也。大凡壮实之人，能受清药；虚怯之体，只宜温养。余教授治医三十年，习见可温者十之八九，可清者百无一二”“吾非不用寒凉也，特以今人体质浇薄，宜温者多，可清者少。温其所当温，不足为病。浅薄之流，讥吾有偏，非知我者也”。之所以这样，是因为“吾人仆仆终日，万事劳其形，百忧感其心，有动必有耗，所耗者阳也。物质易补，元阳难复，故曰阴常有余，阳常不足”。基于上述认识和体会，于是祝味菊先生提出了“阳常不足，阴常有余”的著名论断。

时至今日，随着时境的变迁，国人体质和疾病谱业已发生很大变化，心脑血管病、肿瘤等慢性病已经成为危害人民健康的主要疾病，而“阴盛阳衰”却是当前多数疾病所呈现的重要病变机理和发展趋势。因此深入研究祝氏“阳常不足，阴常有余”之理论，对于提高中医临床疗效，维护人民健康，促进中医药事业发展，具有重要的现实意义与历史意义。究其原因，造成“阳常不足，阴常有余”之格局不外以下十端。

一、体质因素

气候变化，环境污染等，使人体质有所改变，特别是人口老龄化后，阳虚群体明显增多。

二、寒邪作祟

寒邪为患居多，随着电风扇问世，空调、冰箱的普及，当今因寒邪而病者，较之仲景所处时代“伤寒十居其七”有过之而无不及，空调病即是其例。

三、嗜食生冷

受习惯因素影响，多数人喜凉恶热，总怕上火，习食凉茶冷饮等生冷寒凉之物，加之大众媒体广告的渲染，更加助长了人们喜凉恶热的心理与习惯，因而嗜食生冷寒凉成习，由此导致损脾伤阳自然屡见不鲜。

四、工作烦劳

“阳气者，烦劳则张”，时代的发展使社会竞争越来越激烈，人们所面临的各种压力也日益增大，不少人为了在这激烈的竞争中不落伍，不被社会所淘汰而加倍努力学习工作，然过劳则耗阳伤阳，长时间的身心烦劳，必然使体内阳气耗损。如今亚健康人群数量之多无不与此有关。

五、房事太过

受西方性观念及精神污染等的影响，当今不求养慎，恣情纵欲者似乎大有人在矣。阴阳互根，房事过度，久则竭精耗阳。

六、作息无常

现今人们或因工作所需，或因学习、生活等原因，诸如上夜班、加班、读书、上网、看电视、打牌等，迟睡熬夜者随处可见，甚至通宵达旦未眠亦不乏其人。由于天人相应，当睡时不睡，违背阴阳运行自然规律，使阳气不能按时敛藏充养，久而久之难免造成阳气虚损。已有研究证明，长期熬夜睡眠不足会影响人体免疫功能。

七、恣用苦寒

河间丹溪以降，逮至清初温病学兴起之后，日渐出现在病机上重温（病）轻寒（证），在用药上则喜清畏温，恣用寒凉的倾向。针对这种现象，祝味菊先生曾一针见血地指出："医者不知葆守真阳，辛凉解表，遂令汗腺弛缓，腠理松疏；苦寒消导，败脾伤中，遂令绝谷辟饮，釜铛空冷；咸寒攻荡，破气伤肾，遂令门户不守，根本动摇，此因药误而致亡阳者。"并痛心地说："彼久服寒凉者，如饮鸩蜜，只知其甘，不知其害，亘古以来，死者如麻，茫茫浩劫，良可痛也。"尤其是受西化影响的今天，不少人不思经旨，阴阳不辨，以为感冒发热就是热性病，感染发炎则理所当然便是温热病了，于是乎"温者清之""热者寒之"，苦寒清热之品随意遣用，以致戕伐阳气。

八、滥用激素

不知从何时起，相当一部分人一见高热不退，即随意加用激素，务求快速退热，其后果是产生副作用的概率增加，反馈性抑制垂体－肾上腺皮质功能，常常引起阳虚。此外，各种免疫性等疾病长期使用激素，更是容易损伤阳气。

九、滥用抗生素

抗生素滥用问题，由来已久，而多数抗生素性味苦寒，易伤阳气，滥用过用，必致阳气虚衰。

十、慢性病发病率上升

随着经济社会的发展和人民生活水平的提高，各种慢性非传染性疾病发病率显著上升，而这些疾病往往病程冗长，久病必虚，多伤阳气，故阳虚多见。

由是观之，损阳伤阳因素甚多，而这些因素又是现实生活中实实在在客观存在着的，无怪乎如今“阳衰阴盛”病证已不在少数。阳虚阴盛者十居七八，阴虚火热者仅十之二三，的确是“宜温者多，可清者少”。自从学习“火神派”以来，特别是接受祝味菊观点后，一改30余年遣方用药之风格，临证治病注重温阳扶阳，疗效大有提高，从而也更加增添了余教授对中医药的信心。例如曾治一例女性更年期综合征，54岁，干部，停经近一年。一年多来，反复心烦不寐，急躁易怒，胸中阵发性烘热感，伴头汗出，口干少饮，苔薄白，舌淡红，边有齿痕，脉细数。遍服疏肝解郁、滋阴泻火、养心安神之剂罔效而转余教授诊治。余教授以为此证乃系阳气虚弱，虚阳浮越。治法：扶阳抑阴，摄纳浮阳。处方：桂枝甘草龙骨牡蛎汤加味。药物：桂枝20g，制附子15g，生龙骨30g，生牡蛎30g，磁石30g，生酸枣仁30g，熟酸枣仁30g，五味子15g，炙甘草10g。1日1剂。3剂后诸症大减，复诊时制附子改为20g，续服7剂而愈。又如一失眠患者，男，62岁，退休干部。自诉近2个月失眠严重，有时几乎是彻夜不眠，痛苦不堪，就诊过多处，口服天王补心丹、黄连阿胶鸡子黄汤、复方枣仁安神胶囊及安定类镇静安眠剂等，但未能奏效。辰下症见失眠多梦，耳鸣腰酸，心悸健忘，注意力不易集中，神疲乏力，口干喜热饮，纳少便溏，苔薄白，舌体胖大，边有齿痕，脉沉细。辨为脾肾阳虚，虚阳浮越，上扰心神。治法：温补脾肾，摄阳安神，仿祝氏温潜法。药物：制附子20g，磁石40g，生酸枣仁30g，熟酸枣仁30g，桂枝20g，远志5g，茯神

30g，石菖蒲 10g，姜半夏 15g，苍术 15g，炒白术 15g，山楂 30g，生姜 15g，大枣 4 枚，炙甘草 10g。1 日 1 剂。药后 2 剂知，3 剂基本能睡，其他症状明显改善，7 剂睡梦香甜，诸症若失，精神倍增，欣喜不已。继而将制附子加倍，先煎 1.5 小时，桂枝改 30g，再服 7 剂而完全康复。

综上所述可见，当今临床病况仍然是“宜温者多，可清者少”，所以，祝味菊先生“阳常不足，阴常有余”之理论具有十分重要的现实指导意义，值得好好继承，并使之发扬光大。

第七节　浅议“阳病治阴，阴病治阳”

“阳病治阴，阴病治阳”，语见《素问·阴阳应象大论》。所谓“阳病治阴”，意指患有热盛之病，必然损伤阴精，出现身热面赤，口干舌燥，甚则齿黑唇裂，手足心热，溺赤便干，脉虚大等症，而以养阴生津，甘润滋补之剂，如地黄、白芍、麦冬、阿胶等药物，治之得以收效，使阴精长，阳热消而病愈，即为阳病治阴之意。

“阴病治阳”，即患有阴寒盛日久的病，损伤了阳气，而出现了水肿，手足不温，身凉畏冷，面色㿠白，语言低怯，溺清便稀，脉沉迟等症，而以扶阳益气甘温之剂，如术、附、姜、参等药物，治之得以收效，使阳气升，阴寒消而病愈，即为阴病治阳之意。

另外，“阳病治阴，阴病治阳”这一治疗方法，当应用于针刺治疗中，如疾病的症状在阳经而针刺阴经，得以收效；疾病的症状在阴经而针刺阳经，得以取效。此亦即“阳病治阴，阴病治阳”之意。

第八节　关于《黄帝内经·素问》六经的涵义

“六经”一词见于《素问·厥论篇》。篇中云：“愿闻六经脉之厥状病能也……

巨阳之厥，则肿首头重，足不能行，发为眴仆；阳明之厥，则癫疾欲走、呼；少阳之厥，则暴聋、颊肿而热，胁痛……；太阴之厥，则腹满䐜胀……；少阴之厥，则口干溺赤……；厥阴之厥，则少腹肿痛……。”从其所述可见，该书所论“六经”，实际上就是人体之六条主要经脉的简称，它包括巨阳（太阳）、阳明、少阳、太阴、少阴、厥阴。从以上六经见证来看，均是循六经经脉的部位所发生的病理变化。可见六经是太阳、阳明、少阳、太阴、少阴、厥阴的代名词。然而，太阳、阳明、少阳、太阴、少阴、厥阴又非经脉之专用名词，例如在《黄帝内经》七篇大论里，就有“太阳之上，寒气治之，阳明之上，燥气治之”的论述，此又非经脉的概念，可以说属广义又含有另一种意义。

“六经”在《黄帝内经》里有极其丰富的内容，很多篇章里都涉及或论述了这一问题，其涵义除上述外，就其主要内容归纳以下几点。

一、六经的功能及表里关系

六经即三条阳经和三条阴经的总称。《黄帝内经》在论述六经总的共性和各自的功能问题时，曾在《素问·阴阳离合论篇》里指出：“三阴三阳之离合也，圣人南面而立，前曰广明，后曰太冲……”，其功能可概括为开、阖、枢三字。太阳主表，是敷布阳气以卫于外为开；阳明主里，受纳阳气以核内脏为阖；少阳居于半表半里之间，转输内外为枢，这是三阳经的作用。三阴经仍为太阴主开，厥阴为阖，少阴为枢。所谓开阖枢是讲六经各自的功能，而它们又是相辅相成、和谐统一的，而讲各自的为离，其相辅相成为合，只有离合相济，才能有正常的生理功能。故《素问·阴阳离合论篇》说：“太阳为开，阳明为阖，少阳为枢，三经者不得相失也。”“太阴为开，厥阴为阖，少阴为枢，三经者不得相失也。”六经除有此相互关系外，还谈到了表与里，阴与阳，阳与阴的相互关系。如《素问·太阴阳明论篇》云：“太阴阳明为表里，脾胃脉也……”《灵枢·终始篇》云：“阴者主脏，阳者主腑，阳受气于四末，阴受气于五脏。”说明脾与胃，肺与大肠，心与小肠，肝与胆，肾与膀胱相合（经脉相合的关系），三阳经与六腑相通，三阴经与五脏相连。

至于六经的另一作用，乃是用于针灸循经取穴，确定治疗原则等，这与三阴三阳十二经又联系在一起，即足太阳膀胱经，手太阳小肠经，足太阴脾经，足阳明胃经等。

二、六经传变规律及治疗原则

六经的传变方式，主要谈了循经传，而且是“日传一经”的，如《素问・热论》指出：“伤寒一日，巨阳受之……二日阳明受之……三日少阳受之……四日太阴受之……五日少阴受之……六日厥阴受之……”，故伤寒日传一经之说即由此而来，虽说后世对此争论很大，但从伤寒热病，一般先阳后阴、先表后里的规律讲，还是可取的。

另一种传变方式，即阴阳合病，或属越经传的范畴，《黄帝内经》称之“两感于寒”证。如《素问・热论》说：“两感于寒者，病一日则巨阳与少阴俱病，则头痛口干而烦满；二日则阳明与太阴俱病，则肤满身热，不欲食，谵言；三日则少阳与厥阴俱病，则耳聋囊缩而厥……”可见六经的传变规律，一般是循经传，也有特殊情况下的阴阳合病（包括越经传），一般是循经传者病轻，阴阳合病者病重。

关于六经病证的治疗问题，在《黄帝内经》里除以针灸治疗为主外，也用一些药物治之。如《素问・热论》记载：“治之各通其脏腑，病日衰已矣，其未满三日者，可汗而已。”即三阴三阳病的治疗原则，应根据各脏腑之经络及其病之所在而随经分别施治，使其经络通调，荣卫运行趋于正常，病可日渐消退。其具体治疗大法是病未满三日的，病尚在三阳，属表证，汗之可愈。这种说法在当时是否可取，无从考究。今日的辨证施治已不存在按时日治疗的问题，尽管如此，其在表汗之，在里下之的治疗原则还是至今未变的。

三、六经的另一名称

《素问・阴阳别论》即有一阳发病、二阳一阴发病、二阴一阳发病、三阴三阳发病的论述。所谓一阳指少阳，二阳一阴的二阳为阳明；一阴指厥阴，二阳一阴的二阴指少阴，一阳指少阳；三阴三阳的三阴是太阴，三阳是太阳。为此，太阳又称三阳，阳明为二阳，少阳为一阳。太阴又称三阴，少阴为二阴，厥阴为一阴。

总的说来，《黄帝内经》中的六经，其涵义是很广的，就其主要内容讲，它包涵着人体六条重要的经脉，手足相连，实际上包括十二经，以阴阳来分即三阴三阳，共为六经。另外包涵了六经的功能作用、生理病理、循行部位、表里关系、传变规律，以及疾病治疗等。

第九节　对《黄帝内经·素问》“逆者正治，从者反治”的认识

《素问·至真要大论》云，“逆者正治，从者反治”，指明了疾病治疗之常法和变法。所谓“逆者正治”，即是常法，是一般治疗疾病的常规方法，即采用与疾病性质相反的方法和药物来治疗，故称为正治法。如寒证用热药，热证用寒药，实证用泻药，虚证用补药等，均是“逆者正治”的治疗方法。“逆者正治”之“逆”字，是指逆疾病的征象治疗而言，因此，正治法亦称为逆治法。

所谓“从者反治”，乃是变法，它是针对疾病出现的假象而用常法治之发生格拒现象时所采用的治法，即采用顺从疾病假象的治法。这种治法，在临床上针对性较强，有一定的使用范围，但并非常用的治疗方法。仅仅以其征象的表面性而言，热证仍用热药，寒证仍用寒药，是一种与常用的正治法相反的治疗方法，故名之反治法。由于它是顺从疾病的征象而采用的治疗方法，因而又称从治法。然而，反治法只是顺从疾病表面征象而言的，其实质仍属于正治法范畴，其顺从的只不过是疾病的假象而已。正如《素问·至真要大论》所说：“必伏其所主，而先其所因。”要透过现象看本质，即通过分析表面假象来判断疾病的内在实质和真正的原因。如对于阴盛格阳的真寒假热证，采用热因热用法；对阳盛格阴的真热假寒证，采用寒因寒用法；对脾虚不运之腹胀食积，使用塞因塞用法；对食积所致之泄泻，采用通因通用法等，

皆是“从者反治”的具体运用。

第十节 对《黄帝内经·素问》中几个字词的理解

一、神、魄、魂、意、志

此五字出自《素问·宣明五气篇》，其原文是：“五脏所藏，心藏神，肺藏魄，肝藏魂，脾藏意，肾藏志，是谓五脏所藏。”

神：是指精神意识思维活动。

魄：属于本能的感觉和动作。

魂：属于精神活动之一，如梦中的种种幻觉等。

意：思考的动机。

志：考虑成熟而坚定的意识。

二、开、阖、枢

出自《素问·阴阳离合论》。此指经脉生理作用的三个特点，即开、阖、枢。在阳经方面：太阳经主开，阳明经主阖，少阳经主枢；在阴经方面：太阴经主开，厥阴经主阖，少阴经主枢。其中“开”是太阳经在阳经中（或太阴经在阴经中）的相对地位，处于浅表的部位，和外界的联系更为接近，而有开放的作用；“阖”是指经脉相对地位，处于身体内部深层，具有闭合收敛的作用；“枢”则是相对地位，处于表里之间，具有枢纽作用的意义。

三、脉有胃气

所谓脉有胃气，是指正常脉的表现情况，取决于胃气的存亡。脉有胃气表现为脉势和缓，往来从容，节律一致。反之，就是脉无胃气，为逆象。脉常常因季节的影响而有改变，故在《素问·平人气象论》中有春弦、夏洪、秋毛、冬石之说。

四、四气调神

为《黄帝内经》中篇名，四气即四季。四气调神，是言人类应当如何根据春温、夏热、秋凉、冬寒的四季转变规律来适应，做到“天人和一”，使其体内环境和外界环境能够协调、平衡、统一，进而达到调摄、养生、健康的目的。

第十一节　对“益火之源，以消阴翳”的理解

《黄帝内经》云“益火之源，以消阴翳”，乃扶阳以退阴之意，是中医治法之一。大凡用热药治寒证，未能取效或反加甚者，属于阳虚而阴盛，称为虚寒。因其寒只是表象，本质是阳虚，也就是说其寒象是由于阳虚造成的，外在的寒象只不过是内在阳虚本质的表现而已。而肾阳是全身阳气的总根本，“治病必求其本”，故治疗当从根本入手，用“益火之源，以消阴翳”之法，通过温补肾阳，使阳气振奋而阴寒自消，常用金匮肾气丸等治之。否则有犯“虚虚”之禁。

第十二节　论《黄帝内经·素问》五脏平脉、病脉和死脉

《黄帝内经》一书中，有关脉学方面的论述很多，散见在诸多篇章之中，而以《素问·平人气象论》较详尽，其中记载了五脏的平脉、病脉和死脉的不同表现。并且明确指出五脏平脉、病脉和死脉的不同表现，取决于胃气的多少、有无。凡有胃气的脉为平脉，

少胃气的脉为病脉，绝无胃气的脉为死脉。

那么，何为“胃气”呢？《素问·玉机真脏论》云“脉弱以滑，谷气来也”；《灵枢·终始篇》亦指出“邪气来也，紧而疾。谷气来也，徐而和”。由此可知，凡脉有柔和的征象，谓之脉有“胃气”。根据五脏所主季节不同，其脉有“春弦、夏洪、秋毛、冬石”之说。因此，各脏均在所主脉象的基础上，区分其平脉、病脉和死脉。兹将《素问·平人气象论》所述五脏的平脉、病脉和死脉，简述如下。

一、心脉

“累累如连珠，如循琅玕，曰心平。”心之平脉，当以滑利和缓，为心之平脉。

“病心脉来，喘喘连属，其中微曲，曰心病。”心脉如呈现躁急，而少有滑利和缓之象，为心之病脉。

“死心脉来，前曲后居，如操带钩，曰心死。”心脉，既无滑利柔和，并兼见停顿不动，呈现艰涩之状，为心之死脉。

二、肺脉

“厌厌聂聂，如落榆荚，曰肺平。”肺之平脉，当以和缓轻浮，如落榆荚轻而不虚，有充实之象，为之平脉。

“病肺脉来，不上不下，如循鸡羽，曰肺病。”肺脉如呈现不上不下，似浮非浮，似沉非沉，只显浮散，而少充实，如按鸡羽，轻薄极虚，而不见榆荚落地之象，为肺之病脉。

“死肺脉来，如物之浮，如风吹毛，曰肺死。”肺脉只显浮散，虚轻无根，犹如风吹羽毛之散乱不收，为肺之死脉。

三、肝脉

“软弱招招，如揭长竿之梢，曰肝平。”肝之平脉，是以缓软起伏，刚柔相兼，如举长竿末端，弹软有力，为肝之平脉。

“病肝脉来，盈实而滑，如循长竿，曰肝病。”肝脉如呈现坚硬滑落，如按长竿之体，少见柔缓弹软之象，为肝病之脉。

“死肝脉来，急益劲，如新张弓弦，曰肝死。”肝脉按之刚劲迅急，如新张之弓弦，毫无柔和之象，为肝之死脉。

四、脾脉

“和柔相离，如鸡践地，曰脾平。”脾之平脉，当以和缓、濡润为宜，因脾属中土，其柔和之气，应散离于四旁，犹如鸡足四爪践地之象，为脾之平脉。

“病脾脉来，实而盈数，如鸡举足，曰脾病。”脾脉如呈现实而有余，少有柔和濡润之象，如鸡举足，拳而收敛，而非践地舒布四散之象，为脾之病脉。

“死脾脉来，锐坚如鸟之喙，如鸟之距，如屋之漏，如水之流，曰脾死。”脾脉如锐利坚固，着实而强，或点滴稀疏，去而不返，皆为刚势之极，或散漫之极，皆属脾失中和，不行之象，为脾之死脉。

五、肾脉

“喘喘累累如钩，按之而坚，曰肾平。”肾之平脉，当以按之沉而有力，滑利和缓，鼓舞升发之象，为肾之平脉。

“病肾脉来，如引葛，按之益坚，曰肾病。”肾脉如呈现散漫无本，如循葛藤，少显滑利和缓，或按之沉实太过，少见鼓舞升发之象，为肾之病脉。

“死肾脉来，发如夺索，辟辟如弹石，曰肾死。”肾脉按之沉而坚硬，毫无滑利鼓舞升发之象，犹按弹石之象，为肾之死脉。

第十三节　论“百病生于气也”

“百病生于气也”，语出《素问·举痛论》，乃中医病因学说重要组成部分，是中医学基础理论之一。因此，深入研究和准确完整的理解这一理论，对临床实践具有重要的指导意义。今不揣谫陋，试从以下几点探讨，以作引玉之砖。

一、“气”的概念

“气”，本是中国古代哲学的一个概念。早在甲骨文中，就有关于“气”的记载矣。然其时所言“气”者，系指云气、雾气等具体而言。西周年末，“气”始提升为哲学概念，确指阴气、阳气。迨至春秋战国时期，作为抽象意义哲学概念的“气”，已被广为应用。《黄帝内经》引进之，在当时自然科学，尤其是大量医学实践观察之基础上，建立了自己的“气”哲学范畴，并用以分析认识和说明一切与医学有关的事物。明确肯定，“气”是万物的本源，宇宙中的万事万物，皆由“气”构成，正所谓“在天为气，在地成形，形气相感而化生万物矣”。“气”者，无处不在，无时不有，无所不至，而且运动不息，周而复始，宇宙天地之间充满了“气”。由于“布气真灵”，才使得万物生机勃勃。故云：“太虚寥廓，肇基化元，万物资始，五运终天，布气真灵，总统坤元，九星悬朗，七曜周旋，日阴日阳，日柔日刚，幽显即位，寒暑弛张，生生化化，品物咸章。”

《黄帝内经》认为，万物的根本在于气，人的生命亦在于气。人作为自然界万物之一，与万物同样，均是天地自然之气合乎规律的产物。“人以天地之气生，四时之法成”“天地合气，命之曰人”此之谓也。“气”是构成人体和维持人体生命活动的基本物质之一，它存在于人体脏腑组织内，并通过脏腑的机能活动表现出来，人的生命产生、存在，生理活动和病理现象等，皆与自然之运动规律相关相应，均离不开气。因而，“气”是贯穿《黄帝内经》全书的一个极其重要的概念。据统计，“气”字在该书中总共出现次数高达2952次，而有关“气”字的词目就有996条之多。其中，大则有天气、地气、四时之气和人气；小则有五脏六腑之气、病症之气；微则有元气、宗气、营气、卫气及经脉之气；神妙则有阴阳五行之气等。可以说，离开了“气”，就不可能形成《黄帝内经》的理论，也就不可能有《黄帝内经》！

人体之“气”，从总体而言，是由肾中之精气、饮食水谷和自然界清气三个部分在肾、脾、胃、肺等脏腑的共同作用下而生成的。由于其主要来源、分布部位及功能特点之不同，而名称又有所区别，然概括起来，不外乎元气、宗气、营气、卫气等。诚如《医宗金鉴》所云：“元气者，太虚之气也。人得之则藏乎肾，为先天之气，即所谓生气之源，肾间动气是也。生化于脾，为后天之气，即所谓水谷入胃，其精气行于脉中之营气，其悍气行于脉外之卫气是也。若夫合先后而言，即大气积于胸中，司呼吸，通内外，周流一身，顷刻无间之宗气是也。总之，诸气随所在而得名，实一元气也。”“荣卫二者，皆胃中后天谷气所生。

其气之清者为营，浊者为卫。卫即气中慓悍者也。以其定位之体而言，则曰气血；以其流行之用而言，则曰营卫。营行脉中，故属于阴也；卫行脉外，故属于阳也。然营卫之所以流行者，皆本乎肾中先天之一气，故又皆以气言，曰营气、卫气也。”

二、“百病生于气”的涵义

“百病生于气也”，其意乃指，许多疾病的发生，是由于情志过激、寒热偏盛、过度疲劳等因素导致机体气机失调而产生的，换言之，各种致病因素只有在造成气机失调的情况下才会发生疾病。正如张景岳所说，“气之为用，无所不至，一有不调，则无所不病”“气之在人，和则为正气，不和则为邪气，凡表里虚实，逆顺缓急，无不因气而至，故百病皆生于气也”。

由于“气”是物质的，具有无处不在、无时不有、无所不至、运动不息和周而复始等特性，乃人身之主，生命活动的根本，故内而脏腑，外而四肢百骸，大经小络，五官九窍，皆有气的存在，脏腑经络的一切活动，无一不是“气”活动的体现。又因为“气”是运动的，且以脏腑、经络等组织器官为运动场所，升、降、出、入乃其基本运动形式。在正常生理条件下，气之升与降、出与入是协调平衡的，并呈现“气机调畅”状态，从而维护和保持人体生命的正常活动。当“气”的运动一旦失去了这种平衡协调时，就会使气血不和，阴阳失调，脏腑功能紊乱，全身之升降出入运动障碍，造成人体生命活动异常之“气机失调”的病理局面，因而百病丛生，出现气郁、气滞、气结、气逆、气闭、气虚、气陷、气脱等病理变化。表现在具体脏腑时，便可见诸如肺失宣降而咳喘；肝气郁结则急躁易怒、抑郁寡欢；脾气下陷则内脏下垂、久泄不止；胃气上逆则泛恶呕吐；肾不纳气则呼吸困难、喘促气短；心肾不交则阴阳水火精血之间的动态平衡失调等。

总而言之，人体之气失调，发生疾病之多，可谓举不胜举，数不胜数，故《素问·举痛论》曰：“百病生于气也。”

三、人体气机失调的因素

人体是个有机的整体，正常健康的机体是具有适应或承受一定限度的刺激能力的，一般的因素刺激不至于致病，只有在遭遇突然、强烈或持续的刺激，并且超过了人体自身的适应程度和调控能力时，才会使人体之“气”活动紊乱，导致脏腑经络、气血阴阳失调而发生疾病。故《素问·举痛论》云：“余知百病生于气也，怒则气上，喜则气缓，悲则气消，恐则气下，寒则气收，炅则气泄，惊则气乱，劳则气耗，思则气结。”篇中以“怒”“喜”“悲”“恐”“寒”“炅”“惊”“劳”“思”等“九气”例之，亦即以此九种致病因素为例，阐明“百病生于气”之观点。依据传统病因之三分类法，“九气”中之怒、喜、悲、恐、惊、思，属情志致病因素，为内因；寒、炅（热）乃外感致病因素，系外因；劳即是劳倦，则属不内外因。因此，“九气”虽是举例而言，实际上却涵盖了中医学之病因认识的三个层面。然而，这三类致病因素，导致机体气机失调的情况却是各自不尽相同的，如情志内伤可致“气上”“气缓”“气消”“气下”“气乱”“气结”等五脏之气的病变；外感六淫，以寒、炅（热）为例，会引起“气收”“气泄”等卫气方面之病变；而劳倦所导致的“气耗”，则反映了精气之病理变化。但总的来说，皆不外乎是引起人体的气机失调，从而导致许多疾病的发生。换言之，许多疾病的发生，是各种致病因素导致气机失调的结果。

诚然，七情、外感及劳倦均可引起人体气机失调，导致疾病发生。但《黄帝内经》在论述“九气”为病时，重视情志致病的思想是显而易见的，如其中属于情志内伤者多达六种，而属于六淫外感者仅有两种，属于劳倦损伤者则只有一种。之所以如此，是因为情志活动是以五脏之气为其物质基础的，故《素问·阴阳应象大论》说：“人有五脏化五气，以生喜怒悲忧恐。”而情志所伤，便径直伤害内脏，影响五脏之气的升降出入，直接破坏脏腑之气的平衡协调，造成人体功能活动紊乱、卫外御邪及抗病康复能力的降低，从而产生种种病理改变。可见，七情内伤不仅是引发疾病之常见原因，而且还是促使病情恶化的重要因素，在诸多疾病过程中，因情志之异常波动或刺激而使病情加重乃至恶化者并非鲜见。

四、“九气”的病机与临床表现

根据原文精神，参考有关资料，并结合临床实际，兹将“九气”病机与临床表现分述如下。

（一）怒则气上

暴怒则气上逆之谓。怒为肝之志。暴怒则伤肝，肝气疏泄太过而上逆为病。

肝气上逆，血随气升，可见头晕头痛，面赤耳鸣，甚则呕血或昏厥。如临床所见中风病人，即常因恼怒刺激而诱发；肝气横逆，犯脾伐土，则生腹胀飧泄。故岐伯曰："怒则气逆，甚则呕血及飧泄，故气上矣。"暴怒不仅伤肝，还会伤肾，使肾伤精衰而现恐惧、健忘、腰脊酸软等症。

（二）喜则气缓

喜则气机和缓之谓。"喜则气和志达，荣卫通利，故气缓矣。"喜为心之志，喜则心情舒畅，志意畅达，气机和调，荣卫之气通利。仅从原文字面理解，似乎此处只言喜之正常生理状况，未及病理。然若作上下文互参，并联系《素问·阴阳应象大论》"喜伤心""暴喜伤阳"和《灵枢·本神》"喜乐者，神禅散而不藏"等语，则"喜则气缓"理当囊括喜之病理状态无疑。故张琦注曰："九气皆以病言，缓当为缓散不收之意。"由于喜乐无极，超乎常度，暴喜伤心，使心气缓散，心神禅散而不藏，便会出现喜笑不休，甚则发狂等。范进中举，即是其例。

（三）悲则气消

悲哀则气消耗之谓。悲忧为肺之志，"悲则心系急，肺布叶举，而上焦不通，荣卫不散，热气在中，故气消矣"。悲哀太过，则心系急，肺叶扩张，失于宣肃，上焦之气不得宣通，营卫之气不得布散，以致热气郁于胸中而消气耗气，故云"悲则气消"。证之临床，过于悲哀，往往通过耗伤肺气而波及心、肾、肝、脾等脏而出现种种病变。如耗伤肺气，则气弱消乏，意志消沉，症见胸闷气短，精神萎靡不振，乏力懈惰等；涉及到心，则心气内伤而见心悸不寐，注意力不集中，神思恍惚等；影响肝脏，可见胁肋郁闷不舒，筋脉挛急，甚则神情抑郁或精神错乱等；波及脾脏，则中焦气机壅滞，运化失常而现脘腹胀满，食少纳呆，四肢倦怠等。

（四）恐则气下

恐惧则气下陷之谓。恐为肾之志，"恐则精却，却则上焦闭，闭则气还，还则下焦胀，故气不行矣"。《新校正》云："详'气不行'当作'气下行'也。"此说甚是。肾气主升，今大恐则精却气陷而无升，故气下行而见二便失禁，滑精阳痿等症。例如某日上午，南平市顺昌县突发地震，南平震感强烈，当日正值余在门诊坐诊，其时忽见一候诊病人，因过度恐惧而当即面失血色，大小便失禁。由此可见，“恐则气下”，诚可信也。

（五）惊则气乱

大惊则心气散乱之谓。惊为心志，心主血，藏神，“惊则心无所倚，神无所归，虑无所定，故心气乱矣”。由于大惊，使心神不能内守，心气动荡散乱，气血失调，以致心无所主，神无所附，思虑无所定，出现心悸失眠、惊惕不安、心烦意乱、思绪无定，甚至精神错乱等症。如小儿惊骇过度，致生肝风抽搐神乱之类。

（六）思则气结

过思则气机郁结之谓。思为脾之志，“思则心有所存，神有所归，正气留而不行，故气结矣”。因思虑太过，导致气结于中，脾气郁结，中焦气滞，运化无权，症见脘痞腹胀，纳呆便溏，甚至肌肉消瘦，肢体痿弱乏力等。思发于脾而成于心，思虑过度，不但伤脾，亦可耗伤心血，使神失所养，而见心悸失眠，怔忡健忘等症。如思虑太过，脾伤不运，心脾两虚者是也。

（七）寒则气收

寒则气机收敛之谓。寒为阴邪，其性寒冷，凝滞收引。所以说“寒则腠理闭，气不行，故气收矣”。若外感寒邪，寒邪束表，卫阳受遏，腠理闭塞，常见恶寒发热，身痛无汗等。

（八）炅则气泄

炅者热也，热则气耗外泄之谓。炅为阳热之邪，主动主升主散，伤于肌表则腠理开发，荣卫大通，津液外渗而大汗出，阳气阴液亦随汗而泄，如风热或热邪袭表之汗出类。因此说：“炅则腠理开，荣卫通，汗大泄，故气泄。”

（九）劳则气耗

过劳则气耗散之谓。过劳，乃指劳伤过度而言，包括劳力过度、劳神过度、房劳过度三方面。过劳则损伤内脏，使脏气虚少，阴精亏损，精气耗散，阳气浮动，内外皆越，内而上越于肺则喘息，外而越走于表则汗出，所以说：“劳则喘息汗出，外内皆越，故气耗矣。”尚可出现少气无力，头晕耳鸣，精神疲惫，赖于言语，形体消瘦，四肢困倦，腰酸腿软，稍动即喘，男子遗精滑泄，性欲减退，甚或阳痿，女子带下经闭，甚至阴冷不育等。

五、“百病生于气”之临证体悟

前已述及，各种致病因素均可导致机体气机失调而发生种种疾病。然而，为何篇中论外感因素致病时，只言寒热而未及其他呢？窃以为，除上所述的重视情志因素致病理由外，乃作者欲突出寒与热，以代表阴、阳两类之邪气，意在举一反三，示人读书应前后联系，上下互参，融会贯通。纵观《素问·生气通天论》《灵枢·百病始生》等篇章，已对风、寒、暑、湿、燥、火等外邪之致病特点及危害做过深入探讨，而在本篇中自不必再赘述。实际上，该篇虽未言及风、湿、燥，而此三邪却尽在意中矣！

江南水乡，“湿邪害人最广”，众人皆知。而福建地处东南沿海，属亚热带气候，尤其南平市位于闽北，依山傍水，山多水丰，雨量充沛，气候潮湿，因此，由湿生病甚是常见，若说湿邪害人最甚，绝不为过。例如南平本地百姓即有每将伤风感冒称为“伤水（湿）”的，以为“水湿”作祟。民间尚有饮白酒或煮食薏苡仁以驱湿防病之习惯。的确，不仅仅是感冒患者常夹湿为患，就是其他外感杂病亦多有兼杂湿象的。故临证遣方用药，常不忘湿邪，每于辨证方中酌入治湿之品，俾湿去邪消而气机舒展，促进病愈，提高疗效。曾治一病人，男性，43 岁，阳事不举一年有余，多方求治，屡进补肾壮阳之品而罔效，以至夫妻不和，几近分手，苦恼不堪。证见性情抑郁，神倦乏力，心烦易怒，胁肋不舒，寐差梦多，口苦纳呆，偶有泛恶，舌红苔黄腻而厚，脉弦细。四诊合参，证系肝郁脾困，湿热壅滞，阻遏气机，以至宗筋弛缓所致。投以黄连温胆汤加味，以分消走泄，化湿清热，解郁疏肝。药服 11 剂，诸症显著减轻。继而以此方稍事进退，连服 19 剂而愈。后以健脾理气和中之剂调理巩固，随访近一年，未见复发。盖湿为阴邪，其性黏滞重浊，容易损伤阳气，壅遏气机，所以其为病多导致气机运行阻滞，升降失常，表现为身重困倦，乏力纳呆，胸闷脘痞及泄泻等。因此，我们可以说，“湿则气滞”也。以此推演，似尚可言“风则气扬”“燥则气涩”

等。缘由风性轻扬开泄，主动，善行数变，为百病之长，易致腠理开泄，如汗出恶风等。且发病急，变化多，传变快，症状多动摇不定，如风疹、行痹、眩晕、抽搐及中风等，故谓“风则气扬”；燥邪干涩枯涸，易伤津犯肺，形成阴津亏损或肺失清肃之病变，表现为口、鼻、唇、咽等官窍干燥，皮肤干涩皲裂，毛发不荣，大便干结，或干咳少痰或无痰，或痰黏难咳等，故谓“燥则气涩”。

六、结语

综上所述，“气”乃万物之本源，宇宙间万事万物皆是其运动变化的结果。作为万物之一的人，其生命的产生和维系必然离不开“气”，因而“气”是与人之生命休戚相关的一种非常重要的物质。可以这么说，没有“气”就没有人，而有人则不可无“气”。“气”布周身，无时无刻无所不在发挥作用。正因为如此，人体的新陈代谢才能有序进行，人之生机才能生动活泼。然而，一旦遭遇致病因素袭扰，不论外感六淫、内伤七情，还是饮食劳倦，伤害的靶点均是“气”，亦即导致人体气机失调，从而诸病丛生。所以，“百病生于气也”。“气”是《黄帝内经》的灵魂，《素问·举痛论》以“九气”例之，示人各种致病因素均可通过干扰气机而发病，而祛除致病因素，恢复人体气机正常运行，则可使疾病向愈而康复。因此，在临床诊疗疾病过程中，辨明气机失调之所在和失调之程度，并采取相应的有效措施使气机运行恢复正常，乃医者之要务也。

总之，“百病生于气也”，是中医学基础理论病因学说的重要组成部分，对指导临床实践具有十分重要的意义，值得深入研究探讨。

第十四节　论“正气存内，邪不可干”

“正气存内，邪不可干”一语，出自《素问·遗篇刺法论》。那么，何谓“正气”呢？中医学把人体本身对于外界致病因素的防御能力及抵抗病邪侵入的屏障，称为“正气”，或简称“正”。什么叫“邪”呢？“邪”即邪气的简称，凡一切致病因素，足以造成发病条件的，均称为“邪气”或“邪”。“正气”如何“内存”，才能达到“邪不可干”，以及“邪气”怎样才能侵犯人体，使人发病，就此二点，概括分述如下。

一、“正气”如何“内存”，才能达到“邪不可干”

疾病发生的机理甚为复杂，但归根到底，就是人体的正常生理活动，出现某种程度的障碍，亦即阴阳失调。而造成阴阳失调的原因，一是人体本身的正常功能紊乱，一是致病因素对人体的影响。然而，疾病的发生，起主要作用的仍然是人体正气的不足。如《素问·评热病论》指出“邪之所凑，其气必虚”。这与“正气存内，邪不可干”，都强调了疾病产生的根本原因。也就是说，在一般情况下，人体的正气旺盛，邪气就不易侵入，或虽有邪气侵犯，也不会发生疾病。换句话说，只有当人体正气虚弱，不足以抵抗外邪侵入的时候，邪气才会乘虚而入，导致脏腑气血功能失调，发生疾病。

“正气”如何“内存”，才能“邪不可干”，这关系到人体体质的强弱、精神状况的好坏，以及生活环境、营养和锻炼等。体质虚弱除因疾病所引起外，往往与先天禀赋有关。《灵枢·寿夭刚柔》指出：“人之生也，有弱有强，有短有长，有阴有阳。”虽说人的禀赋在生理上有其差异性，对人体在发病中有一定的意义，但如能加强后天之调养，能做到“虚邪贼风，避之有时”（《素问·上古天真论》），“五疫之至，皆相染易……避其毒气”（《素问·遗篇刺法论》），这样还是可以达到不受邪气侵入的目的。

人的精神状态的变化，可以影响人体脏腑气血功能正常活动，如临床常可见到的，由于情志因素的影响，致使人的精神不愉快而出现纳减、失眠少寐、形体虚弱等，即所谓“因郁致病”。因此，欲使“邪不可干”，应能保持精神活动为正常状态，从而以维护脏腑气血功能的正常运行和阴阳的平衡，不仅可防止疾病的产生，同时对外邪的侵入，也不留有可乘之机。可见“正气存内”，不仅指身体抗病能力的强大，而在一定意义上，保持机体正常的功能活动，也是一个甚为重要的内在条件。然而人的情志活动又与脏腑气血功能的正常与否息息相关。因此，既要有足以抗邪能力的机体，又要有相对稳定的健康情绪，才能达到“正气存内，邪不可干”。

另外，人的居处环境、生活习惯，以及营养、锻炼等，也是保持人体“正气存内，邪不可干”必不可少的条件。

二、邪气怎样才能侵入人体，使人发病

人体受邪气侵犯而发病，固然以“正气”不能“内存”为主，但也有某些特殊情况，并非只由于抗病能力的薄弱或低下，如某些具有强烈传染性的疫疠之气，在一定条件下，超出了人体所能抗御的能力，也能使人发病。这是强调人体正气是防止疾病发生的内在因素的同时，也要看外邪致病的强烈程度。

“邪气”侵入人体，使人发病，除特殊情况“邪气”起主要作用外，一般是内外两个因素相合才能产生疾病，如《灵枢·百病始生》指出：“风雨寒热，不得虚，邪不能独伤人。”又指出：“卒然逢疾风暴雨而不病者，盖无虚，故邪不能独伤人。此必因虚邪之风，与其身形，两虚相得，乃客其形。”说明即使有外邪这个条件，如果不是遇到体质虚弱的人，外邪尚不可能单独影响人体而造成疾病的发生。换句话说，有时人遭到某些外邪的袭击，而能不发生疾病，主要是人体不虚。大凡疾病的形成，必因其人体正气素虚，再遇到邪气，两种条件相合而发病。

总之，“正气存内，邪不可干”，是中医学关于发病学说的理论概括，它强调了疾病发生的内在因素，这种学说对于认识疾病及指导临床实践，都起着积极作用。

第十五节　论肾气对人体生命活动的作用

《素问·上古天真论》在论述上古之人保全真诚纯朴的天性，因而能够延年益寿的同时，还特别强调了肾气对人体生命活动的作用。肾气在生命活动过程中的重要性，主要表现在人体生长发育及生殖功能两个方面。

一、从肾气与人体生长、发育、衰老关系来看

篇中指出，男子自八岁、女子自七岁开始，由于“肾气实（盛）”，形体便

出现了“齿更发长”为标志的生长发育现象，随着肾气的逐渐充盛而至于“肾气平均”（肾气的旺盛饱满状态），男子三八至四八，女子三七至四七，便是生命的壮盛时期。在这期间内，“真牙生而长极”“筋骨劲强”“肌肉壮满”“发长极”等现象，都显示了人的智力和形体，已经达到完全成熟的阶段，生命处处洋溢着青春的活力。然而，当男子八八、女子七七以后，又因为肾气衰，故而出现“发堕齿槁”，以至“齿发去”“面焦”“发鬓颁白”的衰老征象。由此说明，人体生长、发育、衰老各个阶段的变化，主要取决于肾气的盛衰。

二、从肾气与人体的生殖功能来看

篇中指出，男子二八、女子二七，由于“肾气实”而“天癸至”，因此，男、女在生理上便分别出现“精气溢泻”“月事以时下”等生殖功能开始具备的现象。特别是女子，由于“肾气盛”，促进了冲、任二脉的发育，因而“任脉通，太冲脉盛”。冲为血海，任主胞胎，所以有月经，并具有生殖的能力。此时如“阴阳和，故能有子”。然而，当男子八八，女子七七之后，又因为“肾脏衰”而“天癸竭”，男子便出现“精少”，女子便出现“地道不通”（月经断绝）生殖功能衰退终至丧失的现象。尤其是女子，由于肾气衰退，引起“任脉虚，太冲脉衰少”，因而月经停止来潮，失去生育能力。这又说明，天癸的至竭和冲任二脉的盈虚，以及与此密切相关的生殖功能的有无，也决定于肾气的盛衰。

以上分析表明，肾气在主持人体的生长发育和生殖功能方面，具有十分重要的作用。因此，在养生保健及临床治疗中，都应予重视维护肾气。

第十六节　浅议精、气、神

精，是构成人体和维持生命活动的基本物质。分为先天之精和后天之精，构成人体的叫先天之精（生殖之精），是生殖的基本物质，能繁衍后代；而维持生命活动所必需的叫后天之精（水谷之精），则维持生命活动和机体代谢。

气，是人体脏腑组织各种不同的功能活动和其活动所需的物质。其分类有三：第一，指体内流动着的、富有营养的精微物质，如水谷之气等；第二，指脏腑组织的活动能力，如五脏之气、六腑之气、经脉之气等；第三，临床上所说的“气”，多数是指脏腑功能失调引起的病状，如胃气不降、肝气犯胃等。但就其生成和作用来说，不外元气、宗气、营气、卫气。

元气之功能，依赖三焦通达全身，能激发和推动周身脏腑组织器官发挥其各自的功能，维持人体的正常生长和发育，并可资助五脏六腑之气的产生；而宗气则具有助肺以行呼吸和贯心脉以行营血的作用；营气化生血液和营养全身；卫气则具有温煦脏腑、腠理、皮毛和开合汗孔的作用，因而能保卫体表，抗御外邪。

神，是人体生命活动的总称，也就是对精神意识、思维活动，以及脏腑、精、气、血、津液活动外在表现的高度概括。有广义和狭义之分。广义的神，是指整个人体生命活动的外在表现，包括生理、病理反映于体表的征象；而狭义的神，则是指心所主的神态，即人体的思维意识活动。人体生理、病理活动表现于外的现象，常常用神气的盛衰来表明。由于精气是神的物质基础，所以神常随精气的盛衰而变化。

精、气、神三者具有密切的关系。神的活动是有物质基础的，而精为气之母（即气产生于精），精的化生赖于气，精气足则神旺，精气虚则神衰，故三者关系非常密切，存则俱存，亡则俱亡，精脱者死，失神者亦死。所以，精、气、神是生命存亡的关键，至为重要。

第十七节　小议“藏”“泻”和“满”“实”

《素问·五脏别论》中提出：“所谓五脏者，藏精气而不泻也，故满而不能实；六腑者，传化物而不藏，故实而不能满也。”其意是说五脏是藏精气而不传化水谷的，所以其中是经常精气充满，而不是水谷充实。六腑是传化水谷，而不藏精气的，所以它经常是水谷充实，而不像五脏一样贮藏的都是精气。

所谓“藏”，有贮藏的意思。五脏主藏的是精气，如《灵枢·本神》云，“肝藏血”“脾藏营”“心藏脉”“肺藏气”“肾藏精”，精神气血是营养机体，维持生命活动的重要物质。诚如《灵枢·本藏》云：“人之血气精神者，所以奉生而周于性命者也。”

所谓“泻”，有转输、转送、排泻的意思。六腑主泻，主要是指传化水谷的意思。诚如《灵枢·本藏》所云：“六腑者，所以化水谷而行津液者也。”

所谓“满”，是指精气盈满。

所谓“实”，是指水谷充实。

《黄帝内经》的这些精辟论述，至今仍有指导临床的意义。五脏藏精气，是全身营养及各种功能活动的物质基础，所以在生理上居于重要地位。

实际上，中医脏象学说也是以五脏为中心的。如果精气不足，不仅是五脏本身会虚弱，而且可能影响到六腑以及与之联系的组织器官。因此，在治疗六腑或其他组织器官疾患时，往往需要联系五脏加以考虑。

六腑是传化水谷，“泻而不藏”的。在中西医结合治疗急腹症中，所采用通里攻下之法，就是应用六腑“泻而不藏”“传化物而不藏”“以通为用、以降为顺”的理论所取得的成果。

第十八节　《伤寒论》表里同病的辨证论治

《伤寒论》表里同病的辨证论治，一般是以先表后里为原则，特殊情况下，也有先里后表，以及表里兼治三个方面。

一、先表后里

如表热里实的证候，一定要先解表邪，才能制止表热向里传变，加重里热。若先攻其里，必致表邪内陷，发生变证，如下利痞证等。如二阳并病，太阳之表未解，必先解表，表邪已解，才可攻里，就是这一治疗原则。如 48 条："二阳并病，太阳初得病时，发其汗，汗先出不彻因转阳明，……若太阳病证不罢者，不可下，下之为逆。"又如 106 条："太阳病不解，热结膀胱，其人如狂，血自下，下者愈。其外不解者，尚未可攻，当先解其外；外解已，但少腹急结者，乃可攻之，宜桃核承气汤。"说明蓄血证，本当可以使用桃仁承气汤攻瘀逐血，但如果表证未解，还不能攻下，必俟表解之后，才可攻里。

二、先里后表

如里虚患者，外有表邪，应当先补里虚，后解表邪，假若先治其表，不但表邪不得外解，反有阳气外泄而引起亡阳的可能。原文 91 条："伤寒，医下之，续得下利清谷不止，身疼痛者，急当救里，后身疼痛，清便自调者，急当救表；救里宜四逆汤，救表宜桂枝汤。"就是表寒里虚，先里后表，里急救里的治疗方法。本证是由于表证误下之后，里气大虚，竟至完谷不化，其严重程度可知。此时虽有身疼痛之表证，也须先治其里证，因为里有虚寒，如再行解表，必将造成虚脱之变，所以先用四逆汤温其在里之虚寒，待里恢复之后，再用桂枝汤解表。

三、表里兼治

以上是先里后表与先表后里辨证论治举例，就是里急救里，表急救表的方法。如表里兼病，缓急比重均衡，又当表里兼治。如原文 301 条："少阴病，始得之，反发热，脉沉者，麻黄附子细辛汤主之。"文中的反发热，是指太阳之表热，但太阳病应该脉浮，今脉沉是肾阳素衰，虽外受寒邪，里阳不能相协应，所以脉象不浮而沉。发热、脉沉并见，证明病不只在太阳，也不单在少阴，而是少阴与太阳两感证，所以用麻黄附子细辛汤温经散寒，表里兼治。又如 38 条："太阳中风，脉浮紧，发热恶寒，身疼痛，不汗出而烦躁者，大青龙汤主之。"脉浮紧，发热恶寒，身疼痛，不汗出，是很明显的麻黄汤证，唯"烦躁"一证，乃本条所特有，原因是风寒外束，热邪内郁，不能外越，故烦躁乃作。总之，本证病机是由于表寒外束，里有郁热，故用大青龙汤清热解表，表里同治。

第十九节 《伤寒论》阳明病和温病阳明病的异同

一、相同点

（1）二者均属外感性疾病。

（2）病位都在胃肠。

（3）都有无形之邪热和有形之热结，因此在治疗上均用白虎汤清无形之热，以承气为主方，攻下有形之热结。

二、不同点

（一）病因病机

《伤寒论》阳明病多从太阳病发展而来，由寒邪入里化热而成，容易损伤人体阳气，发展过程较慢。温病阳明病是温热之邪直接入里，伤阴化燥快，起病急，变化多，传变快。

（二）治疗

（1）《伤寒论》阳明病下之不嫌迟，因表寒入里化热，必待表解以后，才能攻下，所以下之不嫌迟；而温病阳明病下之不嫌早，这是由于温热之邪伤阴化燥快，只要里有热结就可攻下，所以温病阳明病下之不嫌早。

（2）温病阳明病所用之三承气汤虽然均为《伤寒论》之方，但因温热之邪易于化燥伤阴，故减枳、朴之用量，以防其燥烈之弊。一般说来，温病阳明病用调胃承气汤加减较多，而用大、小承气汤则较为慎重。

（3）由于温热之邪易于化燥伤阴，温病阳明病如果腑实不解，容易发生阴虚便秘，或气阴两伤。所以对温病阳明病的治疗，在《伤寒论》三承气汤的基础上，又有进一步的补充和发展，同时又创制了攻补兼施的三个承气汤，即护胃承气汤（护胃攻下）、增液承气汤（滋阴攻下）、新加黄龙汤（补气益阴，兼以攻下）。此外，还有一个增液汤。除针对阳明腑实之外，还有针对其他兼证采取相应治疗措施而创立的几个承气汤，如宣白承气汤（宣肺化痰，攻下热结）、牛黄承气汤（清心豁痰开窍，攻下热结）、导赤承气汤（清泻火腑，攻下热结）等。这些都是《伤寒论》阳明病所没有的。

（4）发展趋势及预后。《伤寒论》阳明病在寒邪入里化热过程中，容易损伤人体之阳气，因此容易发展成三阴之虚寒证，甚至损伤肾阳而亡阳。温病阳明病易伤阴津，容易发展成亡阴失水，或虚风内动之证。

第二十节 《伤寒论》关于伤寒发黄的病机及证治方药

根据《伤寒论》中的论述，伤寒发黄的主要病机是无汗，小便不利，湿热在里，以及寒湿在里不解等。如该书原文指出："阳明病，无汗，小便不利，……身必发黄。""阳明病，发热汗出者，此为热越，不能发黄也。但头汗出，身无汗，齐颈而还，小便不利，……此为瘀热在里，身必发黄。""伤寒瘀热在里，身必发黄。"以及"伤寒发汗已，身目为黄，所以然者，以寒湿在里不解故也。"

伤寒发黄的证治有湿热与寒湿之分，其具体证治方药如下。

一、湿热兼里发黄证（湿热并重）

治法：清热利湿，通瘀泻热。

方药：茵陈蒿汤。

二、湿热郁蒸发黄（热重于湿）

治法：清泄湿热。

方药：栀子柏皮汤。

三、湿热兼表发黄证

治法：清泄湿热，宣透外邪。

方药：麻黄连翘赤小豆汤。

四、寒湿发黄证

治法：健脾和胃，温化寒湿。

方药：可选后世的茵陈术附汤。

第二十一节　合病与并病的定义

伤寒“六经”所属的脏腑与经络相表里，它们之间有一定的关系。

合病是发病初期两经或三经同时出现主证，此称为合病，但以其中一经的病势偏重。

并病，起病时先见一经的主证，在疾病的发展过程中，再出现另一经的主证，这样先后出现两经主证并见，故称为并病。但其中两经各自的病势可以明显区别。

由上述可见，合病与并病显然有别，一个是同时出现，一个是先后出现，“同时”“先后”容当细辨。

第二十二节　五种泻心汤的煎服方法

《伤寒论》中泻心汤的煎服方法，归纳起来有三种。

一、水煎法

如半夏泻心汤、生姜泻心汤、甘草泻心汤，均是水三碗，煎成一碗，分二次服。

二、麻沸汤浸渍法

如大黄黄连泻心汤用沸滚开水一碗，浸渍少顷，去滓，分二次服。

三、专煎轻渍法

如附子泻心汤先煎附子取汁，盛碗内。以沸水浸泡“三黄”，少顷去滓，兑入附子汁，分温二次服。

泻心汤的煎服法，是根据不同适应证而设，对提高临床疗效是有一定意义的。

第二十三节　黄连阿胶汤心烦不得卧分析

黄连阿胶汤证为少阴热化证，其病理是阴虚有热，即心火不能下行温暖肾水，肾水不能上济心火。也就是说，“下焦水阴之气不能上交于君火……，上焦君火之气不能下入水阴”，阴虚阳亢，心肾不交，故心烦不安，日夜不得卧寐，故用黄连阿胶汤主之。

该方是泻火补水之方，育阴清热。方中黄连、黄芩之苦，用以清热泻火；阿胶、鸡子黄之甘（血肉有情之品），以滋阴养心血；芍药之酸，收阴气而泻邪热。阴阳相合，故心烦除，则寐也安。

第二十四节　桂枝汤的加减法及方证

桂枝汤的加减法，在《伤寒论》中例子很多，诸如用于太阳中风兼项背强几几证、兼喘证、兼气血虚身痛证、兼水饮证，以及太阳病汗后、下后兼胸满证，漏汗不止证等。分述如下。

一、桂枝加葛根汤证

——宣通经脉之气，缓和项背挛急兼解肌表之邪。

二、桂枝加厚朴杏子汤证

——下气定喘。

三、桂枝加附子汤证

——固表祛风，复阳敛汗。

四、桂枝加芍药、生姜、人参汤证

——补气调营，祛未尽之邪。

五、桂枝去芍药加附子汤证

——治太阳病误下后见脉促胸满及胸阳不足者。

六、桂枝去桂加茯苓白术汤证

——用于太阳病误下后，病邪由表入里，饮停心下者。

桂枝汤根据临床的需要，可广泛加减，仲景举例一二，可启迪思维，开阔眼界，若能引申其义，举一反三，定能见微知著，灵活运用，提高临床疗效。

第二十五节　桂枝附子汤、白术附子汤、甘草附子汤三方汤证作用之区别

桂枝附子汤、白术附子汤、甘草附子汤三方均为治疗阳虚不能化湿的风湿相搏证，但在主治证候上有所区别。具体鉴别如下。

一、从病机及主治证候方面看

桂枝附子汤：阳虚在表而风偏重，邪在肌腠，证候特点为身疼烦。

白术附子汤：阳虚偏于里而湿重，邪在关节，证候特点为关节活动受限。

甘草附子汤：表里阳气皆虚，风与湿并重，邪踞表里，掣痛不得屈伸，近之则痛剧。

二、从方药组成方面看

桂枝附子汤：系桂枝汤去芍药加附子而成。方中去芍药之酸收（因其不利于行湿）；桂、附合用，则助表阳以散寒；姜、枣、草同施，外以和卫，内以健脾，从而达到温经散寒，祛风除湿之目的。

白术附子汤：即桂枝附子汤去桂枝加白术组成。由于里阳已虚，故以健脾的白术易解表之桂枝；术、附合用，可助里阳以逐表湿。

甘草附子汤：由桂枝、附子、白术、甘草四味组成。方中附子、甘草合之助阳益气；桂枝祛风；白术化湿，是扶正祛邪、表里同治之法。

第二十六节　黄芪建中汤与桂枝加黄芪汤之比较

黄芪建中汤，《金匮要略》方。药物组成：桂枝三两（去皮），甘草二两（炙），大枣十二枚，芍药六两，生姜三两，胶饴一升，黄芪一两半。具有温中补虚，缓

急止痛之功。应用于虚劳里急，诸不足（阴阳气血俱虚，偏于阳虚），腹中时痛，喜温喜按，阳虚发热，自汗盗汗，身重不仁，懒言短气，舌苔淡白，脉细而弱，或气不摄血，崩中漏下，或气血两虚，心悸怔忡等。

桂枝加黄芪汤，《金匮要略》方。药物组成：桂枝、芍药各三两，甘草二两，生姜三两，大枣十二枚，黄芪二两。具有助阳散邪，以发郁祛湿的功用。用于治疗黄汗病，因湿重而阳郁，汗出不透，腰以上有汗，腰以下无汗等证。

黄芪建中汤与桂枝加黄芪汤，两方都是以桂枝汤为基础，所不同的是，黄芪建中汤比桂枝加黄芪汤多胶饴一味，白芍多用一倍，黄芪少用半两。因此两方的作用和主治也就不同。黄芪建中汤以甘草、大枣、胶饴建中而缓急，姜、桂之辛以通阳调卫气，芍药之酸以收敛和营气，且重用白芍又能缓急止痛，黄芪补中气，以缓急迫。主要目的是在于建中气，使中气得以四运，从阴引阳，从阳引阴，俾阴阳得以协调，则虚劳里急，诸不足所致之寒热错杂之证得以消除。而桂枝加黄芪汤是以桂枝汤解肌，调和营卫，再加黄芪扶表除湿，以治表虚，水湿侵入肌肤之黄汗病，汗出不透，腰以上有汗，腰以下无汗者。

第二十七节　同是暍病，为何有白虎加人参汤与一物瓜蒂汤治疗之不同

中暍属于外感伤暑之范畴，与中热基本相同。仲景指出：“太阳中热者，暍是也，汗出恶寒，身热而渴，白虎加人参汤主之。”之所以汗出恶寒，乃因汗出多以后，造成毛窍开、腠理疏的表虚现象，不同于表实证的恶寒。伤暑之患，虽见身热，但是其正气是不足的。诚如《素问·刺志论》说：“脉虚身热，得之伤暑。”说明本病是热盛津亏，气阴两虚，故用白虎加人参汤以清热育阴。

仲圣在书中又指出：“太阳中暍，身热疼重，而脉微弱，此以

夏月伤冷水，行水皮中所致也，一物瓜蒂汤主之。”这是论中暍偏于湿盛的证治。本证由于夏月伤冷水，抑制汗液的排泄，汗液被遏而不得外泄，以致水湿滞留肌肤，所以说“水行皮中所致”。用一味瓜蒂煎服，目的在于涌吐以祛湿，苦泄以清热。后世有不少医家认为，用瓜蒂治中暍兼湿证，是药不对证。余教授经过反复研习，也认为用瓜蒂催吐法来治中暍兼湿证不妥。是否？有待今后做进一步研究。

第二十八节　《金匮要略》“上工治未病”之意义

仲景继承了《黄帝内经》“治未病”的学术思想，在《金匮要略·脏腑经络先后病脉证第一》篇中详细阐述了“治未病”的理论。所谓“上工”，即是指高明的医生；所谓“治未病”，是根据疾病发生发展的规律，做到有病早治，有病防变，无病早防。

“上工治未病”包含着早期诊断和预防医学的积极意义，其中以有病防变为重点。故以肝病传脾、先治未病之脏为例而加以说明。篇中阐明病邪传变的规律，总是所胜侮所不胜，但病邪实者能传，否则不能传。这是强调我们临床医生在临证时，诊治疾病要有预见性，要采用防微杜渐或防患于未然的积极处理方法，做到未雨绸缪，这才是一个高明的临床医生所应具备的素质。

第二十九节　《金匮要略》瘀血证之我见

《金匮要略》论述瘀血证的条文主要有二，见于该书“惊悸吐衄下血胸满瘀血病”篇。一是“病人胸满，唇痿舌青，口燥，但欲漱水不欲咽，无寒热，脉微大来迟，腹不满，其人言我满，为有瘀血”。一是“病者如热状，烦满，口干燥而渴，其脉反无热，此为阴伏，是瘀血也，当下之”。前者系论述瘀血之常见脉证，而后条则是承前条互详瘀血脉证的。

根据仲景所论，瘀血证的临床表现可归纳为：①唇痿舌青。②口燥但欲漱水不欲咽。③如狂善忘。④脉来迟涩。⑤“腹不满，其人言我满”。

临床上，上述五项，不必悉具，但见一二，即可考虑之。后世医家在此基础上，对瘀血证的研究更加深入系统，并且在诊治方面积累了丰富的经验，临证时可以互参。

第三十节　《金匮要略》中风辨治的临床意义

《金匮要略·中风历节病》云：“邪在于络，肌肤不仁；邪在于经，即重不胜；邪入于腑，即不识人；邪入于脏，舌即难言，口吐涎。”仲景根据病情的轻重，将中风分辨为在络、在经、入腑、入脏四等。这种辨证方法在临床上有重要意义。因为，它可辨别病情之深浅，即邪在经络的为浅，邪入脏腑的为深，从而对疾病的预后作出恰当的估计；同时，又为目前临床上将中风分为中经络与中脏腑两大类的分类方法提供了理论依据。

临床上，大凡中经络者一般无神志改变，仅表现为口眼㖞斜，半身不遂；中脏腑者，主要有神志不清，半身不遂，醒后多有舌强言蹇或失语及肢体偏废之后遗症等。当然，后世在此基础上又有发展，将中脏腑再进一步分为闭脱二证，闭者宜开，脱者宜固，这是一个突破性的进步。然而，不可否认，仲景所论之中风之辨证方法迄今仍在有效地指导着临床实践，应当重视。

第三十一节　《金匮要略》关于呕吐的辨治

呕吐是一个症状，是因于胃失和降，浊气上逆所致。任何病变，有损于胃，使胃失和降而胃气上逆时，均可发生呕吐。根据《金匮要略·呕吐哕下利病》记载的有关条文，呕吐大致可分为虚寒性呕吐、热性呕吐和停饮呕吐三类。

一、虚寒性呕吐

“呕而胸满者，茱萸汤主之。”本条为胃气虚寒，或肝寒挟饮上逆，以致寒凝胸膈，症见呕而胸满，或干呕、吐涎沫，巅顶头痛者，用吴茱萸汤温胃补虚，散寒降逆。

“干呕，吐逆，吐涎沫，半夏干姜散主之。”本证因胃气虚寒，症见干呕，吐逆，吐涎沫，或仅见一症，或合并出现，以其温胃止呕。

“胃反呕吐者，大半夏汤主之。”本证为胃虚不能消谷，以朝食暮吐，暮食朝吐为特点。治宜补虚降逆，大半夏汤主之。

“呕而脉弱，小便复利，身有微热，见厥者，难治，四逆汤主之。”本条是由于阴寒内积，虚阳外越，胃气上逆，呕吐与脉弱、肢冷等虚寒证象并见，呕吐只是其中兼证。病势危急，故治以四逆汤，主要目的在于回阳救逆，而不仅仅是止呕。

二、热性呕吐

“食已即吐者，大黄甘草汤主之。”本证特点为食已即吐，乃因阳明积热上冲所致，故以大黄甘草汤清泻实热，降逆止呕。

“呕而发热者，小柴胡汤主之。”本条列举“呕而发热”，暗示包含小柴胡汤主证在内，故以小柴胡汤疏肝和胃，泄热止呕。

三、停饮呕吐

“诸呕吐，谷不得下者，小半夏汤主之。”本方散饮降逆，和胃止呕，功效颇著。

“病人胸中似喘不喘，似呕不呕，似哕不哕，彻心中愦愦然无奈者，生姜半夏汤主之。”本条系寒饮搏结，上、中二焦气机受阻而出现诸症，故治以生姜半夏汤辛散寒饮以舒展胸中阳气。

“呕吐而病在膈上，后思水者，解，急与之。思水者，猪苓散主之。”饮停致呕，呕后思水，为饮去阳复之征，唯其调理，当“少少与饮之，令胃气和则愈”。若多饮而不消，可用猪苓散健脾利水。

“胃反，吐而渴欲饮水者，茯苓泽泻汤主之。”因胃有停饮，反复呕吐，呕渴并见，心下悸动，故治当健脾利水，以茯苓泽泻汤主之。

由此可见，呕吐原因有多种，临证时当审证求因，因证施治。

第三十二节 “病痰饮者，当以温药和之”浅识

仲景在《金匮要略·痰饮咳嗽病脉证并治》中指出，“病痰饮者，当以温药和之”，此是治疗痰饮病的原则和大法，对临床实践具有重要的指导意义。仲师之所以提出这一大法，是基于对痰饮的病因病机作深刻分析后而得出的智慧认识。这是因为，痰饮病源于三焦气化失常，功能失调，肺之通调涩滞，脾之转输无权，肾之气化失职，而导致水液停积为患。然三脏之中，以脾运失司首当其要。故痰饮之病，总属阳衰阴盛、本虚标实、水液停积为患。而饮为阴邪，遇寒则凝，得温则行，得阳则化。用温药以助阳，阳气旺盛而能蒸化水液，使水饮不至停留于体内，从而达到治疗的目的。所以治疗痰饮病，“当以温药和之”。

第三十三节 奔豚气小识

根据《金匮要略》中所描述，奔豚气之临床表现，是以“气从少腹上冲咽喉，发作欲死，复还止”为特征的一种疾病。从症状分析，它与冲气、冲疝、肾积奔豚等气从少腹上冲诸证形似而实不同，而与《素问》所说的“冲脉为病”实相一致。因为冲气是以肾气厥逆为主；冲疝是以疝痛为主；肾积奔豚是以少腹素有积块，发作时，其气从病变部位上冲至心下，或上下无时，发作后积块仍在。而奔豚并无积块，发作时有气从少腹突然上冲胸咽之感，发作后即

如常人。

《素问》云："冲脉起于气冲，挟脐而行，随腹直上，至胸中而散。"又说："冲脉为病，逆气里急。"说明奔豚病是上下游走，与冲脉有关。陆渊雷明确指出："《金匮》谓惊得之，推其得病之原因；《素问》谓冲脉为病者，拟其病之所在，各见一端，合之斯备。"据此可知，《金匮要略》奔豚气病即《素问》冲脉病似可无疑。

据临床所见，本病虽有气在腹部上下冲突，忽来忽去，但体检多无异常发现。由此可见，此病与现代医学之神经官能症极为相似。

第三十四节　百合病的病机与证治要点

百合病首见于《金匮要略》，是因用百合为主的方药治疗有效，而以百合命名的一种疾病。多由于病后余热未清，体弱未复，或因情志不遂而成。临床上以精神恍惚不定，饮食行动失常，口苦，小便赤为特征。其病机以心肺阴虚内热为主。由于阴虚阴血不足，心神失养，则出现神志恍惚不定，语言、行动、饮食和感觉失调等征象。又因阴虚而有内热，故见口苦、小便赤和脉微数等症状。

因本病是以心肺阴虚内热为主的病变，故其治疗当以养阴清热为大法，切不可妄用汗、吐、下法，以免更伤阴液，一般以百合地黄汤为主方。并辅以心理开导，精神调摄。若经误汗、误下或误吐产生变证，可分别选用百合知母汤、滑石代赭石汤、百合鸡子黄汤。如无误治，日久变渴，配用百合洗方或瓜蒌牡蛎散；发热者，则用百合滑石散。临床上，前述之误治或变证，除选用相应方药外，均可同时合用百合地黄汤。总而言之，应具体情况具体分析，随证治之。

第三十五节　痉病用大承气汤机理探析

《金匮要略·痉湿暍脉证并治》云："痉为病，胸满口噤，卧不着席，脚挛急，必龂齿，可与大承气汤。”据此分析，口噤、卧不着席、脚挛急、龂齿，皆为邪热炽盛，耗灼津液，筋脉失之濡养而致拘挛；而胸满一症，从上下文认真考究，并结合以方测证方法剖析，此当为“腹满”之误。然辨证重点在于“可与”二字，即诸症悉备时，便可与大承气汤，否则就不能用。何以然者？这是因为，原文中只有“龂齿”一症表明肯定是属阳明证的（手阳明经、足阳明经均循于齿），而“口噤”“卧不着席”“脚挛急”等其他症状都不能断定是大承气汤之主证。然而，运用大承气汤治疗痉病只不过是在特定情况下的一种权宜之法，切不可守一法一方以应万变！

为慎重起见，在临床实践中，遇痉病需使用大承气汤治疗时，除了见上述症状外，更重要的还必须是脉实证实，即具备实证的证据。此外，仔细玩味，本条所论之以大承气汤治疗痉病，尚含“急下存阴”之义，因此寓意十分深刻。

第三十六节　张仲景三因论与陈无择三因论之区别

张仲景在《金匮要略》中，以客气邪风侵袭人体为出发点，概括性地总结出外邪侵入人体途径不外乎三条，即内、外和不内外因三途，明确指出：“千般疢难，不越三条。”他认为，邪气由经络侵入脏腑为深为内；邪气由皮肤传入血脉为浅为深；而房室、金刃、虫兽等所伤，则与客气邪风侵袭无关，故归为不内外因。后世医家陈无择亦沿用“三因论”病因学分类方法，但与仲景所论有所不同，他根据其临床实践体会和认识，认为六淫所伤为外因；七情所伤为内因；而饮食、房室、跌扑、金刃所伤则为不内外因。由此可见，仲景所论是以客气邪风为主，故不从内伤外感来分内、外因。而陈无择则是从天人表里立论的，故以病从外来者为外因，由内生者为内因。窃以为，从当今临床实际角度考量，以后者更方便实用。

第三十七节　六经辨证、卫气营血辨证与三焦辨证的关系

六经辨证、卫气营血辨证与三焦辨证，均是用于外感热病的辨证方法，这三种辨证方法除了它们继承与发展的关系外，彼此之间需要取长补短，相互为用。其相互关系如下。

一、卫气营血与三焦辨证，二者同是温热病的辨证方法

从某种意义上讲，三焦辨证以脏腑为基础，卫气营血辨证以气血为核心，总之均以脏腑气血的病理变化来认识，辨别温热病的病变部位、病情的轻重，以及疾病的传变规律等。例如三焦辨证的上焦，包括心肺病证，相当一部分属于卫气营血辨证的“卫分病”及逆传心包的营血证；中焦脾胃病证，可包括“气分证”的热证、实热证和湿热证；下焦肝肾病证，包括了除卫气（包括心包病证）之证以外的营血证等。这可说是三焦、卫气营血辨证的基本相同之处，其不同点乃是三焦辨证补充了卫气营血辨证对湿温病辨证的不足，这是由于湿温病，邪气流连于卫气之间，非卫非气，又不能伤阴而成营血之热，以及湿热病重在以阴伤阳之特点的原因。故可认为，卫气营血辨证不能概括湿温病的辨证，而二焦辨证虽突出补充了这一不足，但从整体讲，三焦辨证仍未脱离卫气营血辨证的规律，由此说明二者须相互为用，互补不足。

二、六经辨证与卫气营血辨证、三焦辨证关系

大体说来，六经辨证与卫气营血辨证、三焦辨证关系即伤寒辨证与温病辨证的关系，二者虽因疾病的病因病机不同，所适用的证候有异，故对证候的分类方法也不同，但实际上仍有不少共同之处。例如，温病学说的“卫分病证”，其中一部分就相当于伤寒六经辨证的“太阳病”；而温病的“气分病”与伤寒的“阳明病”又极为相近；温病之下焦病，也有一些相当于伤寒的“三阴病”等。

总之，上述三种辨证方法的关系，在各具特点的基础上（辨寒、辨热、辨湿的不同侧重）而又互为补充。

第三十八节 《温病条辨》五个承气汤比较

吴鞠通著《温病条辨》中有五个承气汤，即：宣白承气汤、牛黄承气汤、增液承气汤、桃仁承气汤、导赤承气汤，它们各自的药物组成及功能主治如下。

一、宣白承气汤

药物组成：生石膏、生大黄、杏仁、瓜蒌。主治风温热邪入于气分，致使痰热阻肺，腑有热结而出现的潮热便秘，喘促不宁，痰涎壅滞，脉右寸实大者。具有宣肺化痰、泄热攻下的作用。

二、牛黄承气汤

药物组成：安宫牛黄一丸化开，调生大黄末。主治邪热内陷心包，并兼有腑实之证。症见身热神昏，舌謇，肢厥，便秘，腹部按之硬痛。此方一可开心窍，一可攻下腑实，具有清心包热闭，攻阳明腑实的作用。

三、增液承气汤

药物组成：玄参、麦冬、生地黄、大黄、芒硝。为热入气分，腑实兼阴液亏损之证而设，具有滋阴攻下作用。温病之阳明腑实最易兼见阴液亏损，腑实未去，阴液已伤。除见腹满、便秘等腑实证外，尚可见口干唇裂，舌苔焦燥等阴液亏损之象。

四、桃仁承气汤

药物组成：大黄、芒硝、桃仁、当归、芍药、牡丹皮。该方为热邪入于营血，热与血结，蓄血下焦之证而设，具有清热通下，活血逐瘀作用。症见少腹坚满疼痛，小便不利，神志如狂，或清或乱，脉沉实等。

五、导赤承气汤

药物组成：赤芍、生地黄、大黄、黄连、黄柏、芒硝。此方是为阳明腑实，小肠热结而设，既可攻下阳明腑实，又可清泻小肠热结。症见身热，烦渴，腹满痛拒按，小便短赤而痛，苔黄燥等。

第三十九节　《温热经纬》中对暑邪特性的认识

清代医学家王孟英，对“六气”致病颇有研究，尤其是对暑邪特点的认识，发前人所未发，明前人所未明，贡献颇多，很值得认真研习。

所谓暑邪，是指由夏季火热之气所化生，致病于夏季的一种致病因素。王孟英在其名著《温热经纬·内经伏气温热》之按语中说：“说文云：暍，伤暑也。汉书武帝纪云：夏大旱，民多暍死。故暑也、热也、暍也，皆夏令一气之名也。”从而明确规定了暑邪的概念。对于暑邪的属性，王孟英对其做了进一步的说明，“《黄帝内经》云：在天为热，在地为火，其性为暑。又云：岁火太过，炎暑流行。盖暑为热气，曰炎暑，曰酷暑，皆指烈日之气而言也”（《温热经纬·仲景外感温热》雄按）。可见，暑热病邪的形成无疑与夏季炎热气候条件密切相关，故暑热病邪伤人具有严格的季节性，也就是说，其致病季节主要是炎热的夏季。

关于暑热病邪的致病特点，王孟英认为有如下几个方面。

一、伤人急速

暑热亢盛炎烈，伤人急迫，犹矢之中人，猝不及防，发病于顷刻。如王孟英在《温热经纬·仲景外感温热》引叶桂注说“热地如炉，伤人最速”，即指此而言。

二、径犯阳明

因暑性炎热、酷烈，故其侵袭人体，往往不分表里渐次，而是常常超越卫气营血固有层次，造成不同病理损害。所以《温热经纬·三时伏气外感》将这一特点概括为“夏暑发自阳明”。并提出阳明是十二经脉之海，多气多血，抗邪力强，非邪盛不能入侵，唯酷烈之暑热常能径犯。

三、闭窍动风

王孟英认为，暑为火热之邪，与心有同气相求的联系，故其易直入心包，导致神昏动风之证，言“暑是火邪，心为火脏，邪易入之”。

四、兼夹湿邪

有关暑的概念，古代医学家向来存在分歧，即：一是有暑热夹湿和暑中固有湿邪两种不同观点的学术争鸣。如叶天士肯定“暑必夹湿”。然而，王孟英在《温热经纬·仲景外感热病》的按语中说道：“若谓暑必兼湿，则亢旱之年，湿难必得，况兼湿者可独暑哉？盖湿无定位，分旺四季，风湿、寒湿无不可兼，唯夏季之土为独盛，故热湿多于寒湿。然暑字从日，日为天气，湿字从土，土为地气，霄壤不同，虽可合而为病，究不可谓暑中必有湿也。”此外，王孟英又在《温热经纬·叶香岩三时伏气外感》之按语中明确指出，暑兼湿邪，“犹之寒邪夹食，湿征证兼风，俱是二病相兼，非谓暑中必有湿也”。王孟英持论甚为公允。二是暑有阴阳之分，即有阴暑、阳暑之说。王孟英则认为，暑之属性为热，无阴而纯阳，不可妄立阴暑、阳暑之名。他说：“如果暑必兼湿，则不可冠以阳字，若知暑为热气，则不可冠以阴字。其实彼所谓阴者，即夏月之伤于寒湿者耳。设之暑有阴阳，则寒亦有阴阳矣。不知寒者水之气，热者火之气也，水火定位，寒热有一定之阴阳，寒邪传变，虽能化热而感于他人也，从无阳寒之说，人身虽有阴火，而六气中不闻有寒火之名。

暑字从日，日为天上之火，寒字从仌，仌为地下之水，暑邪易入心经，寒邪先犯膀胱，霄壤不同，各从其类，故寒暑二气，不比风燥湿有可阴可阳之不同也。”此外，王孟英还对因受邪时的动静状态不同而将暑邪强分阴阳的现象批评道：“更有调停其说者，强分动得、静得为阴阳，夫动静唯人，岂能使天上之暑气，随人而判别乎？”（见《温热经纬·仲景外感温热》雄按）其实，所谓“阴暑”，实因畏暑贪凉而趋阴，如坦胸露腹，睡卧湿地，或恣食生冷，而感受寒湿之邪（非暑邪）发病，如王孟英在其《温热经纬·叶香岩三时伏气外感》中云：“因畏热贪凉而生寒湿之病，乃夏月之伤寒也。虽在夏令，实非暑证，昔人以阴暑名之，谬矣。譬如避火而溺于水，拯者但可云出之于水，不可云出之阴火也。”证之于临床，夏月因暑贪凉而致伤寒者确多，王孟英认为，治疗当以外散风寒为主，可见王孟英之论是甚为切合实际的。

第四十节　王孟英论温病证治

温病的治疗以辨证为前提，通过辨证明确致病原因、病证类型、证候性质、邪正消长程度、本证与兼证关系，以及患者体质属性等，在其基础上确定的治疗原则、方法和方药，才能取得预期疗效。清代著名医学家王孟英，在论治温病中，十分重视辨证论治，而且机圆法活，用药轻灵精当。临证时，以卫气营血辨证为基本原则，进行辨证治疗。强调邪在肺卫之证，“治必轻清”；当邪入气分时，则以清气为大法，但因有温热、湿热之不同，而治法却各有所异。例如，他在其名著《温热经纬》中，以风温为例，阐明了温热类温病初入气分的治法，说：“若风温流连气分，下文已云，到气才可清气，所谓清气者，但宜展气化以轻清，如栀芩蒌苇等味是也。”再如，对湿热流连气分证，认为当疏瀹枢机，并令饮水，以资汗源，促成战汗，使之一战而解。如他在注释叶天士“法宜益胃”时指出：“可见益胃者，在疏瀹其枢机，灌溉汤水，俾邪气松达，与汗偕行，则一战可以成功也。即暑疫之邪在膜原者，治必使其邪热溃散，直待将战之时，始令多饮米汤或白汤，以助其作汗之资。”至于三焦痰热或湿热阻滞，或湿热郁伏膜原者，则“以杏仁开上、厚朴宣中、茯苓导下”分消走泄，或开达膜原。迨至邪热传入营血分者，主张用王晋三犀角地黄汤治之。对气营（血）两燔者，认为不可专治一边，必须气营（血）两清。

温邪系阳热亢盛之邪，伤阴耗液是其基本病理变化之一，因此，病程中出现伤阴证是温病病机演变之必然。故王孟英在临证中非常重视养阴护液，提出凡治外感证，“必审胃汁之盛衰”，若邪已渐化热，即当“濡润胃腑，俾得流通，则邪有出路，液不自伤，斯为善治”，认为“救阳明之液”，乃治温病之真铨，时时当顾及之，忌温燥和攻下。其滋养之法，如常用沙参、玉竹、玄参、百合、知母、梨汁等滋养肺阴；喜用沙参、西洋参、麦冬、石斛、天花粉、西瓜汁及蔗浆汁等生津养胃。及至胃阴衰亡、舌光绛无苔者，则以复脉汤去姜、桂，加石斛，并以蔗浆易饴糖治之；遇有肾精耗损者，王孟英认为，吴鞠通之加减复脉辈、大小定风珠汁等，腥膻浓浊、滋腻味厚，胃难受纳，宜用犀角地黄汤加味，如墨旱莲、女贞子、阿胶、枸杞子、肉苁蓉，或龟板、鳖甲、牡蛎等，尤其推崇用集灵膏，认为该方峻滋肝肾之阴最佳。

此外，王孟英认为，肺为温邪首犯之脏，肺脏受邪，气失宣肃，治节不行，必影响水液输布代谢而湿聚生痰，痰热互结，则邪热不易去除。故欲清气道之邪，必先去其邪热所依附之痰。因此，他论治温病，还十分重视斡旋枢机，清肃肺气以伸治节这一环节，喜用苇茎汤、温胆汤、小陷胸汤、瓜蒌薤白汤及雪羹汤等。

综上可见，王孟英论治温病，既遵循叶天士所创立的卫气营血辨证大法，又结合自己的学识和经验，紧密联系临床实际，推陈出新，堪称一代宗师。

第四十一节　张锡纯论“白虎四禁”

清代著名医学家吴鞠通，曾经在其名著《温病条辨》中，对张仲景之名方——白虎汤的使用提出“四禁”，然而，张锡纯则对此有异议，主张脉沉、汗不出、不渴等证不应在禁忌之例，并称《伤寒论》中对白虎汤提出渴者加人参，说明不渴而有实热者，单用白虎汤即可，因此吴鞠通提出的“不渴者”为温病四禁之一有悖经旨。他认为：若见脉沉有力，属邪气深陷，气分素有伤损，不能托邪外出，可用白虎加人参汤，服药后，脉沉可即起；如见脉沉而微细，可能系少阴肾虚、伏气化热、内蕴湿热所致，亦可用白虎加人参汤，以鲜茅根二三两煎汤煮药，使伏热外达，脉沉者即起，微细者亦可复常；如果见汗不出者，可能为内蕴实热不达所致，也可用白虎汤以宣布其邪热外透。

证之临床，张锡纯之论似较切合实际，而且有助于我们更加全面地理解认识白虎汤证和掌握其临床运用要旨。

第四十二节 卫气营血在温病中的意义

卫气营血，作为温病的辨证纲领，其意义有以下三个方面。

一、代表温病过程中的不同病机和证候类型

叶天士将温病发生发展的整个病理过程，划分为卫、气、营、血四个病机和证候类型。如卫分证之病机为温邪袭表，肺卫失宣，以发热与微恶风寒为基本特征；气分证病机是邪热入里，气热蒸腾，基本特征为壮热不寒，渴甚，尿赤，苔黄；营分证是热劫营阴，心神被扰，以身热夜甚，心烦不寐，时有谵语，舌质红绛为特点；血分证乃耗血动血，心神扰乱，舌质深绛，斑疹透露或各种出血现象是其基本特征。

二、用以阐明温病发生发展传变的规律，标志病情的深浅轻重

叶天士说，“温邪上受，首先犯肺，逆传心包”“卫之后方言气，营之后方言血”。既指出了温病发生传变的一般规律，即有顺传、逆传两种趋势，也说明由卫而气而营再血，是温病由表入里，由浅入深，由轻到重，由实转虚的发展演变过程。

三、作为立法处方的依据

叶天士指出："在卫汗之可也，到气才可清气，入营犹可透热转气……入血就恐耗血动血，直须凉血散血。"这就规定了温病不同阶段的治疗大法，即卫分证宜辛凉透解；气分证宜清泄气热；营分证宜透热转气；血分证宜凉血解毒，散血止血。从而为温病选方择药提供了依据。

总之，卫气营血是温病发生发展传变的四个不同证治阶段，也是温病病机的理论概括，是温病辨证论治的纲领，在临床上具有十分重要的指导意义。

第四十三节 "治上焦如羽，治中焦如衡，治下焦如权"的临床意义

吴鞠通在《温病条辨》中提出的"治上焦如羽，治中焦如衡，治下焦如权"，是温病上、中、下焦之治疗大法，对指导临床实践具有重要的指导意义。

所谓"治上焦如羽"，是指上焦的部位最高，并接近于表，故对上焦的病，治疗用药时，应选用如同羽毛那样轻清升浮之品。

所谓"治中焦如衡"，是言中焦处于高下之间，是上下升降出入之枢纽，故对中焦的病，治疗应中正平和，不偏不倚，用药气味质地不宜太薄，也不能太厚，要像秤杆那样平衡方能取效。

所谓"治下焦如权"，是说下焦所处的位置低，而且偏里，故对下焦的病，治疗应使用重浊厚味之品，就好像秤锤那样沉重，以直达病所。

实践证明，此三大治疗法则是有着深刻的现实意义的。这是因为人体脏腑的位置确有上、中、下之不同，所以病所也有三焦之别，而治疗方法及用就当有轻、中、重之分。也就是说，凡病用药宜薄

轻的，就不可用厚重的，否则，就会病轻药重而直过病所，易于耗气；凡病用药宜重厚的就不可用轻薄的，若用之，就会病重药轻而达不到病所，且易留邪。总之，治疗不可太过与不及，应以“调其阴阳，以平为期”。

上焦为心肺所属，而肺又合皮毛，开窍于鼻，如温邪上受，肺卫失宣，所以上焦病候以肺经见证为多，如发热，微恶风寒，或头痛、鼻塞、汗出，或咳嗽、口微渴、咽痛，苔薄白、脉浮数等征，此时宜“治上焦如羽”，治宜宣肺疏表，用辛凉轻剂，代表方为银翘散、桑菊饮。

中焦为脾胃所属，脾为阴，主升，喜燥恶湿；胃为阳，主降，喜润恶燥，二者相互协调而维持阴阳的相对平衡。如果邪犯脾胃，致使脾胃升降失调，燥湿不相济。若从阴化湿，湿热蕴蒸，就会出现身热、口渴、脘腹痞满、呕恶烦闷、苔黄腻等。若从阳化燥，燥热互结，腑气不通，则现潮热便秘，腹满硬痛，苔焦黄而燥，脉沉实等，此时宜“治中焦如衡”，以平衡阴阳、安和中土为法。湿热蕴蒸者，宜清利湿热，代表方为连朴饮；燥热互结者，宜攻下结实，泄热存阴，代表方用调胃承气汤或大承气汤。

下焦为肝肾所属，肝藏血而忌亢盛，肾藏精而宜闭固。若温邪侵入下焦，损伤肝肾，则阴精亏耗，虚风内动。症见身热面赤，口干舌燥，神倦，手足心热或手足蠕动，甚至瘛疭，舌绛少苔，脉虚，心中憺憺大动，时时欲脱等，此时宜“治下焦如权”，多用重沉厚味以滋补阴精、熄风止痉，代表方为加减复脉汤、大定风珠。

综上所述，吴鞠通提出的“治上焦如羽，治中焦如衡，治下焦如权”之治疗大法，在临床上是有着十分重要的指导意义的。

第四十四节　关于“温邪上受，首先犯肺，逆传心包”的理解

叶天士在其不朽名篇《外感温热篇》中所提出“温邪上受，首先犯肺，逆传心包”。这十二个字，高度概括性地指出了外感温热的发病机制及传变趋向等，实为温病学之重要纲领。

“温邪上受，首先犯肺”，此说明了温病的机制。因肺合皮毛，开窍于鼻，

主人身之表，统属卫分。且肺卫在上，为五脏之华盖，故邪必先伤。句中之“上受”二字，可理解为病邪从口鼻而入。因此，外感温热之邪的侵袭，必然首先侵犯于肺，而出现肺卫的见证。

由于温热病邪在肺卫，其病尚轻浅时，如果治疗得法，可使邪从外解。若邪不外解，则可由肺卫内陷心包，导致病情恶化，称为“逆传”。那么，有“逆传”就当有“顺传”。温病的顺传，应当是指上焦肺卫病邪下行，传于中焦阳明气分而言。此可以从叶天士之《三时伏气外感》中“盖足经顺传如太阳传阳明”一句得到印证。也就是说，病情逐步发展，按一般浅深层次传变，称为“顺传”。反之，肺卫病邪若不传于阳明，而内陷心包，此病情是逆一般规律而急剧转变，故称为“逆传”。所以说，叶天士这一句话，短短十二个字，将温病的机制、传变及趋向等概括得极为完整、清楚，因此堪称温病学之纲领，具有重要的指导意义。

第四十五节　浅谈温病卫气营血四个阶段的治疗原则

清代著名医学家叶天士在其名著《外感温热篇》之第8条中指出：“在卫汗之可也，到气才可清气，入营犹可透热转气，如犀角、玄参、羚羊角等物，入血就恐耗血动血，直须凉血散血，如生地黄、阿胶、赤芍等物。”从而确立了温病发生发展四个阶段的治疗原则，然而，对其涵义必须正确理解，方能有效地运用于临床，收到预期效果。

所谓“在卫汗之可也”，一般都理解为汗法。但不可望文生义，其本义并非指发汗。实际上，所谓“汗之”，是指清透表邪而言。这可从叶氏“在表初用辛凉，……透风于热外”“辛凉清肃上焦”等句得到印证。应着眼于“透邪”二字，即用辛凉宣透之法，以辛凉轻清之品，走上达表，清透卫分，表邪外达，不用发汗也可热透微汗而解。况且，汗法本为温病所忌，在治疗温病过程中，必须时刻顾护津液，这是一条重要原则，如叶氏云“救阴不在血，而在津与汗”，就寓有忌汗之意。既然温病忌汗，绝无反用汗法而自相矛盾之理。因此，“在卫汗之可也”应当理解为宣透表邪。

所谓“到气才可清气”，应着眼于“到”字，即邪热未到气分时，不可过早使用清气法，必待卫分证罢，邪热已入气分方可使用。否则，卫分之邪必因寒凉太过，或甘寒凝滞而冰伏不解。即使气分证已现，但卫分证未罢者，亦不可轻投大剂寒凉，只能在辛凉宣透之中，佐以清气泄热之品。

所谓“入营犹可透热转气”，入营自当清营，但清营之中必须佐以清气透热之品。这是因为，营分之热，多由气分深入而来，而热炽营中，又最易内闭，故当参以轻清透泄之品，犹如闷室之中必开窗牖以通风透热，防其闭塞之意。

所谓“入血就恐耗血动血，直须凉血散血”，意指热邪深入血分，灼伤血络，迫血妄行，出现各种出血现象，是为“耗血动血”。此时治以清热凉血止血，是理所当然，也是最易理解的。但在“凉血”之中，又提出“散血”，其意就值得深究了。所谓“散血”者，散瘀血也。由于热伤血络，血溢络外，多致停瘀；同时，热盛灼血，阴液耗劫，血液浓缩黏滞亦易停瘀。故在凉血之中必佐散血之品，以冀热清瘀散，络宁血止。“散血”的涵义有二：一是活血以散血，药如牡丹皮、芍药、丹参之类；二是滋阴以散血，药如生地黄、玄参、麦冬之属。

第四十六节　漫谈风温之邪逆传心包的机制

在温病发生发展过程中，有种特殊情况，即风温之邪在肺卫不解而又未能按照一般传变规律“顺传”至中焦阳明胃，而是径直内陷心包营分的，此称之为逆传心包。叶天士在《外感温热篇》中指出：“温邪上受，首先犯肺，逆传心包。”即是针对这种现象而言。那么，是什么原因促使风温之邪发生逆传呢？究其原因，主要有三：

第一，素体心气亏虚，心阴不足，当高热伤营之时，邪热便乘虚而入，发生逆传之变。诚如叶天士所云：“平素心虚有痰，外热一陷，里络就闭。”

第二，心肺同居膈上胸中，两者相邻，故肺有热邪袭扰，极易入心，累及心包。

第三，由于失治或误治所致。

逆传心包是温病中的一种急剧变证，病情发展迅速，变化多端，来势凶猛，病势严重，多见神昏谵语或昏聩不语，身热肢厥，舌红绛，脉细数等险证。临证时，应立即用清宫汤送服安宫牛黄丸或至宝丹或紫雪散，以清心开窍、凉营泄热，使邪热降伏透转，不致再扰心包，方可转危为安。余教授在临床上，遇此变证，每用此法，屡获良效。

第四十七节　热闭心包的病机分析

吴鞠通在《温病条辨》中论述清宫汤时，对热闭心包之病机解释极为透彻。他说："火能令人昏，水能令人清，神昏谵语，水不足而火有余，又有秽浊也。"指阳明热盛挟痰浊，是热闭心包的病机。何秀山也认识到，"热陷包络神昏，非痰迷心窍，即瘀塞心孔，……但络瘀者必有黏涎"。认为热陷包络之神昏，除邪热内陷外，还有"痰"或"瘀"内闭。但从其"络瘀者必有黏涎"推论，有黏涎者未必有络瘀。可见，"热"与"痰"是热闭心包的基本病机。这是因为，热闭心包证，无论是由逆传还是顺传而来，都是由于热势猖獗引起的。

一般来说，邪热较轻者，大多不至于发生此种危重之证，而邪热内陷，最易煎熬津液成痰。特别是平素痰盛之人，尤易与热邪为伍，此即叶天士所谓"或平素心虚有痰，外热一陷，里络就闭"之意。诚然，临床上，热闭心包证，除高热肢厥，昏谵舌绛外，常有痰盛气粗，鼻息鼾睡，喉间痰鸣等痰阻气道之见症，而清心开窍之"三宝"，均有不同程度的豁痰作用，就更进一步说明了这个问题。所以，热与痰闭作为热闭心包的基本病机，是非常符合温病发展规律和临床实际的。

第四十八节　温病和瘟疫有别

温病与瘟疫，两者同属于温病之范畴，但有所区别。实际上，温病是多种急性、热性疾病的总称，而瘟疫是特指一类具有强烈传染性和大流行性特点的特殊温病。这点完全可从《素问·刺法论》中所记载的"五疫之至，皆相染易，无问大小，病状相似"之说得到印证，说明瘟疫是特指一类能相互传染，而且可引起广泛流行的传染性疾病。至于它与温病之间的关系，一般认为，温病包括了大部分急性传染病在内，因此就不能把其视为绝对不传染，但也不等于说温病一发生就会引起大流行。一般而言，温热病在散发的情况下，不能称为疫，如果一旦发生大流行，而且发病急剧的，即称为瘟疫。

综上可见，温病与瘟疫的区别，关键在于流行情况的大小及传染性的强弱。诚如周扬俊所云："一人受之谓之温，一方受之谓之疫。"周氏之说，可谓一语破的，诚可信也，吾赞同之。

第四十九节　新感与伏邪浅识

温病中的新感与伏邪，是以感邪之后是否即时发病作为区别依据的，即感邪之后即时发病的为新感，潜伏体内而过一段时间发病的则为伏邪。这是温病学家们根据温病初起的不同证候表现总结出来的。尽管有关伏邪的问题尚有争议，然而可以认为，新感与伏邪是温病的两种不同的发病类型，可由于温热病邪的差异及病人体质强弱的不同而形成。因此，这种发病学说，实质上是建立在对不同证候的观察分析之上的。

二者之区别，可以从如下几点进行分析。

一、病情证候表现方面

新感温病初起病轻，且多出现恶寒、发热、头痛、咳嗽、口微渴或不渴等以表邪为主的症状；伏邪温病则初起病情即较重，大多一开始就出现发热、口渴、心烦、溲赤等里热证候，少有表证或有极短暂的表证阶段。

二、病变转归规律方面

新感初起，邪在卫分，可有不经传变而迅速病愈的；也有很快传入气、营、血分的；又有邪入营血，而卫、气之邪尚未全罢的。伏邪温病，则有初起即见气分证，而后陷入营血的；也可先出现营、血证，经转出气分后，又复陷入营血的情况；更有营、血分之邪虽透出气分，但因一时不能透尽，而致气血两燔者。

三、治疗措施方面

新感初起，邪在卫分，治宜疏表透邪之法；伏邪温病，初起即现里热，故治应清泄里热。

综上所述可见，新感与伏邪之说，主要是为了区分温病初起的不同类型，这种发病类型上的区别与致病之邪的性质、轻重及病人体质因素等是有十分密切关系的。

第五十节　斑疹的诊断意义

斑疹是温病过程中，邪热迫营入血的常见体征。严格来讲，斑与疹在形态上完全不同，在病机上也有肺胃浅深之别。关于其诊断意义，叶天士曾指出："斑疹皆是邪气外露之象。"因此，尽管斑与疹在形态和病机上有所不同，但诊断意义及价值却基本一致。临床上，主要是根据斑疹的色泽、形态和分布等情形，来辨别病邪的浅深轻重、气血的盛衰、流畅与瘀滞，从而为判断疾病预后、指导治疗提供依据。如温病热入营血，斑疹发而不透，或甫出即隐，说明系热毒内闭，治当清凉透发为主，正所谓“急急透斑为要”；若发而太多，又说明热深毒重，治疗必须着重清热凉血解毒。如色泽红活朗润，分布稀疏均匀，表明热毒发扬，气血流畅，正能胜邪，预后良好，是为顺证；反之，紫黑晦滞，紧束有根，稠密累累，或红而干晦不荣，则提示势热毒锢结，气血瘀滞，或血枯液涸，正不胜邪，预后多为不佳，是为逆证。凡此种种，临证当须细辨。

第五十一节　常见汗证治疗要点

常见汗证有自汗和盗汗。不因用发汗药或其他因素刺激而汗自出者，称为自汗；而入寐则汗出，醒来即止的，名之盗汗。尽管同是汗证，然而由于二者临床表现、病因病机均不同，故治疗方法迥然有异。在临床上，《医宗金鉴》所载之歌诀，言简意赅，方便实用，而且易于记忆，颇符合临床实际。如书中歌诀云：

自汗表虚黄芪草　　玉屏风散术芪防
气虚加参阳虚附　　血虚黄芪建中汤

意指表阳虚之自汗证，当用“黄芪草”，即黄芪六一汤，方由黄芪六钱，甘草一钱组成，故名。若兼有气虚之象者，可加人参以补气；有阳虚之征者，可加附子以扶阳。但如果没有气虚或阳虚之征象时，切不可用人参、附子，以免耗伤阴血，应当使用黄芪建中汤以补气生血。至于盗汗之治法，书中歌诀也讲得很切实用，如：

盗汗心火下伤阴　　归芪二地柏连芩
心虚酸枣芎归地　　知柏苓芪五味参

歌诀中所云“归芪二地柏连芩”，是指由当归、黄芪、生地黄、熟地黄、黄连、黄芩、黄柏等七味药组成的当归六黄汤，主治心火伤阴之盗汗证；而心阴虚者，则可用酸枣仁汤（《金匮要略》方）加味治之。

第五十二节　治疗湿温病的注意事项

由于致病邪气之故,湿温病有着与温热病明显不同的自身特点,因此在治疗上也有别于温热病。具体地说，在临床中治疗湿温病，应抓住下列“三个关键”“四个原则”“三条禁忌”。

三个关键：

一是紧紧抓住湿这个字。因热由湿而生，湿郁可以化热，故应从根本着手，使湿化而热清。

二是要紧紧抓住脾胃。因脾主运化，湿邪与脾关系密切，脾虚运化不及可以生湿，而湿盛又可困脾，形成恶性循环，湿郁则又可化热，故治疗湿温之病，始终离不开脾胃。

三是要紧紧抓住三焦。由于三焦乃水湿运行之通道，三焦功能正常，无水湿停留可言；若三焦气化不行，则水湿内停而为患。

四个原则：

一是辛温宣化。此适用于上焦湿热而湿重于热者。因辛温药既具有发汗作用，又可风化湿浊，如藿香、白豆蔻、防风、羌活、香薷、淡豆豉等。

二是苦温燥化。主用于中焦证，湿重于热者。因苦能燥湿，故用之。

三是苦寒燥湿。亦用于中焦证，但为热重于湿者，因苦能燥湿，寒能清热之故。

四是淡渗利湿。主要适用于下焦证，所谓“治湿不利小便，非其治也”。此实际上亦适用于上、中焦，即在湿温病治疗过程中均应注意给邪以出路。

三条禁忌：

一是辛温大汗。因辛温大汗，只能去热，未能去湿，而湿未去，留滞又可再化热。即所谓“汗之不仅不解，反生他患”。

二是苦寒大下。因湿邪与脾胃密切相关，苦寒药又多伤脾胃，否则，可出现“汗之则洞泄”的变证。

三是甘寒生津。因甘寒阴柔滋腻，若用之，则可致湿邪胶锢不解，病程迁延。

以上是治疗湿温病的要点和注意事项，临证时尤当切记。

第五十三节　疏表法必须注意的事项

疏表法是临床常用治法之一，它具有疏泄腠理，逐邪外出的作用，但临床应用时须注意下列几点。

第一，疏表法多用于温病初起，此乃指温病初起即见表证者而言，若无表证，断不可贸然用之。

第二，温病表证，通常多热象偏重，故解表宜辛凉之剂，切忌辛温燥热，如麻桂类等发汗峻剂。然病初表寒外束较重之时，凉药也不宜用之过早，可用微带辛温之剂，即于辛凉剂中参以少量辛温之品，以免凉遏之弊。

第三，若遇表证而兼夹其他证候时，则解表必须与其他治法配合，如表证兼阴液不足者，可解表与滋阴法相结合；当表证而又兼有里热时，则应解表与清里同施。

第五十四节　滋阴法在温病中的地位与意义

温病总以以阳伤阴，损伤津血为特点，特别是在温病之后期，伤阴劫液最为突出。因此阴液之存亡与否，事关其预后与转归，故有“存得一分津液，便有一分生机”之说。因此，滋阴法是温病治疗中的一种十分重要的方法，使用范围广泛，运用机会甚多，凡温病过程中出现阴液不足之现象者，均可选用，或与其他方法伍用。临床上，温病常用的滋阴方法可以归纳为以下两类。

第一类，甘寒生津：甘寒之品，能生津养液，适用于气分热邪渐解而胃阴受损，症见口干咽燥、舌红少津等，常用代表方如沙参麦冬汤、益胃汤。

第二类，咸寒增液：用咸寒之类，以填补真阴、壮水增液，常用于温病热邪久羁，劫烁真阴，症见身热面赤，手足心热甚于手足背，口干咽燥，神疲嗜睡，舌绛而干，脉虚细等。代表方有三甲复脉汤，或咸寒、甘寒并用的增液汤。

此外，滋阴法尚可与其他方法配合使用，如滋阴解表、滋阴清热、滋阴通下、滋阴熄风等。

应当指出，滋阴法虽然是治疗温病的重要方法，但必须正确使用，做到有的放矢。对于邪热亢盛之实证，或湿热内蕴之证，断不可随便使用，否则会滞留病邪，致生他患，临证时不可不慎。

第五十五节　通下法在温病治疗中的运用

所谓通下法，即是通里攻下之法。通下法在温病治疗中具有十分重要的地位，它是温病常用而又有效的重要治疗方法之一。适用于温病热结邪实、燥屎内停、瘀血留滞等证。温病常用的通下法有如下几种。

一、苦寒攻下法

指用苦寒下泄之品以攻逐实热之邪。大凡热邪结于阳明胃腑，证见潮热谵语，腹部痞满或胀痛拒按，大便不通，舌苔老黄，脉沉实或滑数等。代表方如调胃承气汤。

二、通腑导滞法

是以苦泄行气、通导郁热湿滞下行为主要手段。凡温邪夹滞，交阻壅结肠胃，证见脘腹痞满或痛，恶心呕逆，大便溏而不爽，色黄如酱，肛门灼热，或身热不退，舌苔黄厚等。代表方如枳实导滞汤。

三、扶正攻下法

是言以扶助正气寓攻下热结为法。适用于温病应下失下，正虚邪实之证。代表方如加减黄龙汤。

四、滋阴攻下法

是指以滋阴增液为手段，达到通下热结的目的。适用于温病热结阴亏，无水舟停，燥屎不行，下之不通之证。代表方如增液承气汤。

五、通瘀破结法

采用破结通下而逐瘀的方法，使邪有出路。适用于温病下焦蓄血，证见少腹硬满，拘急疼痛而拒按，大便秘结不通，小便自利，其人如狂，或发热至夜为甚，或口干渴漱水不欲咽，舌质红绛或紫绛，脉沉结或沉实等。代表方如桃仁承气汤。

以上是温病治疗中常用的五种通里攻下法。此外，尚有针对阳明腑实而兼不同兼证的通下法。

（一）宣白承气汤

为阳明腑实兼痰热壅肺而设，具有宣肺化痰、攻下热结之功。

（二）牛黄承气汤

为阳明腑实而兼痰热扰心而设，具有清心豁痰、开窍醒神、攻下热结之功。

（三）导赤承气汤

为阳明腑实兼热郁小肠而设，具有清泻火腑、攻下热结之功。运用通下法，在严格、准确地掌握其适应证的同时，还必须注意如下事项。第一，在表邪未解时不可轻易使用。第二，在温病表邪虽未解，但已兼有里实之证的，可先解表而后攻里，或解表通里并举。第三，若正虚邪实，而非下不足以祛病的，当采取攻补兼施、寓补于泻之法。

此外，还须避免那种不加选择、不顾正气、不问兼证而盲目使用通下法。只有严格掌握其适应证，准确把握其正气强弱，认真分析其兼证如何及表里先后、轻重缓急等，才能用好通下法。

第五十六节　疏通气机是治疗郁证的总则

郁证是指因情志不舒，气机郁滞所引起的，并以心情抑郁，情绪不宁，胁肋胀痛，或易怒善哭，以及咽中如有异物梗阻，失眠等各种复杂症状的一类病证，包括因病而郁和因郁而病。

郁者，滞而不通也。导致郁证的根本原因，是机体内的气机不畅、郁结不通。气是维持人体生命活动的根本，血液的运行，津液的输布与排泄等，均依赖于气的升降出入运动。气机运行正常，则血液运行流畅，津液输布代谢也正常。若一旦气机郁滞，则会造成血液运行不利而形成血瘀；津液输布代谢障碍停滞内聚而造成湿、痰、饮及水肿等。若脾胃升降不利，则影响气血的化生。如果气郁日久，又可化火而耗伤阴血，进而产生各种病证。而在气病之中，又以气郁最为多见。因此，理气、疏通气机是解郁消滞的有效方法。并且，及早疏通气机，对防止郁证病情的发展变化，具有重要的意义。所以说，疏通气机是治疗郁证的总则，临证应当重视。

第五十七节　刍议银翘散

吴鞠通在《温病条辨》中指出银翘散的适应证是：“太阴之为病，脉不缓不紧而动散，或两寸独大，尺肤热，头痛，微恶风寒，身热自汗，口渴，或不渴而咳，午后热甚者……”此乃太阴风温的主要见证。以发热，微恶风寒，咳嗽，口微渴等肺卫见证为其特征，当以银翘散解之。

银翘散方

药物组成：金银花15g，连翘30g，桔梗30g，薄荷18g，淡竹叶12g，生甘草15g，荆芥穗12g，淡豆豉15g，牛蒡子18g。

加减法：胸膈闷者，加藿香9g，郁金9g，芳香解郁以护膻中；渴甚者，加天花粉以清热生津；项肿咽痛者，加马勃、玄参以解毒消肿；衄者，去荆芥穗、淡豆豉，加白茅根6g，侧柏炭9g，栀子炭9g以凉血止血；咳者，加杏仁利肺气；二三日病犹在肺，热渐入里，加生地黄、麦冬保津液；再不解或小便短者，加知母、黄芩、栀子之苦寒，与麦、地之甘寒，合化阴气而治热淫所胜。

服法和注意事项：上杵为散，每18g，鲜苇根煎，香气大出即取服，勿过煮，肺药取轻清，过则味厚而入中焦。病重二时一服，日三服，夜一服；轻者三时一服，日二服，夜一服；病不解者作再服。如病人不便服用散剂，亦可改作汤剂煎服，但其每味药的用量应照散剂适当减轻，且煎的时间不宜过长。

第五十八节　从瘀论治高血压病

高血压是全球范围的重大公共卫生问题。我国已成为世界上高血压危害最严重的国家之一。大量的随机临床试验证明，降压治疗可降低脑卒中、心力衰竭、心肌梗死和终末期肾衰竭等高血压主要并发症的发病率。中医药在高血压治疗领域有着明显的特色和优势，现已有越来越多的资料显示，高血压病与血瘀有密切的关系。因此，从血瘀角度研究本病的病因病机和治疗方法是一条值得探索的途径。

一、血瘀是高血压病的重要病理基础

中医学认为，气血是形成和维持血压的物质基础，“气血冲和”，血液运行正常，血压则可维持在正常范围，从而使“经脉流行不止，环周不休”（《素问·举痛论》），以保证脏腑组织器官的血液供应。若气血失和，血液运行反常，则可导致血压的异常变化，这种变化尤与肝的调节密切相关，故《素问·至真要大论》说：“诸风掉眩，皆属于肝。”高血压病发展的严重后果是中风，《黄帝

内经》中所记载的部分厥证即与此相类似，如《素问·调经论》说："血之与气，并走于上，则为大厥，厥则暴死，气复反则生，不反则死。"《素问·生气通天论》云："阳气者，大怒则形气绝，而血菀于上，使人薄厥。"认为脏腑阴阳气血逆乱是中风卒然发病的主要病机。后世医家在《黄帝内经》的基础上不断丰富和发展，逐渐加深了对本病的认识。宋代杨士瀛《仁斋直指》认识到："血海虚损或瘀滞不行，皆能眩晕。"清代叶天士认为本病常有窍络阻塞之变，他说，"倘津液有亏，肝阴不足，血燥生热，热则风阳上升，窍络阻塞，头目不清，眩晕跌仆，甚则瘈疭痉厥矣"（《临证指南医案·肝风》）；喻嘉言亦强调此多由"荣卫气弱，自致津凝血滞也"（《医门法律》）。迨至晚清，则有迳以气血逆乱来解释高血压者，如近代中医学家张锡纯认为"气血上逆"（《医学衷中参西录·镇肝熄风汤》）是本病的主要病机；张山雷亦持类似看法，指出此"皆是气血上菀"所致。中华人民共和国成立后，各地对本病的发病原理进行了广泛地研究，特别是近20年来，对高血压病血行瘀滞的病理变化尤多阐发，不少学者发现血瘀与本病的发生和发展有密切的关系。在整个病变过程中都有血瘀证候的形成，而且是随着病程的发展和病情的严重，血瘀的程度也逐渐加重的。这可能是高血压病向中风转化演变的生理基础。

高血压病人多数具有病程较长，头痛部位固定，或痛如锥刺，心悸健忘，心前区憋闷或刺痛，肢体麻木，唇舌偏黯，舌有瘀点瘀斑，或舌下脉络瘀紫，脉沉弦或涩等特点，这些症状均与瘀血有关。中医学认为，血瘀即是血液运行不畅，或在局部停滞的一种病理现象。据研究，血瘀与微血管病变、微循环障碍及血液流变异常等因素相关。文献报道，高血压病患者可出现不同程度的微循环障碍，表现为毛细血管变细、管襻隐没、扭转，长度改变，以及血流速度血流状态的改变。有人分析了136例高血压病患者血液流变学，结果全部异常。余教授观察了186例高血压病人的球结膜微循环情况，发现均有不同程度的障碍，主要表现为血液流速明显减慢，红细胞聚集，毛细血管扭曲变细，有的呈囊状扩张，局部渗血，甚或部分毛细血管血流瘀滞，堵塞不通，呈节段状等。同时，上述186例病人进行血液流变学检查，结果显示均有多项指标异常。大量资料表明，高血压病人普遍存在血流动力和血液流变等方面的异常，主要表现为微循环障碍和血液黏度升高，它是本病的主要病理改变。这些亦可作为本病血行瘀滞的佐证。

如今，西医学已经认识到，高血压病的深层次本质是血流供求不平衡，而心、脑、肾的血流供求不平衡在其发生和维持上起着特殊重要的作用。高血压病人的许多症状，诸如头晕目眩、颈项强痛、肢麻、耳鸣、失眠、胸闷、心前区疼痛等，都是心、脑、肾等重要器官血流供求不平衡的反映，当这些器官的血流供求得到改善时，上述临床症状就好转或消失。因高血压可以促使动脉硬化，故临床上高血压病合并动脉粥样硬化者十分常见。由于动脉粥样硬化，导致血液循环、血管功能障碍，组织缺血缺氧和血凝功能亢进等病理变化，故临症上可出现种种血流动力障碍，而呈现血瘀的证候。可见，本病血瘀的形成是具有一定的中西医病理基础的。

总之，高血压病均有血瘀表现。血瘀的病理变化是普遍的、客观存在的，并且是贯穿在本病全过程中的。究其形成机制，缘由七情内伤、起居失宜、劳倦虚损、禀赋不足、饮食不节等因素的长期作用下，致使脏腑阴阳失调，尤其是肝肾阴阳失调，进而产生化火、损阴、伤阳和生痰等病理变化，若脏腑阴阳失调进一步发展，则可引起气血紊乱，血行不畅，脉络瘀滞，从而出现血瘀证候。究其成因有如下几方面。

（一）热灼血瘀

热为阳邪，能煎熬津液，耗液伤阴，使血液浓浊黏稠，不易流动而成瘀。张仲景说，“热伤血脉，……热之所过，血为之凝滞”（《金匮要略方论》）；王清任亦云，“血受热则煎熬成块”（《医林改错》）。本病患者多因情志失调，肝气郁结，化火化热，邪热与血相搏结，凝结瘀塞而成瘀。

（二）阴虚血涩

血的运行，除赖气的推动之外，尚须津液的运载。周学海形象地比喻道，“血如像舟，津如像水，水津充沛，舟才能行”。并说，“夫人身之血，如胭脂然，有色有质，可粉可淖，人血亦可粉可淖者也。其淖者，津液为之合和也，津液为火灼竭，则血行愈滞”（《周氏医学丛书》）。高血压病人常素有肝肾阴虚，阴虚阳亢，虚火内伏。由于虚火灼津烁血，一者血燥脉涩，血行不畅；一者阴亏血少，无水行舟，以致血脉滞塞不行，运行不畅，而成血瘀。

（三）阳虚血凝

《素问·调经论》说："气血者，喜温而恶寒，寒则泣不能流，温则消而去之。"血为阴，遇寒则凝，得温则行，非阳不运。本病患者由于久病不愈，阴损及阳，或素体阳虚，均可出现阴阳两虚。阳虚气弱，不足以运血，则血行滞缓；阳虚火衰，寒自内生，则血脉凝滞，而成血瘀。故《灵枢·经脉》有云："寒邪客于经脉之中，则血泣而不通。"周学海也说，"阳虚血必滞，阴虚血必凝"（《周氏医学丛书》）。说明阳之不足，亦可成为本病致瘀因素之一。

（四）痰凝血滞

朱丹溪云，"痰挟瘀血，遂成窠囊"（《金匮钩玄》）。由于饮食不节，过食肥甘，以致脾失健运，水湿内停，凝聚成痰。痰浊既成，则到处流行，外而经络，内而脏腑，无所不到。因其为有形之质，必然影响和阻碍气血的正常运行，痰血交阻，便为血瘀。诚如王肯堂说，"夫人饮食起居一失其宜，皆能使血瘀滞不行"（《证治准绳·蓄血》）。血瘀既成之后，又会影响水津输布，导致水湿内停，变生痰饮，终成痰瘀相结之患。故唐容川说，"血瘀既久，亦能化为痰水"（《血证论》）。临床上常见高血压病患者多伴有高脂血症，而饮食不节则是高脂血症的重要成因之一。实验研究和临床观察均证实，血脂高可使血液黏度增高，影响血液运行，并可在脉管中造成粥样硬化斑，导致血管变硬变窄。从而影响血液运行，形成血瘀。

（五）气滞血瘀

血为有形之质，赖气以行，犹如杨仁斋所说，"盖气为血帅也，……气有一息之不运，则血有一息之不行"（《直指附遗方论》）。若气机郁滞则血流亦随之不畅，故有"气行则血行，气滞则血瘀"之说。

由于肝主疏泄，主通调气机，调和气血，故本病患者多由七情内伤，恼怒不解，致使肝气郁结，疏泄失职，气机不畅，血行瘀滞而致气滞血瘀。此若作用于上述四个病机环节，则更进一步促使血流不畅，脉络瘀滞，形成血瘀。正如《灵枢·百病始生》说："若内伤于忧怒，则气上逆，气上逆则六输不通，温气不行，凝血蕴里而不散，津液涩渗，著而不去，而积皆成矣。”

综上所述可见，高血压之血瘀病理变化是由于脏腑阴阳失调，导致气血紊乱，血液运行反常，血行瘀滞所致。而气血紊乱，血行瘀滞又可加重脏腑阴阳的失调，使阴阳之偏更甚，五脏之功能乖违，两者互为因果，相互影响，从而促使本病的发生、发展和演变，甚至导致中风等严重后果。诚如《素问·调经论》所说：“五脏之道，皆出于经隧，以行血气，血气不和，百病乃变化而生。”故临床上，高血压病患者除有血瘀病理表现之外，尚可兼见肝气郁结、肝阳上亢、气虚痰阻、阴阳两虚等证候，临证时尤当细辨。

二、活血化瘀是治疗高血压病的重要法则

血瘀是高血压病的病理关键，它决定着高血压病的发生、发展和演变，直至造成中风等严重后果。“治病必求于本”，当从根本入手，从“瘀”论治。因此，针对其病机，进行活血化瘀治疗至关重要，实为根本之法。现代研究发现，高血压是体内为着克服重要脏器血流供求不平衡而产生的代偿性抗病反应，只不过是这种代偿反应还未完善和尚未成功而已。因此，高血压就不应当只是治疗压制的对象，若单纯直接降压，结果是激起体内升压机制的反应，加重体内自稳调节的负担，削弱机体自稳调节的能力，进一步加剧重要脏器血流供求不平衡，促使重要器官血流供求矛盾的恶化。因而，治疗应当放在帮助改善血流供求关系上，因势利导，促使这种代偿反应趋于完善，走向成功。据研究，活血化瘀具有降低血液黏度，抗凝血，改善血流动力学等方面的功能，并有改善微循环，尤其是改善某些重要器官微循环的作用。古人云：“将予取之，必先予之。”通过活血化瘀，以疏通微循环，调整血液运行，从而改善血流供求关系，使机体调节功能得到恢复，最终使过高的血压回降到正常水平，即所谓“治风先治血，血行风自灭”。说明活血化瘀治疗高血压病亦具有中西医学理论依据的。

三、活血化瘀治疗高血压病的临床观察

为了验证活血化瘀治疗高血压病的疗效，笔者根据高血压病的常见临床表现，分为5个证型，以活血化瘀为主，进行临床观察，疗效满意。

（一）资料与方法

1. 临床资料

400例高血压病患者，随机分为治疗组与对照组，每组各200例。两组在性别、年龄、病程、病情等参数均衡性良好，具有可比性。

2. 治疗方法

（1）治疗组。根据高血压病的主要临床表现，分为血瘀——肝气郁结、血瘀——肝阳上亢、血瘀——痰浊内阻、血瘀——肝肾阴虚、血瘀——阴阳两虚等5个证型，分别拟定降压Ⅰ号、Ⅱ号、Ⅲ号、Ⅳ号、Ⅴ号协定处方进行治疗。具体分证定方如下。

1）血瘀——肝气郁结证。

临床表现：头痛头晕，多愁善虑，心烦多梦，胸闷喜太息，胁肋胀痛或刺痛，舌质偏黯，或有瘀点瘀斑，苔薄白，脉弦细或细涩。

治法：活血化瘀，疏肝理气。

处方：降压Ⅰ号。丹参15g，当归5g，川芎10g，赤芍12g，白芍12g，红花10g，柴胡10g，薄荷3g，怀牛膝12g，钩藤10g，生牡蛎30g，夏枯草15g。

2）血瘀——肝阳上亢证。

临床表现：头痛头胀，目眩面赤，烦躁易怒，夜寐不宁，口苦或干，肢体麻木，舌红，舌有瘀点或瘀斑，舌下脉络瘀紫，苔白或黄，脉弦有力。

治法：活血化瘀，平肝潜阳。

处方：降压Ⅱ号。丹参15g，当归5g，川芎10g，红花10g，地龙30g，川牛膝12g，石决明30g，生牡蛎30g，钩藤12g，白芍15g，夏枯草20g。

3）血瘀——痰浊阻滞证。

临床表现：头晕目眩，头胀而重，头痛如锥刺，反复发作，经久不愈，胸闷作恶或呕吐痰涎，健忘心悸，失眠，面唇紫黯或黧黑，舌黯紫有瘀点，舌下脉络瘀紫，苔白腻或微黄腻，脉弦滑或细涩。

治法：活血化瘀，祛痰消浊。

处方：降压Ⅲ号。丹参15g，当归10g，川芎10g，红花10g，姜半夏10g，白术15g，天麻10g，陈皮5g，茯苓15g，天竺黄5g，石菖蒲 5g，泽泻 20g。

4）血瘀——肝肾阴虚证。

临床表现：头昏晕痛，目涩视糊，耳鸣腰酸，心悸寐差，精神不振，记忆力减退，腰膝无力，舌质嫩红而黯，舌边有瘀点或瘀斑，舌下脉络瘀紫，苔少，脉弦细带数或细涩。

治法：活血化瘀，滋养肝肾。

处方：降压Ⅳ号。丹参 15g，当归 5g，川芎 10g，红花 10g，赤芍 12g，白芍 12g，枸杞子 15g，怀牛膝 12g，女贞子 15g，杜仲 12g，元参 15g，墨旱莲 15g，龟板 30g。

5）血瘀——阴阳两虚证。

临床表现：头晕眼花，耳鸣腰痛，腰腿酸软，精神不振，阳痿遗精，或月经不调，间有潮热，肢清足冷，夜尿频数，或自汗盗汗，舌淡黯嫩红，质胖，有瘀点或瘀斑，舌下脉络瘀紫，脉沉细或细涩。

治法：活血化瘀，调补阴阳。

处方：降压Ⅴ号。丹参 15g，当归 10g，川芎 10g，红花 10g，淫羊藿 15g，肉苁蓉 10g，熟地黄 15g，桑寄生 12g，杜仲 15g，生黄芪 15g，黄柏 5g，磁石 30g。

以上均为 1 日 1 剂，水煎服，早晚各一次。与此同时，均加用口服硝苯地平缓释片，一次 10mg，1 日 2 次。30 天为一个疗程。

（2）对照组。硝苯地平缓释片，一次 10mg，1 日 2 次，口服。30 天为一个疗程。

3. 疗效观察

血压观测：治疗前血压为 3 次非同日上午的血压平均值，治疗后血压是每周测量一次上午血压，取最后 3 次血压的平均值。测量血压做到定人、定血压计、定部位右上臂。不论门诊、住院病人，均取背靠式坐位。若有活动者，休息 30 分钟后测量。

球结膜微循环检测：所有病例，治疗前后均用双目裂隙灯各检测一次球结膜微循环状况。

血脂、血液流变学、血浆内皮素 -1（ET-1）、血清一氧化氮测定：所有病例，治疗前后分别采用放射免疫法和亚硝酸还原法测定一次内皮素 -1、一氧化氮水平；血脂、血液流变学则分别用酶法和压力传导感应法治疗前后各测定一次。

4. 统计处理

所有数据资料，均采用 SPSS 11.5 进行统计学处理，计数资料采用 χ^2 检验，

计量资料则采用 t 检验。

5. 诊疗标准

（1）诊断标准。高血压诊断标准参照《中国高血压防治指南》修订委员会编著的《中国高血压防治指南》（2005 年修订版）；中医诊断标准参照郑筱萸主编《中药新药治疗高血压病的临床研究指导原则》。

（2）疗效评定。参照郑筱萸主编《中药新药治疗高血压病的临床研究指导原则》。降压疗效评定：显效：舒张压下降 10mmHg 以上，并达到正常范围；舒张压虽未降至正常，但已下降 20mmHg 以上。有效：舒张压下降不及 10mmHg，但已达到正常范围；舒张压较治疗前下降 10~19mmHg，但未达到正常范围；收缩压较治疗前下降 30mmHg 以上，须具备其中 1 项。无效：未达到以上标准者。证候疗效评定：中医证候疗效评定标准，显效：临床症状、体征明显改善，证候积分减少不小于 70%。有效：临床症状、体征均有好转，证候积分减少不小于 30%。无效：临床症状、体征无明显改善，甚或加重，证候积分减少不足 30%。

（二）结果与分析

1. 降压疗效比较

两组收缩压、舒张压水平在各组间治疗前后比较有显著性差异（$P < 0.01$），但治疗组疗效优于对照组（$P < 0.05$）。在降低收缩压和舒张压水平方面，治疗组明显优于对照组（$P < 0.05$）。治疗组降压疗效总有效率为 97.50%，对照组降压疗效总有效率为 87.00%。两组疗效构成比较经统计学处理，治疗组疗效明显优于对照组（$P < 0.05$）。见表 2-58-1、2-58-2。

表 2-58-1 治疗前后血压水平的比较（$\bar{x} \pm s$）

	组别	n	治疗前	治疗后	差值
收缩压 (mmHg)	治疗组	200	165.22±11.83	134.36±8.21	0.86±9.74
	对照组	200	165.52±13.26	139.69±8.52	25.82±9.30
舒张压 (mmHg)	治疗组	200	99.32±7.68	84.49±5.70	14.82±5.28
	对照组	200	100.22±7.02	88.52±7.68	11.69±4.50

表 2-58-2　治疗前后血压水平的比较（n，%）

组别	n	显效	有效	无效	总有效率	P 值
治疗组	200	128（64.00）	67（33.50）	5（2.50）	97.50%	＜0.05
对照组	200	73（36.50）	101（50.50）	26（13.00）	87.00%	

2. 证候疗效比较

两组均能有效改善中医证候，总有效率分别为 93.50%、89.50%，两组疗效构成比较经统计学处理，治疗组明显优于对照组（$P < 0.01$）。见表 2-58-3。

表 2-58-3　证候疗效及百分比比较（n，%）

组别	n	显效	有效	无效	总有效率	P 值
治疗组	200	153（76.50）	34（17.00）	13（6.50）	93.50%	＜0.01
对照组	200	61（30.50）	118（59.00）	21（10.50）	89.50%	

3. 球结膜微循环治疗前后比较

经过治疗，两组病人的球结膜微循环均有改善，但治疗组效果更显著，两者具有显著性差异（$P < 0.01$）。见表 2-58-4。

表 2-58-4　球结膜微循环治疗前后比较（n，%）

	治疗前		治疗后		P 值
	治疗组	对照组	治疗组	对照组	
血流速度减慢（＞2″）	200（100）	200（100）	9（4.50）	57（28.5）	＜0.01
红细胞聚集（2个以上）	193（96.5）	192（96.0）	5（2.5）	91（45.5）	
毛细血管扭曲变细	184（92.0）	183（91.5）	7（3.5）	73（36.5）	
部分毛细血管堵塞	188（94.0）	189（94.5）	4（2.0）	102（51.0）	
血流呈节段状	175（87.5）	173（86.5）	11（5.5）	117（58.5）	
囊状扩张	79（39.5）	77（38.5）	27（13.5）	102（51.0）	
局部渗血	113（56.5）	111（55.5）	8（4.0）	64（32.0）	

4. 血脂治疗前后均值比较

两组经治疗后，血脂均获得一定程度的改善，但治疗组（$P < 0.01$）的变化较对照组（$P < 0.05$）更明显。见表 2-58-5。

表 2-58-5　血脂治疗前后均值比较

		总胆固醇（mmol/L）	三酰甘油（mmol/L）	P 值
治疗组	治疗前	5.72 ± 1.06	2.83 ± 0.22	< 0.05
	治疗后	4.81 ± 0.18	1.92 ± 0.43	
对照组	治疗前	5.71 ± 1.05	2.82 ± 0.21	< 0.05
	治疗后	5.21 ± 0.19	2.34 ± 0.46	

5. 血液流变学治疗前后比较

两组治疗后，血液流变学均有不同程度的改善，但治疗组明显优于对照组（$P < 0.01$）。见表 2-58-6。

表 2-58-6　血液流变学治疗前后比较

	治疗前		治疗后		P 值
	治疗组	对照组	治疗组	对照组	
血红细胞比容	44.4 ± 5.06	44.2 ± 5.04	39.5 ± 4.73[1)]	42.3 ± 4.67	< 0.01
全血黏度	5.42 ± 0.89	5.39 ± 0.91	4.37 ± 0.81[1)]	5.21 ± 0.79	
还原黏度	9.81 ± 1.84	9.89 ± 1.82	8.45 ± 1.25[1)]	9.24 ± 1.02	
血浆黏度	1.94 ± 0.31	1.93 ± 0.29	1.80 ± 0.23[1)]	1.87 ± 0.27	
纤维蛋白原	558 ± 138	553 ± 137	453 ± 119[1)]	520 ± 120	
血沉	28.92 ± 16.12	28.23 ± 15.88	18.1 ± 15.1	22.17 ± 14.9	< 0.05
血沉方程K值	107.4 ± 42.8	105.3 ± 41.7	88.2 ± 38.1	97.6 ± 39.3	

注：1）< 0.001

6. 治疗前后人内皮素 -1（ET-1）、一氧化氮（NO）比较

两组通过治疗，ET-1、NO 测定量均有明显改善（$P < 0.01$），但治疗组在降低患者的 ET-1，升高 NO 水平上优于对照组（$P < 0.01$）。见表 2-58-7。

表 2-58-7　治疗前后 ET-1、NO 比较（$\bar{x} \pm s$）

组别		ET-1（pg/me）	NO（pg/me）	*P* 值
治疗组	治疗前	107.31±8.85	46.55±5.78	＜0.01
	治疗后	67.74±8.41	72.56±8.07	
对照组	治疗前	109.13±9.45	72.56±7.80	＜0.05
	治疗后	86.25±13.11	66.98±9.84	

（三）讨论与体会

（1）治疗组共治疗高血压病人 200 例，根据辨证结果而分属于 5 个组进行观察，经统计学处理，5 组病人在年龄、病程及分级上均无显著性差异（$P > 0.05$），5 个组的降压疗效与证候疗效均相似。降压疗效总有效率达 97.50%，证候疗效总有效率为 93.50%，明显优于对照组（$P < 0.05$）。初步说明活血化瘀治疗高血压病不仅有理论依据，而且有一定实践意义，与治疗本病常用治法相比，具有降压明显、证候疗效好、疗效稳定持久等特点，显示了活血化瘀治疗高血压病的优势。

（2）两组病人都有不同程度的球结膜微循环障碍及血液流变学改变，大部分病人伴有高血脂，通过治疗，均获得改善，并可降低血浆 ET-1、升高 NO 水平，改善高血压病人受损的血管内皮功能，但治疗组的疗效明显优于对照组（$P < 0.01$。其中血液流变学之血细胞比容、全血黏度、还原黏度、血浆黏度及纤维蛋白原治疗前后的差别具有非常显著的意义，$P < 0.001$）。说明血瘀与微循环障碍、血液黏稠度及血管内皮功能等有密切的关系。据研究，丹参、当归、川芎、红花、赤芍、牡丹皮等均有抑制血小板活性，降低血液黏度，解除红细胞聚集，扩张血管，疏通微循环等作用，其中丹参、红花、牡丹皮等还有不同程度的直接降压作用。研究还证实，丹参有一定扩张血管的作用，并可提高血浆 NO 含量，减少内皮素的生成，下调 c-fosm RNA 表达，并有抑制心肌细胞凋亡，下调 Bax 基因表达，上调 Bel-2 基因蛋白表达，起到对心肌的保护作用；川芎则具有明显抗血小板聚集、抗血栓形成作用，其水提取物及生物碱均有扩冠、改善心肌缺氧及显著持久的降压作用。通过活血化瘀，使微循环和血黏度得到改善，血液运行流畅，心、脑、肾等重要器官血液供求重新走向平衡，体内自稳调节机制恢复正常运行，达到“阴平阳秘”境界，从而使血压回降到正常水平。这可能是活血化瘀治疗高血压病的主要或重要的作用机制，亦为高血压病血瘀理论提供了有力的佐证。

（3）高血压病实为本虚标实之证。血瘀属于标实之一，临证时须标本兼顾，注意调适脏腑阴阳气血，切忌因为血瘀就一味用活血化瘀，如此血压虽可暂时下降，但不久又会复升，甚至产生副作用。本课题所观察病人多数为高血压2级以上，病程大多较长，中医学认为，久病多虚，此时常虚中夹实，病情比较复杂，若单治其标或纯顾其本均非所宜，而应标本同治，降压Ⅲ、Ⅳ号方正是为此而设，并收到了较好的效果。由此表明，对于久病正虚的高血压病，不可忽视滋养肝肾。

（4）应用中药降压，必须以中医药理论为指导，真正做到辨证论治。在中医学看来，疾病既是相对稳定的，又是不断变化发展的，高血压病也是这样，其证型分类一般来说是相对稳定的，但在一定条件下亦可转化，故应随证施治。治疗组中有少数病人即因病情变化而先后用过不同号方，均获得满意效果。说明治疗高血压必须注意病情的动态变化与个体的差异性。

（5）血瘀是高血压的主要病机，但引起血瘀的原因复杂，且常与风、火、痰三者错综并见，并互相影响演变，故活血化瘀常需与熄风、清火、化痰配合使用。调理脏腑阴阳气血，虽着重在肝、肾，但亦不可偏执，因脏腑之间每互相影响，肝的阴血不足，阳亢火旺，常可上扰于心，下病及肾，而表现为肝肾、心肝、心肾同病，所以滋肾、柔肝、养心诸法亦当兼顾。此外，高血压病本虚虽以阴虚为主，但日久尚可损及阳，而见阳虚之候。此时宜当详辨，遣方用药不可纯投寒凉滋润，应适当配伍温阳益气之品，但须避免温燥太过，以温而不燥为宜。

（6）中医学认为，人体是个有机的整体，任何人体内部的生理功能失调，必然会反映在外，而出现各种症状。高血压病也不例外，其血压升高及其他一系列症状的出现，均是体内阴阳失衡、气血紊乱、血行反常的外在表现，正所谓“有诸内者，必形诸外”。实践证明，活血化瘀治疗高血压病不仅能降压，而且能很好地改善临床症状，这可能与其能疏通血脉，调整体内阴阳气血紊乱，恢复血液的正常运行有关。治疗组观察结果，降压疗效达97.50%，证候疗效为93.50%，多数病人随症状的缓解而血压下降，但亦有极个别病人并不平行，即虽症状减轻而血压并未能降至正常。其原因尚不明了，可能与机体适应性和个体差异性有关。

总之，血瘀是高血压病的病理关键环节，治疗应当求其本，从“瘀”入手，进行活血化瘀。

四、结语

中医学认为，高血压病的发生是由于人体脏腑阴阳失调，导致气血紊乱、血液运行失常、血行瘀滞所致。血瘀既成之后，又可加重脏腑的阴阳失调，从而决定着本病的发生、发展和演变。西医学认为，高血压的本质是血流供求不平衡，尤其是心、脑、肾等重要器官的血流供求不平衡，在其发生和维持上起着重要的作用。因此，高血压病的血瘀病机具有一定的中西医学理论基础。在治疗上，不论是从中医学还是西医学角度来看，都应以恢复血液的正常运行，全面谋求血流供求平衡为首务。因气血紊乱、血行瘀滞是脏腑阴阳失调的结果，故恢复体内阴阳平衡至为重要。气血分属于阴阳，是重要的一对矛盾，是对立统一体，诚如唐容川说，“人之一身，不外阴阳，而阴阳二字，即是水火，水火二字，即是阴阳”（《血证论》），活血化瘀正是从气血这一关键环节来调节阴阳的。实践证明，它可以疏通血流，改善血液运行，促进阴阳平衡，恢复人体自稳调节能力，达到“阴平阳秘”的境界，从而使血压回降到正常水平。故治疗高血压病当从根本入手，从“瘀”论治。因此，活血化瘀是治疗高血压病的重要方法和途径，值得重视和进一步深入探讨。

第五十九节　高血压病临证体会

高血压病是最常见的心血管疾病之一，对人民健康危害极大，现已成为全球亟待解决的医学难题。辨证论治是中医学认识和处理疾病的重要方法，是中医学的灵魂。高血压病也不例外，同样离不开辨证论治。本病之本为阴阳失调，病之标乃内生风、痰及瘀血。因此，运用中医药治疗高血压病，并非在于单纯降低血压，而重点在于调整机体阴阳之平衡，以期从根本上消除其发生发展的内在因素，重新恢复机体内在自稳调节系统功能，从而使血压回归正常。临证时，常用辨治方法有八，兹介绍如下。

一、清肝泻火法

适用于高血压病之肝火亢盛者。肝为刚脏，内寄相火，体阴而用阳，若平素阳热较盛，肝脏蕴热，或忧思恼怒，肝气升发太过，“气有余便是火”，遂见头胀头痛，头晕耳鸣，口苦口干，面红目赤，烦躁易怒，少寐多梦，大便干结，小溲黄赤，舌红苔黄，脉弦数或弦滑。此多见于高血管阻力型。治宜清肝泻火，用自拟方“九九降压Ⅰ号”（龙胆草、夏枯草、苦丁茶、栀子、黄连、石决明、白芍、生地黄、怀牛膝）加减。若大便秘结，加青葙子、生大黄、或当归龙荟丸通便泻火；眩晕较甚，有动风之征者，加羚羊角（研粉冲）、钩藤、菊花、全蝎以镇肝熄风。

【病案举例】

眩晕（肝阳亢盛，火升风动；高血压病）

王某，男，63岁。2002年8月3日诊。素有高血压病20年。近1个月来因外出旅游访亲，途中劳累，血压波动不稳，昨晚血压较高，达190/120mmHg，头晕头痛，自行含服硝苯地平缓释片，血压稍有下降，但今晨起头晕较剧，伴头胀痛，遂来院诊治。辰下症：头晕目眩，头胀痛，面赤口干，心烦易怒，夜寐不宁，行走漂浮感，站立不稳，如立舟车，便结溲赤，舌红苔黄，脉弦数。西医诊断：高血压病。中医诊断：眩晕，肝阳亢盛，火升风动。治法：清肝泻火，潜阳熄风。处方：自拟九九降压Ⅰ号方加减。药物：龙胆草12g，夏枯草15g，苦丁茶10g，栀子12g，黄连5g，石决明30g，白芍15g，生地黄15g，丹参15g，怀牛膝12g，钩藤15g，羚羊角粉5g（另包冲）。2剂，1日1剂。

二诊：药后症状显著减轻，血压降至160/95mmHg。连服7剂，血压正常，诸症消失。

二、滋阴潜阳法

适用于高血压病之阴虚阳亢者。“诸风掉眩，皆属于肝”。素体阴弱阳盛之人，阴阳平衡失其常度，阴亏于下，阳亢于上。若遇长期精神紧张，或忧思郁怒，使肝失疏泄，气郁化火，耗伤肝阴，风阳易动，上扰清窍而出现头痛眩晕，口干心烦，心悸失眠，健忘耳鸣，腰膝酸软，五心烦热，舌红苔少，脉弦细数。治当滋阴潜阳。处方：自拟方九九降压Ⅱ号（生地黄、菊花、枸杞子、玄参、山茱萸、知母、牡丹皮、白蒺藜、女贞子、龟板、墨旱莲）加减。如肝阳亢盛而眩晕者，可选加天麻、钩藤、石决明、地龙以平肝潜阳；大便干结不畅者，加火麻仁、瓜蒌仁润肠通便。

【病案举例】

眩晕（肝肾阴虚，肝阳上亢；高血压病）

陈某，男，68岁。于2001年9月14日诊。罹患高血压病20余年，口服尼群地平、卡托普利等，血压基本可以控制在正常范围，但近半个月出现头晕眼花等。辰下症：头晕目眩，夜寐不安，心烦口干，腰酸耳鸣，双膝酸软乏力，舌红少苔，脉弦而数，血压140/95mmHg。西医诊断：高血压病。中医诊断：眩晕，肝肾阴虚，肝阳上亢。治法：滋肾水，养肝阴，平肝阳。处方：自拟九九降压Ⅱ号方加减。药物：生地黄15g，知母10g，白蒺藜10g，龟板30g，丹参15g，女贞子15g，墨旱莲15g，泽泻15g。3剂。

二诊：头晕目眩减轻，心烦口干缓解，睡眠改善，血压125/80mmHg。上方去白蒺藜，加白芍20g，续服10剂，症状全瘥，血压平稳，后以口服成药杞菊地黄丸巩固。

三、祛痰化浊法

适用于高血压病之痰浊内盛者，此多见于形盛体胖之人，常伴血脂升高，且多为高血容量型。缘由饮食不节，过食肥甘厚味，损伤脾胃，或忧思劳倦伤脾，运化失司，湿浊内蕴，聚而成痰，或肝失疏泄，木郁土壅，气郁湿滞而生痰。朱丹溪有云“无痰不作眩”，痰浊内停，若加肝气上冲，引动痰浊上扰，则见头晕头重，目眩胸闷，恶心欲呕或呕吐痰涎，腹胀纳呆，困倦多寐，手足麻木，舌淡苔腻，脉象弦滑。治法：宜祛痰化浊。处方：自拟方九九降压Ⅲ号（半夏、白术、天麻、陈皮、茯苓、石菖蒲、郁金、川芎、佩兰、泽泻）加减。痰浊化热，舌苔黄腻者，加黄连、天竺黄清热化痰；痰阻血络，心胸闷痛者，加降香、丹参、生蒲黄化瘀通络；脘痞腹胀，纳呆便溏者，加麦谷芽、神曲、砂仁消食醒脾。

【病案举例】

眩晕（痰浊内蕴，上扰清窍；高血压病）

李某，男，56岁。2003年12月5日诊，患者素体肥胖，喜食肥甘，近半个月来感头晕头重。辰下症：头晕，胸闷肢麻，身倦嗜卧，纳呆腹胀，恶心欲呕，舌淡苔白腻，脉弦滑，血压180/110mmHg。西医诊断：高血压病。中医诊断：眩晕，痰浊内蕴，上扰清窍。治法：祛痰化浊。处方：自拟九九降压Ⅲ号方加减。药物：姜半夏12g，炒白术15g，天麻10g，陈皮5g，茯苓15g，石菖蒲5g，郁金10g，川芎10g，泽泻12g，草果5g，建曲10g。3剂。

二诊：药后头晕头重，胸闷肢麻及恶心等明显减轻，血压150/95mmHg，但食欲仍差，上方去草果、建曲，加焦三仙各10g，连服7剂，疗效满意。

四、活血化瘀法

适用于高血压病之血行瘀滞者，血主濡之，贵在流通，若脏腑阴阳失调，导致气血紊乱，血行瘀滞，则可形成本病的血瘀证。而气血紊乱，血行瘀滞，又可加重脏腑阴阳失调，两者互为因果，相互影响。“久病必有瘀”，高血压病多数具有病程较长，头痛部位固定，或痛如锥刺，心悸健忘，心前区憋闷或刺痛，肢体麻木，唇舌偏黯，舌有瘀点瘀斑，或舌下脉络瘀紫，脉沉弦或涩等特点。同时，还伴有微循环障碍，血液流变学异常等现象。根据中医学理论认识，这些症状和征象均与血瘀有关。“治病必求其本”，故当从活血化瘀入手，用自拟方九九降压Ⅲ号（丹参、川芎、红花、当归、地龙、川牛膝、赤白芍、生地黄、益母草）加减。如兼见气虚者，加黄芪益气行血；血瘀络痹，四肢麻木者，加鸡血藤、豨莶草、水蛭化瘀通络；血瘀化热者，加牡丹皮、地骨皮清化瘀热。

【病案举例】

眩晕（血脉瘀滞，肝阳偏亢；高血压病）

陈某，女，71岁。1997年4月2日诊。患高血压病已32年之久。近年来，血压常波动在180~210/110~120mmHg，近服降压药已无效。

体格检查：血压 200/120mmHg，眼底动脉硬化Ⅱ级，球结膜微循环见毛细血管扭曲变细，红细胞聚集，血流量节段状，局部渗血。实验室检查：血液流变学多项指标异常；心电图：部分导联 ST-T 改变；头颅 X 线断层扫描（头颅 CT）：头颅无异常。辰下症：头晕头痛、头痛较剧，部位固定，以右侧为主，时有针刺样感，左侧头角发麻，项强不舒，目糊耳鸣，偶有鼻衄，心前憋闷不适，心烦多梦，口苦口干，苔薄黄，舌黯红，边有瘀点，舌下脉络瘀紫，脉弦细。西医诊断：高血压病。中医诊断：眩晕，血脉瘀滞，肝阳偏亢。治法：活血化瘀，佐以平潜。处方：自拟九九降压Ⅳ号方加减。药物：丹参 15g，川芎 10g，红花 10g，当归 5g，地龙 30g，川牛膝 12g，赤芍 15g，白芍 15g，生地黄 15g，益母草 20g，石决明 30g，天麻 10g。1 日 1 剂。服药 4 日，症状逐渐缓解，血压开始下降，后去天麻，加钩藤 12g，连续服用 1 个月，血压稳定在 130/90mmHg 左右，诸症悉除，球结膜微循环改善，渗血消失，血液流变学亦正常。

五、滋肾养肝法

适用于高血压病之肝肾阴虚者。肝藏血，肾藏精，乙癸同源，互为影响，肾阴亏虚常致肝阴不足，而肝阴耗损亦可引起肾阴匮乏。肝肾阴虚，不能涵敛阳气，阳气亢逆不安，出现头晕目涩，耳鸣不寐，口干咽燥，腰酸膝软，手足心热，大便干结，小便黄短，舌质红，少苔或无苔，脉弦细或细微。治法：滋肾养肝。用自拟方九九降压Ⅴ号（生地黄、山茱萸、山药、泽泻、丹参、怀牛膝、白芍、玄参、菊花、枸杞子、珍珠母）加减。若见五心烦热，阴虚有热较甚者，加知母、黄柏、鳖甲、地骨皮滋阴清热；失眠、多梦、健忘等症状明显者，可选加阿胶、鸡子黄、白芍、酸枣仁、柏子仁等，以交通心肾，养心安神。

【病案举例】

眩晕（肝肾阴虚，肝阳上亢；高血压病）

肖某，男，49 岁。2001 年 5 月 17 日诊。高血压史 11 年。体格检查：血压 200/120mmHg。辰下症：头晕耳鸣，目涩咽干，夜寐不宁，五心烦热，腰酸膝软，舌红少苔，脉弦细。西医诊断：高血压病。中医诊断：眩晕，肝肾阴虚，肝阳上亢。治法：滋水涵木，平肝潜阳。处方：自拟九九降压Ⅴ方加减。药物：生地黄 15g，山茱萸 20g，山药 15g，泽泻 12g，丹参 15g，怀牛膝 12g，白芍 20g，玄参 15g，菊花 12g，知母 10g，黄柏 5g，枸杞子 15g，珍珠母 30g。连服 7 剂后，自觉好转，血压 160/100mmHg。上方加桑椹 15g，再服 14 剂，诸症若失，血压正常，神思爽慧。

六、补中益气法

适用高血压病之中气不足者。《灵枢·口问》指出："上气不足，脑为之不满，耳为之苦鸣，头为之苦倾，目为之眩。"脾主中洲，为气机升降之枢纽，若脾虚生化无力，中气不足，则清阳不升，浊气不降，清窍不利，症见头晕头痛，痛势绵绵，时发时止，遇劳益剧，倦怠无力，畏寒少气，口淡乏味，纳少懒言，舌淡苔薄白，脉弱。此型多见于晚期及体质虚弱之高血压患者。治宜补中益气。用自拟方九九降压Ⅵ号（人参、黄芪、白术、茯苓、当归、陈皮、葛根、升麻、柴胡、淫羊藿、炙甘草）加减。若兼阳虚者，加肉桂以助阳；血虚者，加龙眼肉、大枣以养血；食欲不振者，加焦三仙以消食。

【病案举例】

眩晕（脾胃虚弱，中气不足，升降失调；高血压病）

虞某，女，53岁。于1999年10月27日诊。患高血压病近20年，平常靠服尼群地平、卡托普利等，血压基本可以维持正常。但近来因工作劳累，血压出现波动。体格检查：血压150/95mmHg。颅脑彩色多普勒超声（TCD）：椎－基底动脉供血不足。辰下症：头晕目眩，神疲乏力，少气懒言，面色㿠白，食少便溏，四末欠温，舌淡红，苔薄白，脉细弱无力。西医诊断：高血压病。中医诊断：眩晕，脾胃虚弱，中气不足，升降失调。治法：补中益气，升清降浊。处方：自拟九九降压Ⅵ号方加减。药物：党参20g，炙黄芪30g，炒白术15g，茯苓12g，当归5g，川芎10g，陈皮5g，煨葛根12g，升麻5g，柴胡5g，淫羊藿30g，建曲10g，炙甘草5g。3剂，1日1剂。

二诊：精神明显改善，头晕目眩及神疲乏力诸症显著减轻，食欲好转，大便成形，脉象较前有力，血压130/80mmHg。再服5剂，自觉症状消除，血压正常。

七、调摄冲任法

适用于女性高血压之冲任失调者。妇女更年期前后，由于冲任失调，阴阳失衡，常有血压波动升高，出现头晕，心烦易怒，情绪不稳，面赤胸闷，腰酸耳鸣，周身不适，舌淡红苔薄白，脉弦细。此为高血压之特殊类型。治宜调摄冲任，用自拟方九九降压Ⅶ号（仙茅、淫羊藿、益母草、山茱萸、百合、生地黄、丹参、柴胡、茯神、当归、白芍、薄荷）加减。若头晕头痛较甚者，加天麻、钩藤、白蒺藜以平肝潜阳；心悸失眠，情绪不宁者，加酸枣仁、珍珠母、夜交藤、合欢皮以宁心安神。

【病案举例】

眩晕（肝肾不足，精血亏损，冲任失调；高血压病）

孙某，女，52岁。2005年4月20日诊。绝经半年余。有高血压病史2年，血压波动于150~160/100~110mmHg。辰下症：头晕头痛，心悸少寐，耳鸣胸闷，烦躁易怒，手足心热，发烘出汗，腰膝酸软，舌淡红，苔薄白，脉弦细。西医诊断：高血压病。中医诊断：眩晕，肝肾不足，精血亏损，冲任失调。治法：补肾养肝，调摄冲任。处方：自拟九九降压Ⅶ号方加减。药物：仙茅10g，淫羊藿30g，益母草30g，山茱萸20g，百合30g，生地黄20g，丹参15g，柴胡10g，茯神15g，当归3g，白芍20g，地骨皮15g。

二诊：上方服5剂后，除少寐无明显改善外，余症均有好转，舌淡红，苔薄白，脉弦细，血压140/95mmHg。仍守上方加酸枣仁15g，夜交藤15g，合欢皮12g。连服10剂，睡眠显著改善，其余症状基本消除，血压稳定在130/80mmHg左右，嘱服六味地黄丸和佳蓉片固本善后。

八、益阴助阳法

适用于高血压病之阴阳两虚者。多因高血压病久不愈，阴损及阳，阴阳俱损，终成阴阳两虚格局。多见于高血压病晚期或年迈体衰者。症见头晕头痛，耳鸣目眩，心悸气短，失眠多梦，腰酸腿软，倦怠乏力，畏寒肢冷，筋惕肉瞤，阳痿遗精，或月经不调，夜尿频数或少尿水肿，舌淡或淡红，苔白，脉象弦细，两尺不足。治宜益阴助阳，用自拟方九九降压Ⅷ号（熟附子、肉桂、熟地黄、山茱萸、山药、牡丹皮、泽泻、茯苓、淫羊藿、巴戟天、当归、黄柏）加减。若兼见手足心热，口燥咽干，舌红少苔等虚火上炎者，加知母、地骨皮、玄参以滋阴泻火；畏寒肢冷甚，面色皖白，大便溏薄，小便清长，舌淡，脉沉细者，去黄柏，加鹿角胶、杜仲、菟丝子等以温补肾阳；尿少水肿明显者，加牛膝、薏苡仁、车前子以利水退肿。

【病案举例】

眩晕（精气不足，肾阳亏虚；高血压病）

张某，男，81岁。于2002年11月22日诊。患高血压病史已有37年之久，经常头晕头痛，眼花耳鸣，胸闷肢麻，夜寐欠佳。近1个月来，血压较前有升高，最高可达190/110mmHg左右。曾服盐酸贝那普利片、酒石酸美托洛尔片、苯磺酸氨氯地平片等，效果欠佳。体格检查：血压170/105mmHg。辰下症：头晕头痛，心悸心慌，食少寐差，口燥咽干，腰酸膝软，倦怠乏力，畏寒肢冷，步履不稳，舌质红、苔薄白，脉弦细，两尺不足。西医诊断：高血压病。中医诊断：眩晕，精气不足，肾阳亏虚。治法：滋肾温阳。处方：自拟方九九降压Ⅷ号方加减。药物：熟附子10g（先煎半小时），肉桂2g（冲服），熟地黄15g，山茱萸20g，山药15g，牡丹皮10g，泽泻12g，茯苓12g，淫羊藿30g，巴戟天10g，当归5g，知母10g，黄柏10g。

二诊：服过3剂，头晕头痛，心悸心慌及口燥咽干减轻，睡眠明显改善，血压135/90mmHg。熟附子改5g，续服2周，症状消失，血压稳定在130/85mmHg左右。

治疗高血压常用八法，既适用于高血压病，亦适用于继发性高血压，但临证时须当详辨，或单用一法，或先用此法而后转用彼法，或二法乃至数法并用等，然总以切中病机为准绳。八法之中，活血化瘀法不容忽视，若在辨证的基础上，在其他法中酌情选加活血化瘀之品，有助于提高疗效。

第六十节　胸痹危重证候的临床表现与治疗

胸痹之危重证候，多由阴寒凝滞或阳气虚衰而进一步发展所致，又称之为真心痛，其主要临床表现如下。

一、阴寒极盛

症见心痛彻背，背痛彻心，痛剧而无休止，身寒肢冷，喘促不停卧，舌淡苔白，脉沉紧，治当温通散寒、开痹止痛，方宜乌头赤石脂丸合苏合香丸。

二、心阳欲脱

症见心痛剧烈，胸闷气短，大汗淋漓，四肢厥冷，面色唇甲青紫，舌淡白或紫暗，脉沉细欲绝。治宜回阳救逆固脱，当用参附汤加龙骨、牡蛎，并且红参、附子应重用。

三、肾阳虚衰

症见胸闷气短，甚则胸痛彻背，心悸、喘促，不能平卧，肢体浮肿，小便短少，治以温阳利水，方用真武汤加减。

临证时，若在上述辨证论治的基础上，有选择地使用中成药，如复方丹参滴丸、速效救心丸、冠心苏合丸等舌下含服，往往可以提高疗效。

第六十一节　胸痹辨治要点

根据临床实践体会，胸痹的辨证论治要点如下。

第一，掌握胸部憋闷疼痛，甚则胸痛彻背，短气喘息，不得安卧等主症特征。

第二，辨清证候的虚实，分清标本主次关系。胸痹虽总属本虚标实，但临床表现，或以实证为主，或以虚证为主。因此，在辨证中应首先分清虚实标本的不同。

第三，分清虚实标本的性质。标实有阴寒、痰浊、血瘀等性质的不同，而本虚亦有气血阴阳亏虚之别，辨证时应仔细辨别，才能使治疗有的放矢。

第四，掌握病情的发展与转归，以及危重症的急救，防止暴发真心痛。

第五，治疗胸痹，当以先治标后治本为原则。治标常用活血化瘀，辛温通阳，泄浊化痰等法；扶正固本，则常用温阳补气、益气养阴、滋阴益肾等法，必要时也可标本兼顾同治之。

第六十二节 胸痹心痛证用药规律

根据《金匮要略·胸痹心痛短气病》所例举方剂、药物分析，可以看出，凡以瓜蒌、薤白为主所组成的方剂，多专为胸膺内外疼痛而设。如瓜蒌薤白白酒汤主治“胸痹，喘息咳唾，胸背痛，短气”；瓜蒌薤白半夏汤主治“胸痹不得卧，心痛彻背”。若方中瓜蒌、薤白与桂枝、枳实、生姜并用的，则治胸膺疼痛与胃脘部疼痛或合并短气之证。如枳实薤白桂枝汤主治“胸痹，心中痞气，气结在胸，胸满，胁下逆抢心”等，其症除见喘息咳唾、胸背疼痛之外，还可见心下痞塞、胸满、胸下逆抢心等症状。此说明病势已由胸膺部向下扩展到胃脘两胁之间，故瓜蒌、薤白与桂枝、枳实、生姜并用。至于以乌、附为主所组成的方剂，则是专为沉寒痼冷的胸痹心痛而设，如乌头赤石脂丸主治“心痛彻背，背痛彻心”即是。其证除“心痛彻背、背痛彻心”之外，多伴四肢厥冷、脉象沉紧、舌淡苔白等，故治以乌、附为主，祛寒温阳，峻逐阴邪。

以上所述胸痹心痛之用药规律，迄今在临床上有着重要的指导意义，不容忽视。

第六十三节 心悸、惊悸、怔忡辨识

心悸，是以自觉心中悸动，惊惕不安，甚则不能自主的一种病证。一般多呈阵发性，每因情绪波动或过度劳累而发作，并常伴有失眠、健忘、耳鸣、眩晕等症状。

惊悸，乃由外因而成，如偶受外界刺激，或因惊恐，或因恼怒而发病。表现为心悸时作时止，病来虽速，但全身情况较好，病势浅而短暂，病情较轻，以实证为多。

怔忡，是由内因引起，并无外扰，以自觉心中惕惕、动摇不定而无休止，稍劳即发为特征。其病来势虽渐，但全身状况较差，病情较为深重，以虚证为多。

上述三者，皆以心中悸动不安为主证。因此，心悸包括惊悸与怔忡。惊悸与怔忡是心悸的两种不同表现，两者虽然在病因、病情程度等方面有着明显的不同，但在病理的发展变化上，二者存在密切的联系。如惊悸日久，反复发作，可发展为怔忡；而怔忡患者，全身情况较差，又易受外界惊扰而使怔忡加重。因此，惊悸与怔忡往往是互为因果，相互影响，从而使病情加重，甚则恶化的。所以在临证时，既应分辨它们各自不同特征，又当注意其相互之间的联系和影响。

第六十四节　消渴病生死辨

消渴病有上消、中消、下消的区别，究其病因，总由燥热损伤津液所致。判断消渴病之生死，也就是预后，《医宗金鉴》提供了简要的辨别方法，即识别胃气的强弱。书中有歌诀云："三消便硬若能食，脉大实强尚可医；不食舌白传肿泻，热多舌紫发痈疽。"意思是说，如果患者能食，而且大便坚硬，表明胃有实热，采用下法泻除其实热，其病自然有向愈可能；如果不能食者，应当分清湿多还是热多，若见舌苔白滑，为湿多之象，病程迁延日久，可以传变为水肿和大便泄泻，病至此，似已并发糖尿病肾病，肾功能受损，或已衰竭，因此，病情较重，预后较差；若见舌苔紫红而干燥者，则为热多，时间一长，可发生痈疽。证之临床，确如是也。如中晚期糖尿病患者，常易伴发皮肤感染、糖尿病足等，甚或坏疽溃烂。然而，不论湿多、热多，只要食欲差，胃气虚弱，便预示其预后不良。

第六十五节　头痛眩晕死证的认识

头痛与眩晕，是两个不同的疾病。前者是指头部疼痛，后者则是指头眩眼花，昏昏欲倒，俗称头晕。二者可以同时出现，也可单独发生。头痛特别剧烈者，名为真头痛，以示区别于一般头痛。大凡在中医学里，于症状或病名之前冠以“真”字者，皆提示其与一般病证有明显区别，病情多危重，而且预后也差，例如“真心痛”“真中风”等之类是也。真头痛也不例外，亦表明该头痛性质、程度及预后非一般头痛所能比。正如《医宗金鉴》书中歌诀所云：

真头脑痛朝夕死，手足厥逆至节青，
泻多眩晕时时冒，头卒大痛目瞀凶。

真头痛的症状是：头部连脑剧烈疼痛，四肢冰冷，上肢冷到肘关节，病势十分凶险，若不及时救治，往往很快死亡。根据其症状表现，联系临床实际，此与蛛网膜下隙出血等脑血管意外极为相似。

头部为大脑之居所，而大脑是人身体最重要的脏器之一，古人认为：“脑为髓海，真气所聚，不能受邪，受邪则不治。”故有“朝发夕死、夕发朝死”之说。急救方法：可急灸百会穴，并用大剂参附汤，送吞黑锡丹，以回阳救逆，但只限用于虚寒证。证之临床，此时应当采用中西医结合的方法抢救，方可提高疗效，降低死亡率。又如头痛眩晕，因泻利后，元气虚弱而出现昏昏沉沉，以及头部突然剧痛，两眼昏花的，亦属于危重证候。依照其描述来看，似乎此头痛眩晕与泻利后重度脱水、电解质紊乱密切相关。限于当时条件，没有静脉补液疗法，称其凶险难治是完全可以理解的，即便是医学科学技术高度发达的今天，若面临此证而未能即时纠正脱水和电解质紊乱等状况时，也是有危险的。当然，用今天的眼光来看，古人所称头痛、眩晕之死证，未必是那么难治或不可救治，只要中西医结合，做到早发现、早诊断、早治疗，临床疗效是肯定可以大大提高的。

第六十六节　痰饮病的辨证论治要点

痰饮病是指体内水液输布运化失常，停积于某些部位的一类病证。总属于阳虚阴盛，本虚标实，水液停积为患。其临床辨证论治要点如下。

第一，首先应根据饮邪停留之部位，区别四类不同的证型。如饮留胃肠者为痰饮；水流胁下者为悬饮；泛溢肢体者为溢饮；支撑胸肺者为支饮。

第二，在区别四饮的基础上，应对各类饮证进一步分型。如悬饮有邪犯胸肺、饮停胸胁、络气不和、阴虚内热等证型，须注意各型之证候特点。

第三，掌握阳虚阴盛、本虚标实的特点。饮证本虚为阳气不足，标实指水饮留聚，无论病之新久，当据症状而辨别主次。

第四，治疗当以温化为原则。由于饮为阴邪，遇寒则聚，得温则行，同时应当分别标本缓急，根据表里虚实之不同，采取相应的治疗措施。如水饮壅盛者祛饮治标，阳微气虚者温阳治本，在表者温散发汗，在里者宜温化利水，正虚者宜补，邪实者当攻，若属邪实正虚，则当攻补兼施，而饮热相杂者又当温凉并用。

第六十七节　水气病辨析

仲景在《金匮要略·水气病》中将水气病分为风水、皮水、正水、石水和黄汗五类，但后世医家认为，黄汗不应归属其中，实际亦是如此。四水，如果从症状和代表方剂分析，其实只有表、里两大纲，即风水、皮水属外属表，正水、石水属内属里。

分而言之，风水多由风邪侵袭，肺气失于宣降，不能通调水道，下输膀胱，水湿潴留体内所致，临床表现为发病急骤，发热恶风，面目四肢浮肿，骨节疼痛，小便不利，脉浮等。皮水多由脾虚湿停，水溢皮肤所致，发病较缓慢，全身水肿，按之没指，其腹如鼓，无汗，不渴，脉浮等。正水多因脾肾阳虚，水停于里，上迫于肺所致，症见全身水肿，腹满，喘急，脉沉迟，其标在肺，而其本仍在脾肾。石水多由肝肾阴寒，水气凝聚下焦所致，症见少腹肿大，坚如石，胁下胀痛，腹满不喘，脉沉等。

此外，除上述四类水气病外，《金匮要略》尚有五脏水症之说，即心水、肝水、肺水、脾水、肾水，乃由五脏受水气侵凌所致，实际上相当于痰饮病之五脏证候，故均未列方治。然在学习及临证时不可不知。

第六十八节　痿病治法

《医宗金鉴》有歌诀曰：

痿燥因何治湿热，遵经独取治阳明。

阳明无故惟病肺，胃壮能食审证攻。

控涎小胃湿痰热，阳明积热法三承。

胃弱食少先养胃，久虚按证始收功。

细读此歌诀，深感对痿病颇有指导意义，有提纲挈领之作用。《素问·痿论》说“治痿者独取阳明”，此处所谓“阳明”者，是指足阳明胃经而言。之所以言治痿须“独取阳明”，乃因阳明胃经与痿病密切相关。究其原因，或胃气虚弱，不能生化气血津液，筋骨失之濡养而成痿病；或因湿热壅滞于胃，妨碍消化，致使水谷精微不能化生气血，而成痿病。因此，只要胃气正常，即使肺热亦不致成痿病，必须是肺胃同病方可形成。

在治疗上，因胃虚津液枯燥而成痿的，当以益气补虚为主；因湿热壅滞于胃者，则以清热化湿为宜。但临证时须辨明虚实而治疗之。如因湿热壅滞于胃者，可用控涎丹（甘遂去心、大戟去皮、白芥子各等分，三药研末为丸）以驱逐痰湿；因湿热壅滞于胃的，用小胃丹（芫花、甘遂、大戟各五钱，大黄一两五钱，黄柏三两，煎膏为丸，如萝卜子大，每服一钱）；因胃有实热，而见胸满、腹部坚硬、大便燥结者，大承气汤主之；胸不满而大便燥结者，用小承气汤；胃气虚而大便燥结者，则用调胃承气汤治之。临床上，在用过控涎丹、小胃丹、三承气汤等攻下之剂后，肠胃积滞已得到清除时，仍然需要应用益气补虚之剂调理，以收全功。对于胃气虚弱者，可用四君子汤、补中益气汤等为主，以补益脾胃。

由此可见，调理脾胃，是痿病治疗中的一个十分重要而又关键的环节，故云“遵经独取治阳明”。

第六十九节　虚劳治疗方法

《医宗金鉴》中有歌诀曰：

后天之治本血气，先天之治法阳明。

肾肝心肺法在后，脾损之法同内伤。

此乃言明治虚劳之大法。虚劳病虽然有五劳、六极、七伤之分别，但在其病理变化中，均离不开阴阳气血。脾胃为后天之本，气血生化之源泉，凡虚劳病由后天虚损所致者，当从气血入手，而补益气血，终离不开脾胃；肾乃先天之本，是人体精气生化之总根本，故虚劳病由先天虚损造成的，必须从阴阳着手，调补肾脏。当然，在临床上，治疗虚劳病时，还应当具体辨明虚损在何脏，以及五脏阴阳气血虚损的程度而治之，然而总不离乎调补脾肾之二端，因此说，它简明扼要地指明了虚劳病的治疗大法，对临床实践颇有指导意义。

第七十节　"肺之脾胃虚论"浅识

李杲《脾胃论》"肺之脾胃虚论"中论述了肺之脾胃病。由于秋燥接替了夏热和长夏的节气，燥气当令，湿热余气未清，脾胃虚弱，"所生"受病。因此，肺虚不能御外邪，表现憔悴病容，皮肤不任风寒及战栗恶寒之症状。联系湿热余邪蕴阻脾胃所见体重节痛，口苦舌干，饮食不消，小便频数诸症，断为脾胃阳气不伸，不能顾护肺卫。李杲制升阳益胃汤，以升阳为主，虽名益胃，实乃益脾也。缘由脾胃一虚，肺气便先绝生化之源，所以方中在柴、防、羌、独升阳，苓、术、夏、陈益胃的基础上，佐以参、芪、草之甘温补肺。这是由于病之本在脾，其标在肺。之所以如此，李氏认为，脾胃虚则肺易受病，故在秋旺时补肺更易生效。方中芍、术用之最妙，前者酸苦微寒以制肝，后者则甘苦温运健脾燥湿，使肝得制，脾得和而肺气复。

第七十一节 “脾胃胜衰论”之学习体会

李杲《脾胃论》之脾胃胜衰论，概括了脾胃与心、肺、肝、肾四脏相关病机，中心意思认为是以脾胃虚弱而发病的，若主气衰而客气旺，因而至而不至，心火衰微不生脾土，心火亢盛反伤脾土而产生心之脾胃病。若脾土累及肺金而所生受病，产生肺之脾胃病。若所胜妄行的肝木克伐脾土而产生肝之脾胃病。若所不胜乘之的肾水反侮脾土，则产生肾之脾胃病。总的根源是脾胃元气不足所致。

论中阐述脾胃不足，主要原因是饮食伤胃，劳倦伤脾，导致阳气下陷，阴火上乘。脾胃本证表现为懈怠嗜卧，四肢不收，大便泄泻，脉迟缓，当脐有动气，按之牢若痛。李氏以长夏湿土主令为例，制补脾胃泻阴火升阳汤为主方，反复说明脾胃病与四脏的关系，如脉兼洪大，心热而烦，肌肤灼热，面如火燎等，是心之脾胃病；脉兼浮涩，精神少，短气，或气高而喘，咳嗽气短，皮肤不任风寒，是肺之脾胃病；兼见弦脉，往来寒热，四肢满闭，胸胁痛，口苦舌干，淋溲便难，转筋，腹中急痛，是肝之脾胃病；脉兼沉细，足不住身，足下痛不能立地，骨乏无力，睾丸冷，呵欠，多尿，腰脊痛，是肾之脾胃病。因此，当从主方中，根据症状加时令药，这是切合实际的。李氏认为，百病皆从脾胃而生，脾胃一虚，水谷精微化生不足，四脏无所营养，则机体防御机能减弱而百病丛生。

第七十二节 浅说淋病不可发汗

张仲景在《金匮要略·消渴小便利淋病脉证并治第十三》篇中指出：“淋家不可发汗，发汗则必便血。”明确指出了淋病的治疗禁忌。必须指出，此处所说便血，当指尿血而言。

一般认为，淋病多属膀胱湿热郁蒸所致，临床上常伴见发热。

但其发热并非邪热在表，换句话说，即非表证之发热，而是因湿热由内郁蒸而引起的，故不可贸然发汗。况且，淋病日久，阴液津血已虚，即便是有外感，也不可妄用辛温发汗，否则伤营迫血，每致尿血。正如赵以德所说：“淋者，膀胱与肾病热也，肾属于阴，阴血已不足，若更发汗，则动其营，营动则血泄矣。”

该篇所论，与《伤寒论》第 84 条所述意思大抵相同，可以互参。

第七十三节　读“玉屏风散合缩泉丸治愈多涕症一例”有感

多涕症，古今中西医皆无此病名，然现实临床中确实存在也。以往对单纯鼻流清涕患者，多归为鼻渊、脑漏之类。然著名老中医干祖望先生通过多年的临床观察，认为老年人清涕滂沱，自淋而不能控制，以及儿童入冬鼻涕悬挂者，均与鼻渊、脑漏毫无关系，而是由于“肺肾阳虚，垂髫皓首，五液乏摄纳之权”所致。因此，对此类病症，干老创名“多涕症”，临证时，每用玉屏风散、缩泉丸、金匮肾气丸之类治之，效果显著。如干老曾治一 8 岁男孩，涕出奇多，历时已 4 年，初期清稀，迩来偶有稠浊，通气尚可，四时迭更而症状不减，且善泄汗，汗多时涕更多，尿炕频繁，几无虚夕，舌苔白，脉平。辨为肺怯肾虚，摄纳无权，治以金水同治，用玉屏风散、缩泉丸合方治疗，金水同治，可谓一箭双雕，陈年痼疾，一朝解决。读罢此案，大有醍醐灌顶之感。

第七十四节　“宣散和中法治愈头痛一例”读后感

读过《中国当代名中医医案精华》，获益颇多。其中读到江苏籍名医吴考槃之“宣散和中法治愈头痛一例”，很受启发。吴师诊治一 21 岁女患者，症见头疼昏胀，泛恶纳减，神倦舌淡。辨为劳役过度，中阳失健，气逆失调，治法：宣散和中。处方：防风 6g，菊花 6g，藿香 6g，陈皮 6g，神曲 6g，白蒺藜 9g，蔓荆子 9g，白蔻壳 3g，姜竹茹 3g。三剂即愈，足见神效。一般来说，头痛分为外感、内伤两大类，内伤头痛多重视肝阳、痰浊、血瘀及精亏，而以平肝、化痰、活血、填精为常法。而吴师谨察病机之所在，另辟蹊径，治以宣散和中法，用防风、菊花、蒺藜、蔓荆子清疏头部，陈、藿、曲、蔻调运中州，更以姜竹茹清其泛恶，面面俱到，俾一时失顺之清阳得以舒展，所以服完三剂即愈。可谓独具匠心，值得学习。

第七十五节　名老中医颜德馨治遗尿验案读后感

遗尿一症，临床较常见，历代医家多责之于肾，因而多从肾论治。然国医大师颜德馨先生在治一例 17 岁女性遗尿患者时，不囿常规，一反传统之法，用血府逐瘀汤治愈，读后颇受教益。该患者病经十余载，遗溺久治不愈，痛苦莫及，以致情绪抑郁，心烦易怒，入暮低热，入睡乱梦纷纭，口干不欲饮等，且巩膜有瘀斑，经前腹痛，经色紫而有块，舌紫红，苔薄白，脉细弦。颜老认为是肝气郁结，日久血瘀，肝经疏泄不及，以致膀胱开合失司，三焦水道失调所致。投以疏肝理气，活血化瘀法，用血府逐瘀汤加味治之，立足于治肝，寓疏肝于化瘀之中，“疏其血气，令其条达，而致和平”，多年顽疾速愈。试想，若本例仍按传统方法，从肾调治，其结果必定是无效的，所以此前屡进补气健脾，补肾收涩等均罔效。颜老这种求真务实，客观严谨的科学态度和敢于打破常规，师古不泥古，创新不离宗的治学精神，非常值得吾辈学习。

第三章 医案篇

【余天泰学术经验集】

第一节　感冒治案

1. 感冒（外感风热，三阳合病；急性上呼吸道感染）

朱某，男，63岁，因恶寒发热、全身酸痛5天于2013年3月2日初诊。患者5天前受凉后出现恶寒轻，发热重，伴全身酸痛，自测体温达39.0℃，自服酚麻美敏抗感冒治疗并予生活调理，患者发热退，但仍稍感恶寒，求诊中医，予中药治疗（具体不详），患者恶寒无明显改善，再次出现发热，全身酸痛较前加剧，甚则不能久站，伴口干明显，再次求诊中医。辰下症：恶寒重，发热轻，双手末端指间关节疼痛，胸胁苦满，口干，口苦欲饮温，小便短黄，大便不爽。实验室检查：血常规，白细胞 8.97×10^9/L，中性粒细胞比例75.40%，血红蛋白130g/L，血小板 164×10^9/L；C反应蛋白96.73mg/L；肺部CT示未见明显异常。望其神志清楚，面红目赤，舌红苔白；询其胸胁苦满，口苦口干，纳呆，小便黄，大便不爽；诊其脉弦浮。病机：此患者年过六旬，起居不慎，外感风寒，入里化热，气机怫郁，三焦壅滞，邪在太阳、少阳、阳明，三阳合病。西医诊断：急性上呼吸道感染。中医诊断：感冒，外感风热，三阳合病。治法：和解散寒，生津敛阴。处方：柴胡桂枝干姜汤加减。药物：柴胡40g，黄芩15g，姜半夏20g，枳实20g，桂枝15g，白芍15g，天花粉20g，干姜10g，大黄5g，大枣4粒，生姜3片，甘草10g。2剂，水煎服，1日1剂。嘱其避风寒，清淡饮食。

二诊（2013年3月4日）：患者稍恶寒，有低热，体温最高37.3℃，双手末端指间关节疼痛明显改善，胸胁苦满改善，口干口苦改善，小便短，大便正常，舌淡红，苔少，脉弦浮，考虑三阳合病，并有伤津，守原方加大桂枝、白芍、干姜及天花粉用量。药物：柴胡40g，黄芩15g，姜半夏20g，枳实20g，桂枝20g，白芍20g，天花粉30g，干姜15g，大黄5g，生姜3片，大枣4粒，甘草10g。2剂，水煎服，1日1剂。

三诊（2013年3月6日）：患者无恶寒，热退，仍有口干，无口苦，无双手末端指间关节疼痛，无胸胁苦满，舌淡，苔薄白，脉濡；诸症向愈，嘱病人少少饮水，令阴阳自和。

按：恶寒发热，肢体疼痛，为太阳表证；口苦，胸胁苦满，不欲饮食为少阳证候；口干，大便不爽，此阳明受累；总缘外邪外受，入里化热，气机怫郁，三焦壅滞，表里不相宣通之故。方中用桂枝汤解太阳表证；柴胡、黄芩解少阳之郁热，而运转枢机；天花粉生津止渴；大黄、枳实泻阳明腑热；半夏、干姜、生姜调理脾胃、降逆止呕；故方有执认为：“是汤也，亦三阳平解之一法也。”（《伤寒论条辨·辨太阳病脉证中》）

（陈琦辉整理）

2. 感冒（外感风热，表邪未解；急性上呼吸道感染）

陈某，男，45岁，汉族，已婚，干部。2005年6月2日初诊。3天前起周身疼痛，发热咳嗽，体温达38.5℃，在某医院就诊，诊断为上呼吸道感染，经用西药治疗（具体不详）后，体温很快降至正常。但昨晚再次出现发热，随即于今晨来南平市人民医院诊治。辰下症：发热头痛，伴轻度恶寒，咳嗽，咳黏白痰，咽痛而干，流清涕，胸闷，纳差，四肢酸痛无力，舌尖红，苔薄黄不燥，脉象浮数。体温38.9℃。实验室检查：血白细胞$4.6 \times 10^9/L$。病机：风热袭表，肺卫失宣，故见发热恶寒，头痛咳嗽，咽痛及四肢酸痛无力等。舌尖红，苔薄黄，脉浮数为风热袭表之象。西医诊断：急性上呼吸道感染。中医诊断：感冒，外感风热，表邪未解。治法：辛凉透表，清热解毒。处方：银翘散加减。药物：金银花12g，连翘12g，葛根15g，菊花10g，板蓝根15g，淡竹叶5g，芦根12g，桔梗12g，荆芥5g，建曲10g。3剂，水煎服，1日1剂。

二诊（2005年6月5日）：上方服后第一天体温即降至正常，体温36.5℃，身体感到舒适，食欲改善。但3天多未解大便，仍有轻微咳嗽及咳痰。表邪虽解，但肺气仍失宣肃，且肺与大肠相表里，肺气不能宣降而致大肠传失常。上方去葛根、荆芥，加麦冬10g，生地黄15g，生大黄10g（后下），元明粉10g（冲服）。上方服一剂后，大便通畅，体温正常，诸症消失而愈。

按：感冒发热，多由邪伤肺胃，卫表失和所致，在治疗上非单纯退热所能为。本例经西医治疗，体温虽一度降至正常，但表邪未去，卫表失和仍在，故很快又出现发热，并伴有轻度恶寒。“有一分恶寒就有一分表证”，诚然是也。舌尖红，苔薄黄不燥，脉象浮数，说明风热在表，肺卫失宣，但未至伤津，故仍用银翘散加减。二诊表证已除，但出现便秘，断为肺失宣肃，大肠传导失常所致，并非阳明腑实，故遂于原方去葛根、荆芥，加生大黄等清热通便而收全功。

3. 感冒（邪犯少阳，枢机不利；急性上呼吸道感染）

吴某，女，41岁，已婚，干部。2005年5月16日初诊。感冒1周多，口服感特灵等，效果不明显。辰下症：恶寒发热，伴口干口苦，胸闷，偶有一两声咳嗽，食欲欠佳，二便自调，舌边尖红，苔薄白略黄，脉弦细，体温37.6℃。病机：外感邪气，化热入里，邪犯少阳，枢机不利，故见恶寒发热，口干口苦，胸闷，食欲欠佳等。舌边尖红，苔薄白略黄，脉弦细，为邪在少阳，经气不舒之征。西医诊断：急性上呼吸道感染。中医诊断：感冒，邪犯少阳，枢机不利。治法：和解少阳。处方：小柴胡汤加味。药物：柴胡12g，黄芩10g，姜半夏10g，党参10g，桔梗12g，薄荷5g，生姜3片，大枣4枚。3剂，1日1剂，水煎服。

二诊（2005年5月19日）：药后寒热已除，口苦口干明显减轻，食欲及胸闷好转，舌淡红，苔薄白，脉弦细，体温正常。邪气已解，少阳枢机舒利。上方黄芩改5g，3剂。上方连服3剂而愈。

按：该患者感冒1周多，经服感特灵等未能缓解，且症见恶寒发热，口干口苦，胸闷，食欲欠佳等。仲师云："但见一证便是，不必悉俱。"故投以小柴胡汤和解少阳，使枢机得利，表里因和而感冒愈。

第二节　发热病案

1. 肺癌发热病（少阳阳明证；左下肺肺泡细胞癌）

巫某，女，69岁，2013年4月16日因反复发热2月初诊。缘于入院前2月，患者因小肠出血行手术治疗，术后不慎受凉，出现反复发热，体温波动于38.0~39.5℃，查肺部CT示双肺感染。予积极抗感染治疗，患者体温无明显下降，复查肺部CT提示炎症无明显吸收，左下肺经皮肺穿刺病理报告：肺泡细胞癌，患者及家属拒绝放、化疗及手术治疗，为求中医治疗求诊南平市人民医院。辰下症：恶寒，发热，胸闷，气短，汗出，口干，口苦喜饮温，手足逆冷，大便秘结。实验室检查：（经皮肺穿刺）肺组织病理示肺泡细胞癌。望其神志清楚，精神倦怠，神疲乏力，双目少神，汗多，舌尖红，苔黄腻；询其口干口苦欲饮温，胸闷，气短，大便秘结；诊其脉弦滑数。病机：此患者术后体虚，起居不慎，外感风寒，邪入少阳，而成少阳表证未解，兼阳明化燥成实之证。西医诊断：左下肺肺泡细胞癌。

中医诊断：肺癌发热病，少阳阳明证。治法：和解少阳，通阳泻热。处方：大柴胡汤加味。药物：柴胡 40g，生大黄 5g，枳实 20g，黄芩 15g，姜半夏 20g，白芍 15g，天花粉 30g，附子 5g，生姜 3 片，大枣 4 粒，生甘草 10g。2 剂，水煎服，1 日 1 剂。嘱其避风寒，清淡饮食。

二诊（2013 年 4 月 18 日）：药后患者最高体温较前下降，口干改善，仍有低热，体温波动于 37.0~38.0℃，稍恶寒，手足较冷，大便已通，舌尖红，苔黄，脉弦滑，患者体温较前下降，精神改善，效不更方，于原方加用振奋阳气药物。药物：柴胡 40g，生大黄 5g，枳实 20g，黄芩 15g，姜半夏 30g，白芍 15g，天花粉 30g，附子 10g，茯神 20g，磁石 30g，酸枣仁 20g，干姜 20g，大枣 4 粒，生甘草 10g。2 剂，水煎服，1 日 1 剂。

三诊（2013 年 4 月 20 日）：药后患者无恶寒，测体温 37.4℃，自觉午后低热，汗出仍较明显，倦怠乏力，气短懒言，纳差，观舌淡，苔薄白，诊其脉细，考虑中气不足，治法：益气健脾，甘温除热。处方：补中益气汤加减。药物：黄芪 30g，炒白术 12g，柴胡 15g，当归 10g，升麻 9g，枳实 15g，白芍 15g，党参 12g，陈皮 5g，牡蛎 15g（先煎），浮小麦 15g，大枣 6 粒，炙甘草 6g。4 剂，1 日 1 剂，水煎服。

四诊（2013 年 4 月 24 日）：患者已无发热，精神、食欲改善，气短改善，因家属拒绝进一步治疗，要求出院，于三诊方带药出院。随访至今，患者无发热。

按：因患者术后正气亏虚，感受外邪，进退不得，郁于少阳，而成少阳枢机不利，兼阳明化燥成实之证；少阳证不解，则不可下，而阳明里实，又不得不下，遂用大柴胡汤，和解通下并行，以两解少阳、阳明之邪。患者久病伤阳，二诊加用祝味菊温阳四物：茯神、磁石、酸枣仁、附子潜镇浮阳，养心安神；后根据患者舌脉变化，考虑外感已解，中气亏虚，予补中益气汤加减益气健脾，甘温除热以善其后，诚如《医学心悟·火字解》：“……三曰温：……经曰劳者温之，又曰甘温能除大热，如补中益气汤之类是也。”

（陈琦辉整理）

2. 外感发热（脾胃湿热证；肺炎）

郑某，女，59岁，因发热3天于2018年2月22日诊。缘于入院前3天，受凉后出现恶寒、发热，恶寒轻，发热重，最高体温达39.0℃，伴排稀便1次，呈糊状，未见黏液脓血，无咳嗽、咳痰，就诊南平市第一医院，给予“氨酚伪麻那敏、疏风解毒胶囊、奥司他韦胶囊、左西替利嗪口服溶液”等治疗，体温逐渐降至正常，排便正常。此次入院前1小时，患者无明显诱因再次出现恶寒、发热，恶寒重，发热重，最高体温达40.3℃，伴恶心、欲呕、全身困重、乏力，偶感胸闷、心慌，急诊科拟“发热原因待查”收住入院。辰下症：恶寒，发热，恶寒重，发热重，恶心、欲呕、全身困重、乏力，偶感胸闷、心慌，纳差寐可，二便调。否认伤寒、肺结核传染病史，否认内分泌、心血管、肾疾病史，否认重大手术、外伤史，否认输血史，预防接种史不详。青霉素过敏史，否认其他药物、食物过敏史。体格检查：体温39.7℃，脉搏106次/分，呼吸21次/分，血压126/81mmHg，神清，舌质红，苔白腻，脉濡数，面色潮红，形体适中。睑结膜无充血。咽部充血，双肺呼吸音粗，未闻及干湿性啰音。心率106次/分，律齐，无杂音。腹平软，全腹无压痛、反跳痛。双下肢无水肿。实验室检查：血常规，淋巴细胞0.79×10^9/L，中性粒细胞比例72.10%，淋巴细胞比例17.90%，血红蛋白199g/L，血细胞比容0.599，C反应蛋白75.33mg/L。血培养、肿瘤标志物正常。肺部CT示右肺下叶肺部感染；右肺上叶尖段磨玻璃状结节一枚（GNN）；纵隔多发小淋巴结。全腹彩超示左肾小结石。西医诊断：肺炎。中医诊断：外感发热，脾胃湿热证。治法：清热利湿、运脾和胃。处方：王氏连朴饮。药物：藿香15g，大腹皮12g，紫苏叶12g，甘草6g，桔梗15g，陈皮12g，厚朴12g，炒白术12g，茯苓15g，羌活12g，独活9g，麻黄6g，桂枝15g，白芍15g，生姜3片，石膏15g。3剂，1日1剂，水煎服，早晚分服。

二诊（2018年2月24日）：仍有低热、欲呕、全身困重、乏力，偶感胸闷、心慌，纳差寐可，二便调，舌质红，苔白腻，脉濡数。治法：清热利湿、运脾和胃。处方：黄芩滑石汤合藿苓湿胀汤加减。药物：青蒿15g，竹茹10g，黄芩15g，姜半夏15g，茯苓20g，陈皮15g，柴胡20g，紫苏叶5g，黄连3g，佩兰10g，泽泻20g，苍术15g，生姜3片，大枣4个。4剂，水煎服，1日1剂，早晚分服。诸症皆除，治愈出院。

按：黄芩滑石汤以用于湿热蕴结中焦，湿热并重的方。以身痛，发热汗出，汗出稍减，继而复热，口渴不多饮为主症。温病中湿重于热常见：发热但热度不很高，疲乏，嗜睡，胸腹胀闷不舒，口淡不渴，舌苔白，治疗宜苦温芳化，如用三仁汤、藿朴夏苓汤。热重于湿常见：高热口渴，汗出身重，胸膈满闷，脉洪大，治疗宜清气燥湿，如用苍术白虎汤。湿热并重常见：身痛，渴不多饮或不渴，出汗后热减但又回升，脉缓，舌苔淡黄而滑，治疗宜清热化湿，如用黄芩滑石汤。湿邪内陷心包常见：神志不清，昏睡，半昏迷或昏迷，时有谵语，舌苔黄厚腻，治疗宜芳香化浊开窍、清热利湿，如用菖蒲郁金汤。由于祛湿药性味辛燥，易伤耗津液，所以一般热病不兼湿的，原则上不使用。此病为邪伏募原，热重于湿。紫苏叶 5g、黄连 3g，量少，以其清疏灵动为贵，常用于湿热留连之征。余师认为，临床中当辨证施治，重在紧扣病机，该案例抓住湿热二字，清热化湿，选方用药得当，才能取到较好效果。

（吴慧毅整理）

3. 湿温病发热（热重湿轻，蕴结中焦，少阳不利；恙虫病）

曾某，男，83 岁，2012 年 10 月 25 日因恶寒发热、全身酸痛 8 天初诊。缘于患者 8 天前，于田间劳动后出现恶寒、发热、全身酸痛，测得最高体温达 39.0℃，就诊于当地诊所考虑为感冒，予抗感冒退热治疗 2 天后，发热反复，求诊中医。辰下症：发热重，恶寒轻，全身酸痛，口干欲饮，恶心欲呕，脘痞身重，小便短黄，大便黏滞。实验室检查：血常规，白细胞 4.42×10^9/L，中性粒细胞比例 85.81%，血小板 40.0×10^9/L；肥达试验阴性；外斐反应阳性。胸片示心肺未见明显异常。望其神志清楚，面红目赤，小便黄，大便黏滞不爽，舌红，苔黄腻；询其口干欲饮，恶心欲呕，脘痞身重，小便黄，大便黏滞不爽；诊其脉滑数。病机：此患者起病于秋季湿邪旺盛之时，湿热之邪内侵，气机怫郁，三焦壅滞，少阳枢机不利而发。西医诊断：恙虫病。中医诊断：湿温病，热重湿轻，蕴结中焦，少阳不利。治法：宣畅气机、清热利湿，兼以和解少阳。处方：三仁汤合小柴胡汤、葛根芩连汤加减。药物：滑石 12g，白豆蔻 6g，薏苡仁 20g，淡竹叶 10g，葛根 30g，连翘 12g，苦杏仁 10g，法半夏 10g，柴胡 40g，黄连 6g，黄芩 15g，甘草 6g。2 剂，水煎服，1 日 1 剂。嘱其慎起居，清淡饮食。

二诊（2012 年 10 月 27 日）：患者热退，无恶寒、全身疼痛，无恶心欲呕，二便自调，仍有纳呆，舌淡，苔薄白，脉滑；考虑患者湿热之邪已解，少阳枢机已畅，脾胃功能尚未完全恢复，予参苓白术散加减渗湿健脾。药物：党参15g，白术15g，茯苓15g，白扁豆15g，陈皮6g，山药15g，砂仁6g（后入），桔梗8g，薏苡仁20g，麦芽20g，谷芽20g，生姜3片，大枣4枚，甘草3g。3剂，水煎服，1日1剂。嘱其清淡饮食，不可过饱。

按：患者感受湿热之邪发病，气机怫郁，三焦壅滞，少阳枢机不利；三仁汤中杏仁苦辛，宣利上焦肺气，气化则湿化；白豆蔻芳香化湿，行气，调中；薏苡仁甘淡，渗利下焦湿热，健脾；三仁合用，能宣上、畅中、渗下而具清热利湿，宣畅三焦气机之功；合用小柴胡疏理少阳气机；湿热下注大肠，故大便黏滞不爽，故予葛根芩连汤清利大肠湿热，升清止泻。柴胡用量宜大，仲景原方柴胡四两，据章太炎《医论·论汤剂轻重之理》，四两折合当今计量单位为37.5g；三方共奏宣畅气机、清热利湿、和解少阳之功，故患者很快热退身凉脉静。后予调理脾胃收功。

（陈琦辉整理）

第三节　咳嗽治案

1. 咳嗽（痰热郁肺证；左下肺炎）

洪某，女，已婚，80岁，咳嗽、咳痰1周，发热2天，于2016年4月11日初诊。缘于入院前1周，患者因受凉后出现咳嗽、咳痰，咳嗽呈阵发性，咳白黄黏痰，量中，难咳，伴咽痒，就诊于当地诊所，予抗感染、止咳化痰对症处理后，症状同前。2天前出现咳痰，痰白黄相间难咳，量中，伴恶寒、发热，最高达39℃，口干，曾就诊当地诊所抗感染治疗后症状未改善。辰下症：咳嗽，呈阵发性发作，咳痰，痰黄白相间，质黏，量中，口干欲饮冷水，纳寐尚可，二便自调。体格检查：体温38.5℃，脉搏86次/分，呼吸20次/分，血压116/80mmHg，神清，舌红，苔黄腻，脉滑，面色潮红，形体适中咽部充血，双侧扁桃体无肿大。双肺呼吸音粗，左下肺可闻及湿性啰音。心率86次/分，律齐。实验室检查：肺部CT示左下肺炎症。西医诊断：左下肺炎。中医诊断：咳嗽，痰热郁肺证。治法：清热化痰，宣肺止咳。处方：麻杏石甘汤加减。药物：麻黄10g，苦杏仁10g，石膏10g，黄芩10g，丝瓜络20g，浮海石20g，甘草3g。2剂，水煎服，1日1剂。

二诊（2016年4月13日）：患者发热消退，口干不欲饮，恶寒，疲乏无力，汗出，腹胀，便稀，喜温饮，脚肿，便次稍频，衣多，结合舌红，少苔，脉沉细，考虑患者为久病伤及阳气，阳不化气，水湿内停，津液不得散布。治法：温阳化气行水。处方：五苓散。药物：苍术15g，猪苓15g，茯苓30g，泽泻20g，桂枝15g，麦冬15g，北沙参20g，陈皮15g，黄芪30g，制附子5g。3剂，1日1剂，水煎服，早晚顿服。

三诊（2016年4月16日）：诸症好转，下肢水肿消失，纳可，腹胀好转，舌红，苔薄，脉沉细。故加大扶阳养阴力度，制附子改为10g，麦冬改为25g，加强扶阳益阴，余守前方，4剂。诸症皆愈，出院。

按：临床中，年老久病患者，常素体亏虚，容易因热而出现口干，但应分清是阴液耗伤，还是阳虚水液无以化津，津液不能上承所至，当注意观察舌象。舌老红无水分为阴虚；舌胖润红，饮水不解渴，乏力为气不化水，津液不能上承，气不化水。阴虚者当养阴，水液不化者，当温阳化水佐以养阴，以利于阳中求阴。

（吴慧毅整理）

2. 咳嗽（风寒袭肺证；肺炎）

胡某，男，79岁，因咳嗽、咳痰9天于2016年10月13日初诊。缘于入院前9天受凉，开始出现咳嗽、咳痰，痰白黏适中，多可咳出，平躺时咳嗽尤甚，坐立时症状缓解。期间于外院门诊治疗，予以服用莲花清瘟颗粒、三子止咳胶囊，服药后效果不明显，仍感咳嗽，咳痰，痰白量多可咳出，夜间症状加重，咳时大便失禁，不能入眠，今日就诊于南平市人民医院。辰下症：咳嗽、咳痰，痰白量适中可咳出，夜间症状加重，咳时大便失禁，不能入眠，口干欲饮，纳少，寐欠安，二便通畅。有冠心病、2型糖尿病、高血压病病史10年。体格检查：体温36.2℃，脉搏75次/分，呼吸20次/分，血压124/75mmHg，舌淡红，苔薄白，脉浮，神清，双肺呼吸音粗，双肺可闻及湿性啰音。心率75次/分，律齐，无杂音。双下肢无水肿。实验室检查：血常规（南平市人民医院2016年10月13日）示正常；肺部CT（南平市人民医院2016年10月13日）示两肺炎性；两肺上叶及左肺下叶磨玻璃影；两肺陈旧性病灶；右肺上叶继发性肺结核；纵隔多发钙化淋巴结；胆囊结石。西医诊断：肺炎。

中医诊断：咳嗽，风寒袭肺证。治法：疏风散寒，宣肺止咳。处方：荆防达表饮加减。药物：荆芥10g，防风10g，蝉蜕6g，白芷12g，僵蚕10g，苦杏仁10g，半夏10g，黄芩10g，牛蒡子10g，白芍10g，生姜3片，甘草3g。3剂，1日1剂，水煎服，早晚顿服。

二诊（2016年10月16日）：患者诉咳嗽、咳痰较前好转，痰不易咳出，痰白稀，量少，咽痛，多梦，耳鸣，遇水则冷，喜露肚皮，神疲乏力，纳尚可，寐欠佳，二便正常。体格检查：口腔溃疡，神清，舌红，苔白腻，脉浮。病机：患者多梦，耳鸣，怕冷，中医中药用交通心肾，降火止遗之法。以心火上炎，肾水不能上行濡养，故见怕冷；心火上扰神明，故见多梦；肾其窍在耳，肾水不得濡养于上，则见耳鸣。治法：交通心肾，降火止遗。处方：交泰丸合封髓丹加减。药物：制附子10g，肉桂5g，黄连5g，牛膝30g，陈皮15g，磁石30g（先煎），黄柏30g，砂仁20g（后入），甘草10g。3剂，1日1剂，水煎服，早晚顿服。

三诊（2016年10月19日）：患者诉咳嗽、咳痰基本消失，多梦，汗出减轻，耳鸣明显减少，遇水则冷减轻，神疲乏力，纳尚可，寐欠佳，二便正常，舌淡胖，苔白，脉虚。症状减轻，治疗有效，附子加至15g加强扶阳，并加补骨脂15g加强固肾，余守前方，药物如下：附子15g，肉桂5g，黄连5g，牛膝30g，陈皮15g，磁石30g（先煎），黄柏30g，砂仁20g（后入），补骨脂15g，甘草10g。3剂，1日1剂，水煎服，早晚顿服。患者诸症消失，出院。

按：患者气喘，口干，多梦，耳鸣，脸红，遇水则冷，喜露肚皮，舌淡胖，边有齿痕，苔黄腻，脉虚弦，表现出阳虚之征；咽痛、口腔溃疡、汗出表现为虚阳浮越之象。此为阳在上，阴在下，为“否卦”，故治疗上当潜阳封髓、交通上下，选用“封髓丹合交泰丸”。其中重用牛膝，药雄力专，以引气血下行，陈皮治疗咳嗽少痰，诸药相合，取得疗效。

（吴慧毅整理）

3. 咳嗽（风寒袭肺证；气管炎）

魏某，女，30岁，因咳嗽、咳痰1年余，再发1周于2016年4月20日初诊。缘于入院前1年前，患者受凉后出现咳嗽、咳痰，痰少，色白质黏，不易咳出，偶感胸闷、气喘，无胸痛、胸骨后堵塞感；曾就诊南平市人民医院，予以消炎、解痉平喘等治疗后，症状好转，偶感咳嗽，无明显咳痰。本次住院缘于1周前患者受凉后再次出现咳嗽、咳痰，痰白黏量少，稍感气促，胸闷，头痛，肢体酸痛，无汗。辰下症：咳嗽，咳痰，痰白黏量少，稍感气促，头痛，口干欲饮，纳寐可，二便自调。体格检查：体温37℃，脉搏78次/分，呼吸28次/分，血压 128/70mmHg，血氧饱和度 94%，舌淡红，苔薄白，脉浮，神清，咽部稍充血，双侧扁桃体Ⅰ度肿大，双肺呼吸粗，双肺未闻及干湿性啰音，心率 78 次 / 分，心律齐。实验室检查：缺。西医诊断：气管炎。中医诊断：咳嗽，风寒袭肺证。治法：疏风散寒，宣肺止咳。处方：三拗汤加减。药物：蜜麻黄 10g，苦杏仁 8g，白芍 10g，连翘 10g，荆芥 10g，防风 8g，蝉蜕 4g，黄芩 10g，牛蒡子 10g，紫菀 12g，甘草 3g。3 剂，1 日 1 剂，水煎服，早晚顿服。

二诊（2016 年 4 月 23 日）：干咳明显，痰白，量少，遇风咳嗽加剧，稍感头痛，口苦，舌淡，苔薄白，脉浮。证属太少两感。治法：和解少阳，解表清热。处方：柴胡桂枝汤加减。药物：柴胡 15g，桂枝 10g，法半夏 15g，黄芩 15g，党参 10g，白芍 10g，苦杏仁 15g，桔梗 15g，防风 10g，炙甘草 10g，生姜 3 片，大枣 4 粒。3 剂，1 日 1 剂，水煎服，早晚顿服。服后诸症皆除。

按：余师认为，患者咳嗽病久，仍有头痛，此为外感证，口苦、口干明显，此为少阳证，但仍结合舌脉象，考虑本次邪气犯卫，邪气有入里化热之势，属于太少两感。故在治疗咳嗽中，同时临床中，但见一症便是，不必诸症须俱，可按六经辨治，拓宽临床诊治思路。

（吴慧毅整理）

4. 咳嗽（痰湿蕴肺证；肺炎）

吴某，男，79 岁，因咳嗽、咳痰 1 周于 2018 年 2 月 28 日初诊。缘于入院前 1 周，患者受凉后出现咳嗽，咳白色黏痰，伴鼻塞、流涕，第二天出现发热症状，体温最高达 38.2℃，无恶寒，无恶心呕吐，无腹痛腹泻，就诊外院门诊，予口服头孢地尼胶囊、左氧氟沙星片、三子止咳胶囊、复方氨溴酸右美沙芬糖浆抗感染、抗炎、止咳化痰治疗后，体温恢复正常，鼻塞、流涕症状消失，咳嗽、咳痰未见明显改善。辰下症：咳嗽、咳痰，痰白黏量少不易咳，纳寐一般，小便频数，大便正常。平素体健，有磺胺类药物过敏史，否认食物过敏史。体格检查：体温 36.8℃，脉搏 75 次 / 分，呼吸 20 次 / 分，血压 136/68mmHg，舌淡，苔白微腻，脉滑，神清，双肺呼吸音稍粗，左下肺可闻及少许湿性啰音。心率 75 次 / 分，无杂音。双下肢无水肿。实验室检查：血常规（含 C 反应蛋白），白细胞总数 4.99×10^9/L，中性粒细胞比例 62.70%，血红蛋白 93.0g/L，C 反应蛋白 10.43mg/L。

肺炎支原体 IgM 抗体阴性。肺部 CT 平扫：双肺炎症，以左肺下叶为著；左肺上叶肺大泡一枚；双侧胸膜稍增厚；右侧第 4、5 肋骨陈旧性骨折；心包少量积液。西医诊断：肺炎。中医诊断：咳嗽，痰湿蕴肺证。治法：燥湿化痰，理气止咳。处方：二陈散合三子养亲汤加减。药物：陈皮 20g，姜半夏 10g，茯苓 20g，枳实 15g，桔梗 8g，苦杏仁 6g，厚朴 10g，炒白芥子 10g，桂枝 10g，炒莱菔子 10g，蝉蜕 6g，炒紫苏子 12g，生姜 3 片，甘草 3g。3 剂，1 日 1 剂，水煎服。

二诊（2018 年 3 月 2 日）：咳嗽，痰白黏，尚可咳出，夜间咳嗽加剧，声音嘶哑，口干，舌淡，苔黑腻，脉弦。治法：行气化痰，解郁止咳。处方：半夏厚朴汤。药物：姜半夏 20g，厚朴 15g，茯苓 20g，紫苏梗 10g，黄芩 15g，连翘 20g，紫苏叶 5g，香附 10g，枳实 15g，桔梗 20g，生甘草 10g，生姜 3 片。3 剂，1 日 1 剂，水煎服。

三诊（2018 年 3 月 5 日）：咳嗽、声音嘶哑症状明显改善，但出现腹泻，量不多，无腹痛。舌脉同前。余师认为，此为药中病所，冥眩反应。故守前方，再 3 剂，诸症全消。

按：胸满用枳实，腹满用厚朴。下气消腹中胀满，厚朴为最。厚朴味苦辛，性温，治胃气上逆，恶心呕哕，胃气郁结胀满疼痛，为温中下气之要药。为其性温味又兼辛，其力不但下行，又能上升外达，《神农本草经》谓其主中风伤寒头痛，《金匮要略》厚朴麻黄汤，用治咳而脉浮。其与橘、夏并用，善除湿满；与姜、术并用，善开寒痰凝结；与硝、黄并用，善通大便燥结；与乌药并用，善治小便因寒白浊。厚朴味之辛者属金，又能入肺以治外感咳逆；且金能制木，又能入肝、平肝木之横恣以愈胁下掀疼；其色紫而含有油质，故兼入血分，甄权谓其破宿血，古方治月闭亦有单用之者。叶天士认为此多用则破气，少用则通阳，诚为确当之论。可见厚朴是除满要药，它苦降下气，消除积滞满胀，又能下气消痰平喘，既可以消无形的气滞湿满，又可以消有形的食积痰满，单味药有功，加到辨证汤方中更有验。可见胀满之症大都虚实夹杂，必须审别虚实，虚则培补之，扶助之，实则消除之，疏散之，这样补虚泄实，三补七消，方能将疾病调治。《伤寒论》厚姜半甘参汤：“厚朴半斤姜半斤，一参二草也须分，半夏半升善除满，脾虚腹胀此方真。”痰随气升降，无处不到，气往上飘，痰就往上飙，飘到咽喉还好，是梅核气，如果飘到脑袋上去，就脑血管堵塞了。半夏能够去胃中痰，厚朴能够去肠中气滞，能够打开痰气下行的通道。在《医学衷中参西录》曰，“愚治冲气上冲，并挟痰涎上逆之证，皆重用龙骨、牡蛎、半夏、赭石诸药以降之、镇之、敛之，则冲气痰涎下降，而中气仍然升降自若无滞碍”。这半夏、代赭石、龙骨、牡蛎之品，就像下压力，压得再大，如果没有一个旋转力，照样钻不进去，所以稍微要佐以一两味能旋转气机之品，比如旋覆花、厚朴，这样气机的升降，就圆融无碍。临床见舌苔白腻，又有齿痕，明显湿生痰，夹气郁，可以用疏肝理气，加化痰散结；枳实、香附理气开郁，二诊腹泻，气机得通，当为排便反应，正所谓“药不冥眩，厥疾弗瘳”，故守原方。余师认为，《黄帝内经》有云：“五脏六腑皆令人咳，非独肺也。”该例之咳嗽，虽表现在肺实则与肝胃相关，故以半夏厚朴汤理气开郁，降气化痰而愈，中医诟病，贵在辨证，切忌见嗽止嗽。

（吴慧毅整理）

5. 咳嗽（气虚痰阻证；急性支气管炎）

张某，女，52 岁，2013 年 4 月 22 日因全身乏力 5 年，加剧伴咳嗽 1 月初诊。患者有高血压病、2 型糖尿病、精神分裂症、脑梗死后遗症等病史，平素长期口服“氨氯地平、二甲双胍”；5 年来自觉乏力，曾予中药调理，乏力稍改善；1 月前出现咳嗽，痰白少，门诊予抗感染治疗，症状未缓解；入院后查血糖偏高，空腹达 10.0mmol/L，予积极降糖治疗后，血糖控制平稳，空腹血糖 4.0~6.8mmol/L，仍感乏力，诉咳嗽，痰少来求诊。辰下症：面色少华，全身疲乏无力，咳嗽，痰少，纳寐欠佳，二便调。实验室检查：生化全套示正常；胸片示心肺未见明显病变；全腹部彩超示肝、胆、胰、脾、子宫双附件、膀胱未见明显占位性病变。望其神志清楚，面色少华，舌淡胖，边有齿痕，苔白滑；询其全身疲乏无力，咳嗽，少痰，纳寐欠佳，二便调；诊其脉濡。病机：此患者脾胃虚弱，纳运乏力，湿滞中焦，气郁痰阻而发。西医诊断：急性支气管炎。中医诊断：咳嗽，气虚痰阻证。治法：燥湿健脾、理气化痰。处方：半夏厚朴汤加味。药物：姜半夏 30g，厚朴 20g，枳实 20g，紫苏梗 15g，茯苓 30g，郁金 15g，石菖蒲 10g，附子 10g，连翘 20g，黄芩 10g，栀子 12g，淡豆豉 5g，炙甘草 10g，生姜 3 片。3 剂，水煎服，1 日 1 剂。嘱其避风寒，清淡饮食。

二诊（2013 年 4 月 25 日）：患者药后咳嗽止，仍感乏力，纳寐欠佳，观舌淡胖，边有齿痕，苔白滑，脉濡，考虑脾胃虚弱，纳运乏力。治法：补中益气，养血安神。处方：补中益气汤加味。药物：当归 10g，炒白术 15g，太子参 15g，黄芪 50g，扁豆花 12g，茯苓 15g，远志 10g，炒酸枣仁 15g，熟地黄 15g，木香 8g，炙甘草 6g。5 剂，水煎服，1 日 1 剂。水煎服 5 剂后，患者上诉不适症状均得以改善。

按：《脾胃论》说“饮食不节则胃病，形体劳倦则伤脾”。脾胃为营卫气血生化之源，脾胃气虚，受纳与运化不及，不能温养四肢故见全身疲乏无力。首诊中，患者表现为湿滞中焦，痰气交阻，予半夏厚朴汤燥湿健脾、理气化痰；二诊中患者痰湿之象除，以气虚为主，治疗上当据《素问·至真要大论》“损者益之，劳者温之”；故方中以重用黄芪，入脾肺经，补中益气，升阳固表为君药，太子参、白术、茯苓补气健脾，与黄芪合用，以增强其补中益气之功；血为气之母，气虚时久，营血亦亏，故用当归养血合营，协黄芪补气养血，扁豆花助白术、茯苓健脾之功，患者寐欠佳，予远志、酸枣仁、茯苓宁心安神。治疗的变化充分体现了在临床实践中严格遵循“急者治其标，缓者治其本”的辨证论治原则。

（陈琦辉整理）

第四节　支饮咳喘治案

支饮咳喘病（痰浊中阻证；支气管哮喘）

章某，女，67 岁，退休工人。2016 年 11 月 17 日诊。反复咳喘 27 年。近因受凉而引发，咳吐大量白色稀痰，胸满憋闷，心悸心慌，不能平卧，全身浮肿，小溲短少。苔白腻，舌淡边黯有齿痕，脉弦数。病机：患者素有咳喘，病史较长。久病必有瘀，血不利则为水，水湿内停，成饮成痰，复因感寒而发，以致痰瘀交阻，水饮激荡，升降反作，变生诸证。辰下症：咳吐大量白色稀痰，胸满憋闷，心悸心慌，不能平卧，全身浮肿，小溲短少。苔白腻，舌淡边黯有齿痕，脉弦数。西医诊断：支气管哮喘。中医诊断：支饮咳喘病，痰浊中阻证。治法：温化寒饮，活血利水。处方：当归芍药散加味。药物：当归 10g，白芍 20g，川芎 20g，泽泻 15g，炒苍术 15g，茯苓 30g，桂枝 15g，陈皮 20g，姜半夏 20g。3 剂，水煎服，1 日 1 剂。

二诊（2016 年 11 月 20 日）：诸症大减，原方姜半夏改 15g，加炒白术 10g，连服两周，症状缓解，继以香砂六君子汤调理善后。

按：日本长尾善治通过研究认为，“瘀血形成不单血循环的障碍，同时也有水代谢障碍”。证明血和水在病理上具有“瘀阻则水停，水蓄则血凝”的关系。此血、水相关病理机制在内、妇科等多种疾病中屡见不鲜。在此咳喘病中，患者久病必有瘀，血不利则为水，水湿内停，成饮成痰，复因感寒而发，以致痰瘀交阻，水饮激荡，升降反作，变生诸症，故当把握病机，对证使用方药，方可获效。

第五节　哮病治案

1．哮病（冷哮证；支气管哮喘急性发作）

邓某，男，55 岁，因反复咳嗽、咳痰、气喘 10 年余，加剧 3 天于 2018 年 2 月 22 日初诊。缘于入院前 10 年余因受凉后出现咳嗽、咳痰、气喘，咳白色泡沫痰，质黏量少，易咳出，活动后气喘明显，多次就诊于南平市第一医院及南平市人民医院，查肺部 CT 提示：慢性支气管炎伴双肺感染，左肺支气管扩张，肺气肿及肺大泡形成；双侧胸腔积液，双侧胸膜增厚；纵隔多发淋巴结，部分肿大。心脏彩超提示：三尖瓣反流伴肺动脉高压（中 - 重度）；左心室舒张功能减退；左室射血分数 68%。肺功能提示：一秒率＜ 70%，第 1 秒用力呼气容积＜ 80%，支气管舒张试验阳性。诊断为：①支气管哮喘；②慢性阻塞性肺疾病急性发作、慢性肺源性心脏病失代偿期；③支气管扩张伴感染。经抗感染、化痰止咳平喘治疗后，上述症状可缓解。但此后常因受凉后症状反复发作，多于冬春季节交替时症状加剧。平素不规则吸入沙美特罗氟替卡松、噻托溴铵平喘，时有咳嗽，痰少，活动后气促。此次于入院前 3 天受凉后喉中哮鸣有声，胸闷气喘加剧，咳嗽，咳痰量少，咳白黏稠痰，不易咳出，活动后气喘加剧，伴发热恶寒，发热重，恶寒轻，在家予生活调节及吸入沙美特罗氟替卡松、噻托溴铵后，发热消退，仍感恶寒，胸闷胀、气喘，喉中哮鸣有声。故拟“支气管哮喘急性发作”收住院。辰下症：喉中哮鸣有声，胸闷、气喘，咳嗽、咳痰、咳白黏稠痰，不易咳出，口干欲饮温水，纳寐差，大便秘结，小便难。有30年余吸烟史，平均约30支/日，已戒烟3年。有头孢类、青霉素类抗生素过敏史。体格检查：体温36.5℃，脉搏110次/分，呼吸24次/分，血压121/101mmHg，血氧饱和度70%（吸入氧气浓度27%），神志清楚，舌淡，苔白，脉浮紧。呼吸稍急促，口唇紫绀，颈软，颈静脉轻度怒张，肝－颈静脉回流征阳性。桶状胸，胸廓前后径增大，双侧肋间隙增宽，双肺呼吸运动度减低，双侧语颤减弱，无胸膜摩擦音，双肺叩诊呈过清音，双肺呼吸音低，呼吸相延长，双肺可闻及广泛哮鸣音，双肺可闻及少许湿性啰音。心率110次/分，心律齐，各瓣膜听诊区未闻及杂音。腹平软，无压痛及反跳痛。双下肢无水肿。实验室检查：血气分析全套，酸碱度7.211，二氧化碳分压88.8mmHg，氧分压102.3mmHg，实际碳酸氢根36.3mmol/L，细胞外液剩余碱8.1mmol/L，血液剩余碱4.5mmol/L，标准碳酸氢根28.4mmol/L，氧合指数267.6mmHg；血常规，白细胞总数15.11×10^9/L，中性粒细胞比例94.10%，淋巴细胞比例2.80%，嗜酸粒细胞比例0.10%，血红蛋白164.0g/L，血小板132.0×10^9/L，C反应蛋白235.35mg/L；脑钠肽509.48pg/ml；肌钙蛋白0.11μg/ml；降钙素原2.33ng/ml。西医诊断：①支气管哮喘急性发作；②慢性阻塞性肺疾病急性加重期、慢性肺源性心脏病失代偿期；③支气管扩张伴感染。中医诊断：哮病，冷哮证。治法：宣肺散寒，化痰平喘。处方：射干麻黄汤。药物：射干15g，麻黄12g，细辛9g，款冬花9g，紫菀9g，法半夏9g，五味子9g，生姜3片，大枣4粒。2剂，水煎服，1日1剂，早晚分服。

二诊（2018年2月22日）：胸闷胀，气喘，痰黄稠，动则加剧，气短，心慌，烦躁，不欲饮水，不能站立，舌淡苔黄浊腻，脉虚弦无根，舌边迂曲。治法：扶阳化饮，平冲降逆。处方：茯苓四逆汤加减。药物：茯苓30g，附子10g，干姜10g，党参30g，磁石30g，桂枝15g，炙甘草10g。4剂，水煎服，1日1剂，早晚分服。

三诊（2018年2月28日）：症见胸闷胀，气喘，痰黄稠，动则加剧，气短，心慌，烦躁等症状较前缓解，可站立，舌淡暗，苔白腻，脉虚弦无根，舌边迂曲。余师认为由阴转阳，前方有效，按前方，加石菖蒲10g，并将附子加至20g。

按：《伤寒论》69条云“发汗，若下之，病仍不解，烦躁者，茯苓四逆汤主之”。本方以四肢厥逆、烦躁、心悸、舌淡苔白滑、脉微欲绝为辨证要点。此病人先予解表后，症状未解，概因长期久病，反复使用激素、抗生素耗伤阳气，故当予温阳利水，扶正救逆之剂，附子、炙甘草、干姜这三味是四逆汤；方以四逆汤为主，回阳救逆，加人参而益气生津，扶正固本，俾心、肾、脾三阳得回而本固，阳复则阴生也。舌淡暗，舌边迂曲，口干不欲饮，为"但欲漱水不欲咽"，为阳气虚，湿浊不化，痰饮内停，故当温阳化水，用附子通行十二经脉阳气，桂枝平冲降逆，通经温阳。此病人先前痰白黏，但咳喘明显，而后痰转黄，但咳喘改善，余师认为此为病由阴转阳，当为阳气得复，是病情好转之征象。余师认为：该病例表现在阳虚水行，饮邪冲逆犯肺似喘，故治疗以茯苓四逆汤，药合病机，收到较好效果。中医治病必须有中医的临床思维，以中医的思维指导临床，是提高疗效的不二法门。

（吴慧毅整理）

2. 哮喘（痰饮证；支气管哮喘）

刘某，女，52岁。2013年11月17日诊。患哮喘2年多，稍受凉即发作，尤以冬季发作频繁。辰下症：形寒畏冷，痰多清稀而白，头晕耳鸣，腰酸膝软，神疲乏力，不耐劳作，动则气短难续。溲少而清，便软。舌淡苔薄白，脉沉细软。病机：阳虚而不化水湿，水饮停留，妨碍气机升降。西医诊断：支气管哮喘。中医诊断：哮喘，痰饮证。治法：温肾扶阳，健脾化饮。处方：金匮肾气丸加味。药物：制附子15g，桂枝15g，熟地黄15g，茯苓20g，山茱萸15g，山药20g，泽泻15g，牡丹皮10g，补骨脂15g，陈皮10g，炒苍术15g。3剂，水煎服，1日1剂。

二诊（2013年11月20日）：患者气短、畏冷及痰多等症状明显减轻，溲量增加，神疲改善。原方桂枝改为10g，加肉桂10g，苍术易为炒白术15g，连续服用1个多月，病情稳定，未见发作。

按：《金匮要略》云"水停心下，微者短气"，言水饮之轻微者，每见气短之症。患者患哮喘2年多，受凉即发，且冬季发作频繁，形寒畏冷等，病久阳气耗伤可知。辰下症：痰多清稀而白，但外证似不甚明显，且兼见头晕耳鸣，腰酸膝软，神疲乏力，动则气短难续，溲少而清，再结合舌脉，可以认为证因阳虚而不化水湿，水饮停留，妨碍气机升降所致。然其饮尚属轻微，病本在肾在脾，故求其本而治之。

第六节　喘证治案

1．喘证（肺气虚耗证；间质性肺炎）

陈某，男，68 岁，因咳嗽、咳痰 3 月余，加剧伴气喘 1 月，于 2018 年 1 日 17 日初诊。缘于入院前 3 月余，患者受凉后出现咳嗽，咳白色黏痰，量少，不易咳出，无鼻塞流涕、全身酸痛，曾就诊于外院间断治疗，症状未见改善。1 月前患者症状加剧，仍诉咳嗽、咳痰，痰白黏伴少许血丝，量多，不易咳出，伴气喘，活动耐力下降，就诊于外院，行肺部 CT 示双肺炎性病变，诊断为：①肺部感染；②类风湿关节炎、类风湿关节炎相关性间质性肺疾病（？）。予抗感染、化痰、平喘治疗 16 天后，咳嗽、咳痰稍减轻，气喘稍改善，但仍较明显，今就诊南平市人民医院。辰下症：气喘，呼吸困难，咳嗽，咳声低弱，咳痰，痰白量少伴有少量血丝，质黏不易咳出，活动耐力下降，烦热而渴，咽喉不利，口面颧潮红，纳寐可，二便调。有干燥综合征病史 10 余年，未特殊处理。有青霉素及海鲜过敏史。体格检查：体温 36.5℃，脉搏 75 次 / 分，呼吸 21 次 / 分，血压 95/60mmHg，血氧饱和度 75%（吸入气氧浓度 21%）。舌红，少苔，脉细，神清，呼吸稍促，口唇紫暗。双肺呼吸音粗，右肺及左下肺可闻及爆裂音。心率 75 次 / 分，律齐，无杂音。腹软，全腹无压痛及反跳痛，双下肢轻度水肿，以左侧明显。实验室检查：血常规，白细胞总数 8.19×10^9/L，中性粒细胞比例 85%，淋巴细胞比例 10.30%，单核细胞百分比 1.80%，嗜酸粒细胞比例 0.00%，血红蛋白 117.0g/L，血小板 218×10^9/L，C 反应蛋白 91.04mg/L。血气分析全套：酸碱度 7.492，二氧化碳分压 24.1mmHg，氧分压 52.1mmHg，实际碳酸氢根 18.7mmol/L；肌钙蛋白 0.23ng/ml；降钙素原 3.11ng/ml；B 型脑钠肽 1315.63pg/ml。西医诊断：①间质性肺炎；②呼吸衰竭；③类风湿关节炎、类风湿关节炎相关性间质性肺疾病（？）。中医诊断：喘证，肺气虚耗证。治法：补肺益气养阴。处方：生脉散合补肺汤加减。药物：麦冬 20g，五味子 15g，党参 20g，茯苓 20g，炒白术 12g，天冬 20g，炒山药 15g，黄芪 10g，防风 8g，黄芩 12g，炙甘草 3g。3 剂，水煎服，1 日 1 剂，水煎服，分早晚饭后温服。

二诊（2018 年 1 月 20 日）：气喘，动则加剧，半坐位休息，咳嗽、便稀，脚肿舌淡，边暗，苔薄白，脉细。治法：健脾扶正。处方：参苓白术散加减。药物：党参 30g，茯苓 20g，炒白术 15g，白扁豆 10g，陈皮 15g，桔梗 10g，山药 20g，薏苡仁 30g，砂仁 10g（后入），桂枝 10g，炙甘草 5g。3 剂，水煎服，1 日 1 剂，早晚顿服。

三诊（2018 年 1 月 22 日）：患者症状较前改善，舌脉同前，效不更方，将党参逐步加量，余守前方，5 剂，收获全功。

按：久病不治，取其中，尤其是老年患者，脾胃衰败，常见食欲欠佳，便溏；脚肿为脾虚不运，水湿泛溢；治疗上当健脾扶正，最常用的处方是参苓白术散。使用桂枝，意振奋脾胃之阳。党参有补气阴，健脾胃功能，应从小剂量开始用，对于年老体弱患者，量可用至 40~60g。余师认为，脾胃为后天之本，气血生化之源，而气血乃人身之重要物质，贵在充实，如此机体方有抗病能力可言，故历代不少医家重视脾胃的调理，尤其是久病患者，常须顾此。

（吴慧毅整理）

2. 喘证（痰浊阻肺证；肺炎）

刘某，女，54 岁，因反复发作性胸闷伴气喘 1 年余，加剧 1 周于 2016 年 5 月 11 日初诊。缘于入院前 1 年余，患者每于受凉或者遇刺激性气味后出现胸闷、气紧，偶有咳嗽、咳痰、痰白黏质稠，无鼻塞、流涕；无胸痛，无发热、寒战等，曾就诊外院，诊断为支气管哮喘，予以抗感染、解痉平喘等处理后症状未见明显好转，胸闷、气喘多于受凉后出现，表现为胸闷、气喘、咳嗽、咳白黏痰，自行服用解痉平喘药物可适当缓解。此次入院前 1 周，患者因天气突变，再次受凉后出现胸闷、气喘，偶发咳嗽，咳白黏痰，量少难咳，口不干，心烦，目前患者胸闷、气喘仍较明显，门诊拟“气喘原因待查”收住入院。辰下症：气喘，胸闷，阵发性咳嗽，咳痰，痰白黏量少难咳，喉中有异物感，口干欲饮温水，反酸，恶心欲呕，心烦，纳寐尚可，二便自调。有慢性浅表性胃炎病史 2 年，甲状腺结节消融术后 2 年。否认其他药物、食物过敏史。体格检查：体温 36.0℃，脉搏 77 次 / 分，呼吸 20 次 / 分，血压 125/72mmHg，血氧饱和度 93%。神清，面色少华，舌淡，苔白，脉弦紧，双肺呼吸音粗，呼气相延长，未闻及干、湿性啰音。心率 77 次 / 分，律齐，未闻及杂音。腹软，无压痛。双下肢无水肿。实验室检查：缺。西医诊断：肺炎。中医诊断：喘证，痰浊阻肺证。治法：祛痰降逆，宣肺平喘。处方：二陈汤加减。药物：陈皮 15g，法半夏 15g，白术 15g，厚朴 10g，天麻 8g，瓜蒌 15g，薤白 10g，柴胡 15g，炙甘草 3g。2 剂，1 日 1 剂，水煎服，早晚分服。

二诊（2016 年 5 月 14 日）：症状见胸闷，气紧，咽中异物感，声音嘶哑，咳嗽，偶有咳白黏痰，腰酸乏力，纳寐尚可，二便正常，舌淡红，苔薄黄，脉弦。病机：痰气互结，聚集于喉。治法：行气化痰，理气解郁。处方：半夏厚朴汤。药物：法半夏 15g，厚朴花 15g，茯苓 20g，紫苏梗 10g，紫苏叶 5g，枳实 20g，柴胡 15g，白芍 20g，玫瑰花 10g，炙甘草 10g，栀子 20g，淡豆豉 10g。3 剂，1 日 1 剂，水煎服，早晚分服。

三诊（2016 年 5 月 18 日）：症状好转，胸闷、气紧好转，偶有咳嗽，痰黏稠，话多时气短，二便正常。声音嘶哑，平卧时可缓解，跑步后舒畅。纳寐尚可，二便正常。前方加薤白 20g，川贝母 10g，加强理气解郁化痰功效。药物如下：法半夏 15g，厚朴花 15g，茯苓 20g，紫苏梗 10g，紫苏叶 5g，枳实 20g，柴胡 15g，白芍 20g，玫瑰花 10g，炙甘草 10g，栀子 20g，淡豆豉 10g，薤白 20g，川贝母 10g。3 剂，1 日 1 剂，水煎服，早晚分服。

四诊（2016 年 5 月 21 日）：咳嗽时稍感气喘、胸闷，口干，大便正常，舌淡，苔薄白，脉沉细。病机：阴分焦燥，上实下虚，上热下寒，阴竭于内，阳越于外，虚劳之征。治法：补肾助阳，滋阴降火。处方：全真一气汤。药物：附子 10g，党参 15g，炒白术 15g，麦冬 15g，五味子 15g，熟地黄 20g，怀牛膝 20g，沉香 5g，炙甘草 10g。4 剂，1 日 1 剂，水煎服，早晚分服。诸症均消，出院。

按：患者初期见“咽中异物感、胸闷、声嘶”此为痰气郁结，治疗予以半夏厚朴汤后，痰气渐消，但出现口干、胸闷，脉沉细，表现为阴分不足，上盛下虚，故当滋阴降火，此为冯楚瞻《锦囊》中得意之方，功在于一派滋养阴液之中，得参、附气化，俾上能散津于肺，下能输精于肾，且附子得牛膝引火下行，不为食气之壮火，而为生气之少火，俾火生土，土生金，一气化源，大有云腾致雨之妙，全此一点真阴真阳，镇纳丹田，故用“全真一气汤”获得全功。

（吴慧毅整理）

3. 喘证（痰浊阻肺证；间质性肺炎）

张某，男性，82 岁，因咳嗽、咳痰、胸闷、气促 1 年余，加剧 20 天于 2016 年 10 月 17 日初诊。缘于入院前 1 年，患者无明显诱因出现咳嗽、咳痰，胸闷气喘，质黏量少，咳出尚可，无恶寒发热，无胸痛，无咯血、潮热、盗汗。就诊于福建医科大学附属协和医院，诊断为间质性肺炎，予以抗感染、抗病毒、化痰平喘等药物治疗（具体不详）后上诉症状好转出院。平素递减规律服用“甲泼尼龙琥珀酸钠”抗炎治疗1年余。1月前自行停药，病情反复发作，咳喘逐渐频繁，春秋季节，天气温差变化较大时亦可出现咳嗽、咳痰，在家自行服药后可缓解。此次入院前20天因受寒后出现咳嗽、咳痰、胸闷、痰多质黏、易咳出。夜间卧位时出现胸闷、气紧，端坐后症状稍缓解，在家自行服用“金荞麦片”后症状无明显改善，拟“间质性肺炎”收住入院。辰下症：咳嗽、咳痰、痰白黏、量少、易咳出、胸闷气喘，近期体重无明显减轻，纳差，寐欠佳，二便正常。有慢性阻塞性肺疾病、支气管扩张，三尖瓣反流Ⅰ度伴肺动脉高压，胆囊结石病史10年。否认药物、食物过敏史。体格检查：体温36.6℃，脉搏107次/分，呼吸22次/分，血压108/74mmHg，血氧饱和度96%，神志清楚，体型肥胖，轮椅入院，舌质淡，苔白腻，脉濡弱。目外眦可见肉状突出物，色淡红。双肺呼吸音粗，双肺背段可闻及剥裂音，心率107次/分，心律齐，无杂音。双下肢轻度凹陷性水肿。实验室检查：肺部CT（2015福建医科大学附属协和医院）示双肺间质性肺炎。西医诊断：间质性肺炎。中医诊断：喘证，痰浊阻肺证。治法：补脾胃，益肺气，燥湿。处方：参苓白术散加减。药物：党参20g，茯苓20g，炒白术12g，白扁豆10g，法半夏12g，苦杏仁8g，黄芪20g，浙贝母12g，黄芩12g，生姜3片，甘草3g。3剂，水煎服，1日1剂，早晚分服。

二诊（2016年10月20日）：症状见胸闷、气短（说话时明显），咳嗽、咳痰，气促，夜间明显，痰白量多，质黏，口干，口淡，四肢紫暗，舌暗，舌底静脉迂曲，苔白腻，微黄，脉虚弦。处方：半夏厚朴汤加减。药物：姜半夏15g，厚朴15g，茯苓20g，紫苏叶5g，紫苏梗10g，枳实20g，连翘30g，黄芩15g，连翘30g，丹参20g，薤白30g，佛手15g，陈皮20g，生姜3片，炙甘草10g。3剂，水煎服，1日1剂，早晚分服。

三诊（2016年10月24日）：症状见胸闷缓解，关节痛，口不干，痰黏不易咳出，大便正常，行走不利，舌淡，舌体胖大，苔薄白，脉虚弦。胸闷缓解，加强化痰，同时年龄大，久病，使用激素、抗生素。治法：加用扶阳清热，寒温并用。药物：姜半夏15g，厚朴

15g，茯苓 20g，紫苏叶 5g，紫苏梗 10g，枳实 20g，黄芩 15g，连翘 30g，丹参 20g，薤白 30g，佛手 15g，陈皮 20g，附子 10g，茯神 20g，酸枣仁 20g，磁石 30g（先煎），生姜 3 片，炙甘草 10g。5 剂，水煎服，1 日 1 剂。诸症缓解，好转出院，带前方 7 剂，巩固治疗。

按：患者形体肥胖，胸闷，说话时气短明显，咳嗽，咳痰，气促，夜间明显，痰白量多，质黏，属于半夏体质。缘于气郁痰结，水湿泛溢，结于胸中故见诸症，故使用半夏厚朴汤行气解郁化痰。同时四肢紫暗，舌底静脉迂曲，气郁日久血瘀，加丹参活血，连翘软坚散结，化老痰，此时丹参、连翘用量必须较大，才能起到效果。病人久病虚损，祝味菊《伤寒质难》云半夏厚朴汤可用于病久，体力不支，虚弱，可久用，常加用附子、茯神、酸枣仁、磁石，以振奋阳气，摄纳浮阳，引火归元，这样才能固本培元，利于久病虚损的患者恢复。

（吴慧毅整理）

第七节 肺胀治案

1. 肺胀（痰浊壅肺证；慢性阻塞性肺疾病急性加重期）

邓某，男，75 岁，因反复咳嗽、气喘 10 余年，加剧 2 天于 2016 年 10 月 13 日初诊。缘于入院前 10 余年，患者受凉及遇烹饪产生的油烟后出现咳嗽，伴胸闷、气喘，并稍感呼吸困难，当时未予以重视，未曾正规治疗，自行服消炎药，咳嗽、咳痰症状可缓解；但遇天气变化及刺激性气味时咳嗽、咳痰症状时有反复，每年发作 2~3 次，1 次持续 2~3 个月。入院前 3 年，患者再次受凉后出现咳嗽、咳痰、胸闷、气喘明显，并感心悸，就诊于南平市人民医院，行肺功能检查提示：用力肺活量、第 1 秒用力呼气容积、最大呼气中期流量均不同程度下降，中度到重度通气功能障碍，结合心彩超结果，诊断为慢性阻塞性肺疾病、慢性肺源性心脏病，予抗感染，解痉平喘处理，患者胸闷、气喘、咳嗽、心悸改善出院。后多次因胸闷、气喘、咳嗽加剧于南平市人民医院住院治疗。平素规律予噻托溴铵粉吸入剂吸入，按需使用硫酸沙丁胺醇气雾剂吸入平喘治疗，仍时有咳嗽、咳痰、活动后气喘，并时感胸闷、心悸不适。此次缘于入院前 3 天，因天气变化，出现胸闷胀、气喘、鼻塞流涕，咳嗽、咳痰，痰黄白相间，尚易咳。辰下症：胸闷胀，气喘，咳嗽，咳痰，腹胀，中下腹痛，口干，口苦，神疲乏力，纳寐欠佳，小便可，大便秘结。有胃贲门黏液腺癌病史 7 个月，行“奥沙利铂 150mg，第 1 天加替吉奥 40mg 1 日 2 次，第 1 天到第 21 天，每四周给药一次”的化疗方案 5 周期。有“冠状动脉粥样硬化性心脏病、心律失常、频发房性早搏”病史 1 年，平素时有心悸。否认其他药物、食物过敏史。体格检查：体温 36.8℃，脉搏 92 次 / 分，呼吸 21 次 / 分，血压 97/53mmHg，血氧饱和度 95.0%，舌淡红，苔黄腻，脉弦数，神清，精神欠佳，面色偏暗，双目少神，形体消瘦，肝－颈静脉回流征阳性。桶状胸，双肺呼吸音低，双肺可闻及痰鸣音，心率 92 次 / 分，律齐，无杂音。腹平软，中上腹轻压痛，无反跳痛。西医诊断：①慢性阻塞性肺疾病急性加重期（AECOPD）；②贲门癌。中医诊断：肺胀，痰浊壅肺证。治法：和解少阳，通腑降气平喘。处方：大柴胡汤加减。药物：柴胡 15g，大黄 10g，枳实 20g，黄芩 15g，法半夏 15g，白芍 30g，厚朴 15g，槟榔 10g，莱菔子 30g，生姜 3 片，大枣 4 个，炙甘草 10g。6 剂，水煎服，1 日 1 剂。

二诊（2016 年 10 月 26 日）：胸闷胀较前减轻，夜间咳嗽，夜间腹痛，二便得通，舌质暗，苔黄腻，脉细。治疗方法：守前方，去莱菔子，减轻通便功效；加用“桂枝茯苓丸”加强活血化瘀。药物：柴胡 15g，大黄 10g，枳实 20g，黄芩 15g，法半夏 15g，白芍 30g，厚朴 15g，槟榔 10g，莱菔子 30g，生姜 3 片，大枣 4 个，炙甘草 10g，桂枝 15g，桃仁 10g，茯苓 20g，赤芍 20g，泽兰 10g。4 剂，水煎服，1 日 1 剂。

三诊（2016 年 10 月 30 日）：诸症明显改善，守前方，再予 7 剂量，诸症消失。

按：余师认为，当患者二便不利时，据“大小不利治其标，治其大”，当以通利大便为主。患者以胸闷胀、气喘为主症，但有口苦，口干故具有“少阳证”的证候，为枢机不利，气机不畅，腑气不通，腑以通为用，故当和解少阳，通腑降气，用大柴胡汤治疗气喘。二诊时，夜间咳嗽、腹痛明显，舌质暗，苔黄腻，脉细。夜为阴，夜间疼痛者结合舌脉可见为瘀血所致，大便通利故去莱菔子，减轻通便功效。并加“桂枝茯苓丸”活血化瘀，同时泽兰治腹痛，尤其是小腹痛，故可获得良效。

2. 肺胀（痰热郁肺证；慢性阻塞性肺疾病急性加重期）

马某，男，82岁，因反复咳喘10余年，加剧2天于2016年9月13日初诊。缘于入院前10余年因受凉后出现咳嗽、咳少量白色泡沫痰，伴气紧、呼吸困难，偶有鼻塞流涕，无胸闷、喘息、端坐呼吸、下肢水肿，无咯血、咳脓痰，无潮热、盗汗，经院外口服药治疗（具体不详）后好转；但此后症状反复发作，呈渐进性加重，以冬春季节天气变化及受凉后好发。4年前开始出现气喘明显加重，活动耐量明显下降，伴胸闷胀，曾因受凉后症状复发加重，于南平市人民医院住院治疗，经肺功能检测提示：1秒率＜70%，第1秒用力呼气容积＜80%，综合肺部CT、心脏彩超等检查，诊断为慢性阻塞性肺疾病急性加重期、慢性肺源性心脏病代偿期，经予以抗感染、解痉平喘、化痰、改善心肌代谢治疗后，咳嗽、胸闷、气喘症状基本消失，临床治愈出院。出院后遇天气突变或者受凉后仍反复出现咳嗽、胸闷、气喘，偶伴下肢浮肿，平素时有咳嗽、咳痰、胸闷、气喘不适，活动后明显，间断当地社区诊所静脉输液治疗。2天前患者受凉后出现气喘加剧，咳嗽、咳脓痰，门诊拟“慢性阻塞性肺疾病急性加重期”收住入院。辰下症：胸闷胀，气喘，咳嗽，咳痰，痰黄白相间，质黏不易咳，口干口渴，纳少，寐欠，大小便正常。有吸烟史30年，平均20支/天，已戒断20年。否认药物、食物过敏史。体格检查：体温36.4℃，脉搏104次/分，呼吸20次/分，血压162/105mmHg，血氧饱和度94%（吸入气氧浓度21.0%），神清，舌暗红，苔黄腻，脉滑数，口唇紫绀，颈静脉稍充盈，肝–颈静脉回流征阴性。颈软，无抵抗。桶状胸，右肺呼吸音低，可闻及少许湿性啰音，左肺呼吸音粗，未闻及干、湿性啰音。心界叩诊向右侧扩大，心尖搏动于剑突下可及，心率104次/分，心律齐，无杂音。双手指可见杵状指，指甲青紫。双下肢轻度凹陷性水肿。实验室检查：肺功能，重度阻塞性通气功能障碍伴限制性通气，肺弥散功能下降（请结合临床）。支气管舒张试验：第1秒用力呼气容积无增加，第1秒用力呼气容积经支气管扩张试验后实测值为1.05L，占预计值40%。西医诊断：慢性阻塞性肺疾病急性加重期。中医诊断：肺胀，痰热郁肺证。治法：清肺化痰，降逆平喘。处方：越婢加半夏汤加减。药物：麻黄8g，石膏15g，法半夏12g，鱼腥草15g，黄芩10g，瓜蒌15g，葶苈子15g，浙贝母15g，射干15g，泽兰15g，泽泻15g，丹参15g，大枣4粒，生姜3片，炙甘草6g。3剂，1日1剂，水煎服，分早晚服用。

二诊（2016年9月16日）：患者仍感胸闷，气喘不适，疲倦乏力，痰白黏量少，不易咳出，纳寐欠佳，二便正常。舌淡，苔少，脉细。病机：患者痰热已清，反复使用激素、抗生素，长期久病，肺肾气虚。治疗：扶阳平喘、补肺纳肾。处方：回阳饮合平喘固本汤、补肺汤加减。药物：制附子 10g，肉桂 5g，干姜 5g，黄芪 30g，党参 15g，熟地黄 15g，五味子 10g，磁石 30g，沉香 5g，法半夏 15g，陈皮 8g，炙甘草 6g。3 剂，1 日 1 剂，水煎服，分早晚服用。

三诊（2016 年 9 月 19 日）：患者胸闷胀、气喘，咳嗽、咳痰不利，口干，疲倦乏力，舌红，无苔，脉虚弦。病机：患者长期久病，瘦干，面晦暗，此为阴阳两虚，气津不足。治法：扶阳益阴，温肾纳气平喘。处方：全真一气汤加减。药物：党参 30g，熟地黄 20g，麦冬 15g，白术 15g，制附子 10g，五味子 15g，牛膝 20g，补骨脂 15g，淫羊藿 30g，菟丝子 15g，炙甘草 10g。3 剂，水煎服，1 日 1 剂，分早晚服用。患者症状改善，出院。

按：年老久病，反复咳喘，长期久病，反复使用抗生素及激素的患者表现为瘦干黑，素体亏虚，感受外邪时，正虚邪胜，急性期当驱邪为主，兼顾扶正，当邪气渐去，容易出现阳气损耗，阴气亦伤，阴阳两虚，气津不足。瘦干者多为气津不足，可用党参，胖者常为形有余而气不足可用黄芪。在治疗疾病中，把握邪正盛衰，阴阳虚损情况，及时调整药物，方可获效。

（吴慧毅整理）

3. 肺胀（痰浊壅肺证；慢性阻塞性肺疾病急性加重期）

陈某，男，72 岁，因反复咳嗽、咳痰 30 余年，气喘 10 年余，加剧 2 天于 2016 年 4 月 23 日初诊。缘于入院前 30 余年，患者受凉后出现咳嗽、咳痰，气喘不适，并予抗感染、止咳化痰、抗炎等治疗后症状改善，未予重视。30 余年来遇季节交替天气变化则咳嗽、咳痰，气喘症状时有反复，每年发作 1~2 次，每次持续 2~3 个月。10 年前患者不慎受凉后出现咳嗽、咳痰，气喘，痰白黏，量少，不易咳出，伴气喘明显，曾多次就诊于外院，行肺部 CT 及肺功能诊断为慢性阻塞性肺疾病，予以抗炎，解痉，化痰等治疗，咳嗽症状好转出院。1 个月前患者因咳嗽、咳痰、气喘就诊外院，行肺部 CT 检查示符合慢性支气管炎、肺气肿影像改变，两肺多发支气管轻度扩张伴感染；两肺散在少量炎性病变伴部分纤维化，予以抗感染、化痰、平喘等处理后，症状好转。2 天前患者再次受凉后，咳嗽、咳痰、气喘再发，痰白黏量少难咳，自行予以解痉平喘药物治疗后未见缓解，门诊拟“慢性阻塞性肺疾病急性加重期”收住入院。辰下症：胸闷胀、气促，咳嗽、咳白黏痰，量少，不易咳，口干欲饮，食欲、睡眠欠佳，二便通畅。否认其他药物、食物过敏史。体格检查：体温36.7℃，脉搏96次/分，呼吸21次/分，血压126/81mmHg，神清，舌淡，苔薄白，脉细数，咽部充血，双肺呼吸音粗，未闻及干、湿性啰音。心率96次/分，律齐，无杂音。双下肢无水肿。实验室检查：缺。西医诊断：慢性阻塞性肺疾病急性加重期。中医诊断：肺胀，痰浊壅肺证。治法：扶阳健脾燥湿，化痰平喘。处方：回阳饮合三子养亲汤加减。药物：制附子15g，肉桂6g，陈皮12g，炒白芥子12g，炒莱菔子12g，炒紫苏子12g，茯苓15g，生姜3片，炙甘草3g。3剂，1日1剂，水煎服，早晚分服。

二诊（2016年4月26日）：患者气喘，气短，咳嗽、痰黏不易咳出，头面部发热，心悸、心慌，心烦伴胁肋部胀闷，口干不欲饮，汗出，寐可，大便干，舌暗，脉沉细。病机：患者感心烦伴胁肋部胀闷不适，结合舌脉象考虑痰浊阻滞，肝气郁结，郁而化热，邪热化火。治法：行气降火，降逆平肝。处方：柴胡桂枝龙骨牡蛎汤加减。药物：柴胡15g，龙骨30g，牡蛎30g，桂枝10g，黄芩15g，法半夏15g，珍珠母30g，党参10g，浮小麦30g，大枣4粒，生姜3片，炙甘草10g。3剂，1日1剂，水煎服，早晚分服。

三诊（2016年4月30日）：诸症好转，守前方，予3剂量，好转出院。

按：患者头面部发热，心悸、心慌，心烦伴胁肋部胀闷，口干不欲饮为少阳枢机不利，津液不调，气郁痰凝化火，故治疗上当平肝潜阳，同时津液不化，加用“桂枝”温化津液，而获全功。临床治疗上，可据兼症情况，运用六经辨证，活用经方，方可获得良效。

（吴慧毅整理）

4. 肺胀（痰热郁肺证；慢性阻塞性肺疾病急性加重期）

杜某，男，88岁，因渐进性气喘，伴间歇性咳嗽、咳痰10余年，加剧2天于2018年2月28日初诊。缘于入院前10余年患者因受凉后出现咳嗽、咳少量白色泡沫痰，伴气紧，无胸闷、喘息、呼吸困难，端坐呼吸、下肢水肿，咯血、咳脓痰，潮热、盗汗，鼻塞、流涕、嗅觉减退，发热、厌食，经院外口服药治疗后好转。但此后症状反复发作渐进性加重，以冬春季节天气变化及受凉后好发。5年前开始出现气喘明显加重，活动耐量明显下降，伴胸闷胀，曾因受凉后症状复发加重，于外院住院治疗，诊断为慢性支气管炎急性发作，经予抗感染、解痉平喘、化痰等治疗后，咳喘症状基本消失，临床治愈出院。此后每遇天气突变或者受凉后反复出现咳嗽、胸闷、气喘，偶伴下肢浮肿，平素时有咳嗽、咳痰、胸闷、气喘不适，未服药治疗。入院前3年因受凉后气喘加重，活动耐量明显下降，伴胸闷胀，咳嗽，咳痰，痰白黏不易咳，就诊于南平市人民医院，经肺功能检测提示：1秒率＜70%，第1秒用力呼气容积＜80%，综合胸部CT、心脏彩超等检查，诊断为慢性阻塞性肺疾病、慢性肺源性心脏病，予以抗感染、解痉平喘等治疗后，咳嗽、气喘症状基本消失，临床治愈出院。出院后长期吸入“沙美特罗替卡松粉吸入剂、噻托溴铵”平喘并予家庭氧疗。此次入院前2天患者再次受凉，出现胸闷、气喘、动则尤甚，伴咳嗽、咳痰，痰白黏量少不易咳，口干，口苦。今为进一步治疗，就诊南平市人民医院，门诊拟“慢性阻塞性肺疾病急性加重期”收住入院。辰下症：胸闷胀，气喘，咳嗽，咳痰，痰白黏量少不易咳，口干，口苦，纳寐欠佳，小便可，大便2~4天一次。有高血压史10年。否认食物、药物过敏史。体格检查：体温36.6℃，脉搏84次/分，呼吸20次/分，血压178/108mmHg，血氧饱和度86%，舌质红，苔黄，脉沉滑，神清，口唇偏暗，咽部无充血，颈静脉充盈，肝–颈静脉回流征阴性。颈软，无抵抗。桶状胸，双肺呼吸音低，可闻及干、湿性啰音，心界左下扩大，心率84次/分，心律齐，无闻及杂音。腹平软，无压痛及反跳痛。双下肢中度水肿。四肢肌力Ⅴ级，肌张力正常。实验室检查：生化全套，血糖6.61mmol/L，尿素氮8.81mmol/L，钠113.6mmol/L，氯72.7mmol/L，二氧化碳结合力33.4mmol/L，阴离子间隙7.50mmol/L，血浆总渗透压252.1mOsm/L。血常规：中性粒细胞比例86.70%，淋巴细胞比例6.00%，C反应蛋白5.04mg/L。西医诊断：①慢性阻塞性肺疾病急性加重期、慢性肺源性心脏病代偿期；②慢性呼吸衰竭；③高血压病3级、高血压性肾损害。中医诊断：肺胀，痰热郁肺证。治法：扶阳平喘，清热降气化痰。处方：越婢加半夏汤加减。药物：法半夏12g，炒紫苏子15g，瓜蒌15g，芦根18g，桑白皮12g，蜜麻黄9g，黄芩6g，栀子6g，苦杏仁12g，葶苈子9g，大枣6粒，炙甘草10g。2剂，水煎服，1日1剂，早晚顿服。

二诊（2018年3月2日）：胸胁胀，气喘，动则加剧，脚肿，咳嗽，咳痰黄黏，大便不通，小便不利，口干，不欲饮。舌淡，苔黄腻，脉右虚弦有力，左尺差。治法：通腑清热泻浊降气。处方：

大柴胡汤加减。药物：柴胡 20g，大黄 5g，枳实 20g，黄芩 15g，姜半夏 15g，白芍 20g，莱菔子 30g，桂枝 15g，茯苓 30g，葶苈子 10g，生姜 3 片，大枣 4 个。4 剂，水煎服，1 日 1 剂，早晚顿服。

三诊（2018 年 3 月 7 日）：胸胁胀，气喘，脚肿较前明显好转，咳嗽，痰白量少，大便得通，小便尚可，口干但只漱口不欲饮。舌暗淡红，舌底静脉迂曲，苔白，脉右虚弦有力，左尺差。治法：通腑清热泻浊降气合活血化瘀。处方：大柴胡汤合桂枝茯苓丸。药物：柴胡 20g，大黄 5g，枳实 20g，黄芩 15g，姜半夏 15g，白芍 20g，莱菔子 30g，桂枝 15g，茯苓 30g，葶苈子 10g，丹参 15g，大枣 4 个。2 剂，水煎服，1 日 1 剂，早晚顿服。诸症皆除，出院。

按：大柴胡汤治疗哮喘应用指征有：①体格健壮：体格壮实，面宽，肩宽，颈部粗短，胸宽厚实，肋夹角呈钝角，上腹部饱满。中老年多见。②进食后腹胀或加重气喘。③上腹部按压硬满疼痛。④夜间发生者居多。很多支气管哮喘的人容易气滞，比如情绪起伏比较大，有抑郁倾向；常容易腹胀，进食过多容易诱发气喘；大多数人上腹部都是饱满，不能按压。平时就容易腹胀，大便不通，按压腹部抵抗感明显，重压就痛，一旦便秘，也容易引发或加重哮喘。此为尚有精神神经问题：面部肌肉僵硬，表情严肃。容易抑郁、焦虑，容易烦躁发怒。常有头痛、眩晕、睡眠障碍等症状。病史中容易患胰胆胃病，如胆囊炎、胆石症、胰腺炎、反流性胃病、高血压、高脂血症、肥胖等。胡希恕先生用柴胡汤治疗哮喘，常用下面的合方：哮喘持续，舌暗唇紫，合桂枝茯苓丸，可减轻肺动脉高压状态，对改善肺部循环有利。大塚敬节先生常合半夏厚朴汤治疗嗳气腹胀、恶心呕吐者；咳黄痰者，合小陷胸汤；痰不易吐者，加桔梗。概因柴胡汤清的是里热，是一种郁结在里的热，即“热结在里”“郁热”。大柴胡汤的清热，不是清，而是解，而是散；大柴胡汤泻下，泻的不是肠腑燥屎，泻的是心下的一团郁热之气。本病气机升降失常，故大便通，腑气通，浊气降可获得良效。余师认为，本例患者虽年事已高，然其症状表现及病机仍符合大柴胡汤证之方证，故用之可获满意效果。

（吴慧毅整理）

第八节　肺痿治案

1. 肺痿（虚热证；急性间质性肺炎）

潘某，男，73岁，2013年3月26日因咳喘8个月，加剧2天初诊。缘于入院前8月，患者受凉后出现咳嗽、咳痰，气喘明显，曾就诊外院，查肺部CT提示两肺异常密度影，考虑间质性肺炎，双肺上叶肺大泡形成，双侧胸膜肥厚，升主动脉增宽，予抗炎、抗感染等治疗，咳喘症状可缓解。此次缘于入院前2天，再次受凉后出现气喘、咳嗽、咳白黏痰，不易咳出，伴有发热，最高体温达38.5℃，午后明显，自服抗感染药物，临床症状无明显缓解，求治中医。辰下症：咳吐浊唾涎沫，质黏，气急喘促，口渴咽干，午后发热，舌红而干，脉虚数。实验室检查：血常规，白细胞总数11.91×10^9/L，中性粒细胞比例85.10%。血气分析：酸碱度7.458，二氧化碳分压25.6mmHg，氧分压42.1mmHg，实际碳酸氢根18.4mmol/L，血液剩余碱–3.3mmol/L，氧合指数204.6mmHg。望其神志清楚，双目少神，面色潮红，舌红而干；询其口渴咽干，小便短，大便干；诊其脉虚数。病机：此患者年过七旬，久病损肺，肺燥津枯，肺失濡养。西医诊断：急性间质性肺炎。中医诊断：肺痿，虚热证。治法：滋阴清热，润肺生津。处方：麦门冬汤加味。药物：麦冬50g，法半夏9g，淡竹叶10g，石膏50g（先煎），芦根20g，太子参20g，桑白皮20g，黄芩20g，大黄10g（后入），大枣12枚，炙甘草6g。3剂，水煎服，1日1剂。嘱其避风寒，清淡饮食。

二诊（2013年3月29日）：药后患者咳吐浊唾涎沫减少，气喘改善，口干改善，大便已通、仍偏干，无发热，舌红，苔薄，脉虚细，患者临床症状改善，效不更方，仿麦门冬汤原意，加强滋阴润肺力度。药物：麦冬70g，法半夏10g，瓜蒌20g，桔梗10g，北沙参15g，太子参15g，枇杷叶10g，阿胶10g（烊冲），炒火麻仁10g，苦杏仁10g，生姜2片，大枣12粒，炙甘草6g。3剂，水煎服，1日1剂。

三诊（2013年4月1日）：药后患者咳嗽进一步改善，气喘改善，口淡，纳呆，大便偏软，观舌淡红，苔薄，诊其脉细，考虑脾土亏虚。治法：健脾补土。处方：参苓白术散加减。药物：太子参 20g，炒白术 15g，茯苓 15g，白扁豆 15g，法半夏 10g，山药 15g，砂仁 8g（后入），桔梗 12g，薏苡仁 15g，麦冬 30g，莲子 10g，炙甘草 5g。5 剂，1 日 1 剂，水煎服。

按：肺痿一症，属津枯叶燥导致肺热干痿，肺热干痿则肺失清肃，水精输布失度，津液潴留胸中，得热煎熬，变为涎沫，侵肺作咳，唾之不已，故治疗上以麦门冬汤滋阴清热、润肺生津、降逆下气；方中重用麦冬滋养肺胃、清降虚火为君，太子参益气生津为臣，半夏降逆化痰为佐，甘草、大枣益胃气为使，诸药合用，使肺胃气阴得复，则虚火平，逆气降，痰涎清，咽喉利，咳喘自愈。后根据患者舌脉症变化，予参苓白术散加减培土生金以善其后，符合仲师“甘药理胃，虚补其母”之义。

（陈琦辉整理）

2. 肺痿（虚寒证；慢性支气管炎急性发作）

李某，男，72 岁，2016 年 3 月 6 日诊。反复咳嗽气急 1 周多，经在某社区卫生服务中心静滴消炎药等治疗未效。辰下症：咳唾涎沫不止，胸闷不舒，头晕耳鸣，口不渴但欲热饮，食欲不振，小溲频数，大便正常。既往有慢性支气管炎病史 20 余年，平素体弱易病。病机：患者久患慢性支气管炎，又年老体弱，上焦阳气不足，肺中寒冷，气虚不能固摄津液，故多涎唾；津液流失过多，肺叶失其濡润滋养，以致萎弱不用，因成肺痿；上焦阳气不足，清阳不升，故头晕耳鸣；上虚不足以制下，则小溲频数。舌苔薄白，脉沉细乃上焦阳虚，肺中虚冷之征。西医诊断：慢性支气管炎急性发作。中医诊断：肺痿，虚寒证。治法：温肺益气，扶阳除寒。处方：甘草干姜汤加味。药物：炙甘草 15g，干姜 15g，陈皮 10g，桂枝 10g。3 剂，水煎服，1 日 1 剂。

二诊（2016 年 3 月 9 日）：3 剂服过，咳唾涎沫大减，头晕消失，食欲好转，溲频显著改善，精神亦振。续服原方 1 周以资巩固。

按：对于久病患者应当“察究外内虚实”“按定阴阳虚实、外感内伤治之”。故临证中应从实际出发，实事求是，正确对待，妥善处理扶阳大法与他法的辨证关系，谨求其本而“随证治之”，方可获效。

第九节 咯血治案

咯血（脉络瘀阻证；轻度肺栓塞）

谢某，女性，45岁，因反复咳喘4年余，加剧伴咯血12小时于2017年3月7日初诊。缘于入院前4年余，患者无明显诱因出现咳嗽、咳痰，胸闷气喘不适，曾就诊南平市人民医院，查肺通气功能+支气管激发试验：肺通气基本正常；支气管激发试验：阴性（患者配合欠佳）。肺动脉血管造影（CTA）提示：右肺上叶及下叶、左肺下叶肺动脉部分分支内充盈缺损。考虑：肺动脉栓塞；左下肺—肺动脉属支走行迂曲。诊断：肺动脉栓塞。予低分子肝素钙抗凝，血塞通注射液活血化瘀治疗，患者咳嗽改善，胸闷气喘好转后出院。出院后不规则服用华法林钠片3.125mg，1天1次，抗凝治疗，间断因症状加剧就诊于门诊及住院治疗，未规则监测凝血系统，时有咳喘不适，此次缘于入院前12小时，患者受凉后出现咯血3次，色红，量约3ml/次，咳嗽，咳痰加剧，喉中痰鸣有声，痰白量多，易咳出，咳嗽时伴有胸闷气喘不适，口干欲饮水，并感自觉发热（未测量体温），无汗，自行服用999感冒灵胶囊化痰止咳，华法林抗凝，喉中痰鸣有声消失，但入院前3小时仍有咯血1次，色红，量同前，咳嗽，咳痰，胸闷气喘症状未见明显改善，遂就诊门诊，门诊拟肺动脉栓塞收住入院。辰下症：咯血，咳嗽，咳痰，痰白量多，易咳出，咳嗽时伴有胸闷气喘，口干欲饮水，纳寐可，小便黄，大便秘结，近期体重无明显减轻。否认食物、药物过敏史。体格检查：体温36.9℃，脉搏76次/分，呼吸20次/分，血压130/80mmHg，血氧饱和度88%（吸入氧气浓度21%），舌暗，舌底静脉迂曲，苔薄白，脉细涩。神清，颈软，无抵抗，双肺呼吸音粗，双肺吸气末可闻及干性啰音。心界无扩大，心率76次/分，无杂音。腹软，全腹无压痛及反跳痛，双下肢无水肿。神经系统病理征未引出。实验室检查：甲状腺激素常规、肿瘤标志物全套正常。血气分析全套：酸碱度7.412，二氧化碳分压29.2mmHg，氧分压75.3mmHg，实际碳酸氢根18.8mmol/L，细胞外液剩余碱–6.0mmol/L，血液剩余

碱 -4.1mmol/L，标准碳酸氢根 21.0mmol/L，氧合指数 261.5mmHg；血常规：白细胞总数 10.79×10^9/L，中性粒细胞比例 81.80%，淋巴细胞比例 13.20%，嗜酸粒细胞比例 0.10%，血红蛋白 128.0g/L，血小板 198.0×10^9/L，C 反应蛋白 2.40mg/L。凝血系统：凝血酶原时间 13.1 秒，国际标准化比值 1.14INR，D-二聚体 1.21mg/L。肺动脉 CTA 示：左肺上叶支气管痰栓，考虑左肺上叶肺动脉舌段属支栓子栓塞可能。余较前相仿。西医诊断：肺栓塞（轻度）。中医诊断：咯血，脉络瘀阻证。治法：活血止血。处方：桂枝茯苓丸合当归芍药饮加减。药物：桂枝 15g，茯苓 15g，牡丹皮 12g，赤芍 20g，桃仁 9g，当归 10g，白术（炒）12g，炒泽泻 12g，川芎 9g，甘草 6g。2 剂，1 日 1 剂，水煎服，分早晚饭后温服。

二诊（2017 年 3 月 9 日）：胸闷，气喘，咯血色鲜红，咳痰，头痛，大便不通，耳鸣，口干，无汗，经血过多，舌暗，苔白弦，脉弦。治法：通腑泄热止血。处方：大柴胡汤加减。药物：柴胡 20g，大黄 10g，枳实 20g，黄芩 15g，白芍 20g，藕节炭 30g，三七粉 5g，生姜 3 片，大枣 4 个，炙甘草 10g。3 剂，水煎服，1 日 1 剂，早晚顿服。

三诊（2017 年 3 月 11 日）：症状明显好转，月经量明显减少，舌脉同前，守前方，再予 4 剂，诸症皆除。

按：大柴胡汤清的是里热，是一种郁结在里的热，即“热结在里”“郁热”。大柴胡汤的清热，不是清，而是解，而是散；大柴胡汤泻下，泻的不是肠腑燥屎，泻的是心下的一团郁热之气。此案出现咯血，头痛，耳鸣，大便不通，为少阳阳明合病，腑气不通，郁而化热，上犯清窍，下灼血脉，故见诸症。予大柴胡汤调养后，可用小柴胡合桂枝茯苓丸。同时平素多吃青菜，多饮水，多运动。可口服西洋参和三七，比例为 2 ∶ 1。此人为半夏体质，痰瘀互结，痰湿阻滞，瘀血存在，经血过多为离经之血。余师认为：咯血为血证之一，止血的方法很多，然辨证最为重要，本例患者既有阳明里热存在，又有血瘀之征，故用大柴胡汤合桂枝茯苓丸加味而获效。

（吴慧毅整理）

第十节　喉痹治案

喉痹（真阳不足，虚火上炎证；慢性咽炎）

黄某，男，50岁，2012年10月15日因咽部异物感2年，咽痛1周初诊。缘于患者2年来常觉咽部有异物感，用过多种抗菌消炎药和中药汤剂及成药六神丸、牛黄解毒丸等，屡治不愈，每在天气变化感冒时发作或加剧。近一周来因受凉又出现咽痛，吞咽时尤甚，并时有阻滞感，伴咽痒欲咳，口干咽燥，声嘎不爽，无恶寒发热，但手足心热，咽峡充血明显，扁桃体轻度肿大，五官科考虑慢性咽炎，予雾化及口服抗菌消炎药治疗，咽部异物感及咽痛症状改善不明显。辰下症：咽部异物感，咽痛，口干咽燥，手足心热。实验室检查：缺。望其神志清楚，面色潮红；苔薄白舌淡胖润，边有齿痕；询其咽痒欲咳，口干咽燥，声嘎不爽，小便赤，大便干；诊其脉，脉弱无力。病机：此患者操劳过度，脾肾阳虚，阳虚则阴寒内生而凝滞，咽喉失于温煦，发为喉痹。西医诊断：慢性咽炎。中医诊断：喉痹，真阳不足，虚火上炎证。治法：扶助真阳，引火归宅。处方：潜阳封髓丹加味。药物：制附子15g（先煎1小时），砂仁15g，龟板30g（先煎1小时），黄柏10g，肉桂粉10g（另包冲），蝉蜕5g，黄连5g，山茱萸30g，炙甘草10g。3剂，1日1剂，水煎服。嘱其忌食生冷寒凉食品。

服药当晚，患者来电诉药后咽痛更甚，且咽中灼热似冒烟，问是否药性太热之故，是否停药改方。吾以为不然，而是药力已达病所，邪正斗争之抗病反应，建议继续服用，患者勉强接受。

二诊（2012年10月18日）：咽痛等症基本消失。上方制附子改30g，再服7剂而愈。后以口服成药“桂附地黄丸”巩固。

按：慢性咽炎属中医喉痹范畴，临证辨治当分阴阳。咽喉乃少阴经脉循行之处，本例在长达2年多的时间里，陆续用过多种抗生素及六神丸、牛黄解毒丸等清热解毒药，终至苦寒伤阳，真阳不足而虚火上炎，是以虽见咽痛，但舌脉却呈阳虚之征，显然非清热解毒、利咽止痛等法所宜，治当扶助真阳，使真阳旺而虚浮之火得以回归原宅，咽喉无所困扰而诸症愈。手足心热乃虚阳外越所致，若以为是阴虚火旺而滋阴泻火则误矣。《黄帝内经》说："谨察阴阳之所在而调之，诚然是也。"

（陈琦辉整理）

第十一节 肺痈治案

肺痈（痰热壅肺，郁结化脓；右侧肺脓肿）

李某，女，26岁，汉族，已婚，农民。2005年6月19日初诊。20多天前出现发冷发热，胸痛咳嗽，吐黄色痰，量日渐增多，且有腐臭气味，曾在当地卫生院用青霉素、链霉素治疗8天无效。于是来南平市人民医院门诊检查，X线摄片见第二、三前肋间右中肺野有一直径约4cm大小之空洞，中有液平面，洞壁较厚，四周尚有炎性浸润影，左肺无异常。要求用中药治疗。辰下症：体温38.5℃，午后发热，胸部发憋，咳嗽胸痛，吐痰白稠，有腥臭味。脉弦数，寸部有力，舌红，苔黄腻。病机：风热犯肺，热伤肺气，蒸液成痰，热壅血瘀，肉腐血败，成痈化脓，故见发热胸痛，吐痰白稠而有腥臭味。痰热内盛，故舌红苔黄腻，脉滑数而寸部有力。西医诊断：右侧肺脓肿。中医诊断：肺痈，痰热壅肺，郁结化脓。治法：清热解毒，化痰排毒。处方：千金苇茎汤加减。药物：苇茎30g，薏苡仁30g，冬瓜仁30g，金银花15g，蒲公英15g，黄芩10g，浙贝母10g。1剂，水煎服。

二诊（2005年6月20日）：药后胸憋闷，咳嗽及发热减轻，体温38℃，浊痰减少。热势得遏，原方续服1剂。

三诊（2005年6月21日）：体温37.5℃，昨日下午曾轻度发冷发热，口不渴，头汗出，余症与昨相同。证属痰热壅肺，兼扰少阳。处方：苇茎汤合小柴胡合桔梗汤化裁。药物：苇茎30g，薏苡仁30g，冬瓜仁30g，柴胡10g，清半夏10g，黄芩10g，金银花12g，茯苓10g，浙贝母10g，桔梗10g，甘草5g。2剂，水煎服，1日1剂。

四诊（2005年6月22日）：上方服2剂，病情与精神明显好转，冷热已退，饮食增加，咳嗽咳痰已大减，体温36.9℃。邪衰大半，少阳亦和。上方去柴胡、半夏、金银花，再服2剂。2剂后，胸闷、胸痛等症状均消失，饮食、二便正常，精神振作，偶有咳少许白痰，苔静，脉缓稍弦。邪气将尽，继续按原法出入，以资巩固。药物：苇茎15g，薏苡仁20g，冬瓜仁15g，北沙参10g，浙贝母10g，桔梗10g，甘草3g。3剂，1日1剂，水煎服。6月28日诊，咳嗽咳痰消失，无任何症状及不适，遂停药观察。6月30日，复查胸部摄片：右中肺野空洞及周围炎性浸润与治疗前片比有明显吸收。7月13日胸透：心肺正常，自诉无不适。

按：《金匮要略·肺痿肺痈咳嗽上气病脉证治》说："咳而胸满振寒，脉数，咽干不渴，时出浊唾腥臭，久久吐脓如米粥者，为肺痈。"本例乃由风热犯肺，邪热入里，热伤肺气，蒸液成痰，痰热壅肺，肉腐血败，成痈化脓而成肺痈，故用千金苇茎汤等加减，清热解毒，化痰排脓，切中病机，因而获得满意效果。

第十二节　痰核治案

痰核（内有痰饮，外感春温，表里相因，痰热搏结；传染性单核细胞增多症）

曾某，女，28岁，汉族，已婚。2005年4月22日初诊。1个多月前开始发现阴部有疱疹，伴有发热、头痛及全身不适。1周前在某医院检查，诊断为传染性单核细胞增多症。曾服抗生素等药物治疗，效果不显。辰下症：身倦身痛，下肢酸楚沉重，发热微恶寒，食欲不振，口微渴，颈部、腋下及腹股沟淋巴结肿大，粒粒如珠，阴部有小疱疹，小便黄。舌边尖红，苔黄白微腻，脉象弦实有力。体温：38.2℃。病机：邪犯肌表，卫气不宣，郁而化热，故发热微恶寒，身倦身痛。素有痰饮，邪气化热入里，与痰饮搏结，留滞经络，故见颈部、腋下及腹股沟淋巴结肿大等。口微渴，食欲不振，小便黄，为内有痰热所致。舌边尖红，苔黄白微腻，脉弦实有力，乃表寒内热之征。西医诊断：传染性单核细胞增多症。中医诊断：痰核，内有痰饮，外感春温，表里相因，痰热搏结。治法：解表邪，清里热，化痰浊。处方：自拟表里双解汤。药物：重楼10g，半枝莲10g，大青叶10g，黄芩10g，荆芥5g，防风5g，羌活5g，皂角刺 10g，陈皮 10g，牛蒡子 10g，清半夏 10g。3 剂，水煎服，1 日 1 剂。

二诊（2005 年 4 月 25 日）：上方服 3 剂，发热、身痛皆减轻，食欲增加，阴部疱疹结痂。表里之邪基本得到遏制，但未全解。原方去荆芥、防风、羌活，加蒲公英 10g，紫花地丁 10g，金银花 12g，连翘 12g，马勃 10g。3 剂，1 日 1 剂，水煎服。

药后病情显著好转，继以上方稍许出入，连续服用 30 余剂，症状完全消失，淋巴结肿大消退。停药观察一个月，一切良好，未见复发。

按：传染性单核细胞增多症，属中医学“痰核”范围，系肝胆郁热与痰浊互结所形成。本例除颈部、腋下及腹股沟淋巴结肿大外，并有阴部疱疹，外有表证，里有痰热，故治疗以解表、清热、化痰为主。方中荆芥、防风、羌活疏解表邪；重楼、半枝莲、大青叶、黄芩、牛蒡、皂角刺清热解毒消肿；半夏、陈皮化痰。再诊时，发热、身痛均减，乃去荆芥、防风、羌活等疏解表邪之品，加入蒲公英、紫花地丁、金银花、连翘、马勃以增强清热解毒力量。此后仍以该方稍许出入，共服 30 余剂，症状消失，淋巴结肿大消退而愈。

第十三节　眩晕治案

1. 眩晕（肝气郁结，血行瘀阻；高血压病 3 级）

李某，男，49 岁，干部。初诊日期为 2005 年 4 月 16 日。患高血压 1 年多，血压常持续在 170~190/100~110mmHg。曾用过西药降压，但因疗效欠佳，副反应大，而改服中药滋养潜镇之剂等，收效不著。辰下症：头晕头疼，胸闷喜太息，口苦而干，肢体麻木，舌暗红，苔薄白微黄，脉细涩。血压 180/110mmHg，球结膜微循环提示障碍，高血压眼底 2 级，血液流变学 6 项指标异常，心电图示心肌供血不足。病机：肝气郁结，则血行亦郁滞。头晕头疼，胸闷喜太息，乃肝气郁结所致。口苦而干，苔薄白微黄，说明有气郁化火之趋势。肢体麻木，舌暗红，脉细涩系血行瘀滞之征。西医诊断：高血压病 3 级。中医诊断：眩晕，肝气郁结，血行瘀阻。治法：疏肝解郁，活血化瘀。处方：自拟降压 1 号方加味。药物：丹参 15g，当归 5g，川芎 10g，赤芍 12g，白芍 12g，红花 10g，柴胡 10g，薄荷 3g，怀牛膝 10g，钩藤 10g，生牡蛎 30g，夏枯草 15g，栀子 12g，牡丹皮 10g。1 日 1 剂，水煎服。

经治疗一疗程（30天），诸症消失，血压降至正常，血液流变学及球结膜微循环显著改善，心电图亦基本恢复正常。随访3个多月，血压仍保持在130/85mmHg左右，未见复发。嘱其自练气功，并常服三七胶囊，以资巩固。

按：肝主疏泄，喜条达。肝之疏泄正常，则气血冲和，若肝气郁结，则血行亦瘀滞，形成肝郁血阻之证。此时，须标本兼顾，治宜疏肝解郁，活血化瘀，用自拟降压1号方加味治疗，收到较好效果。

2. 眩晕（肾阳不足，脾胃虚弱，而不能升清降浊，虚火上炎；高血压病3级）

张某，男，62岁，已婚，退休干部。2005年11月22日初诊。罹患高血压已5年多，经常头晕头痛，眼花耳鸣，胸闷肢麻。近1个月来，血压较前又有升高，最高时达190/110mmHg左右。曾服过盐酸咪达普利片、盐酸贝那普利片、酒石酸美托洛尔缓释片、苯磺酸氨氯地平片及氢氯噻嗪片等，效果欠佳。辰下症：头晕目眩，心悸心慌，夜寐不宁，口疮舌痛，食欲不振，腰酸楚，双膝酸软乏力，行走不稳，二便自调。舌淡嫩无苔，脉弦虚而迟。血压170/105mmHg。西药治疗予盐酸贝那普利片10mg，1天1次；氢氯噻嗪片12.5mg，1天1次；维生素E 50mg，1天3次。病机：老年肾亏，肾精亏耗，不能生髓，髓海不足，上下俱虚，发生眩晕。心失所养，心神被扰，故心悸心慌，夜寐不宁。口疮舌痛乃虚火上炎之象。脾失健运，故食欲不振。腰酸膝软系肾亏失养所致。舌淡嫩无苔，脉弦虚而迟乃肾气亏虚而兼有虚火上炎之征。西医诊断：高血压病3级。中医诊断：眩晕，肾阳不足，脾胃虚弱，而不能升清降浊，虚火上炎。治法：温肾健脾，引火归原。处方：右归饮加味。药物：熟地黄20g，山药15g，杜仲12g，肉桂5g，炮附片5g，枸杞子12g，怀牛膝12g，川芎5g，肉苁蓉12g，细辛2g，麦冬10g，酸枣仁12g，夜交藤15g，远志5g。3剂，1日1剂，水煎服。

二诊（2005年11月25日）：服过上方3剂，头晕目眩、心慌心悸及口疮舌痛减轻，睡眠亦较前明显改善，但大便稀且带黏沫，日行4~5次。血压135/90mmHg，仍感腰酸，双膝酸软乏力，行走不稳。上炎之虚火渐趋归原，但肾亏依旧，脾虚仍在。上方去肉苁蓉，加炒白术 12g，炒白扁豆 12g。3 剂，1 日 1 剂，水煎服。

三诊（2005 年 11 月 28 日）：药后大便转正常，日行一次，头晕目眩已不明显，睡眠基本正常，食欲好转，口疮舌痛已瘥，舌淡红苔薄白，脉弦缓。肾阳渐复，脾运始健，升降基本复常。继续按原方出入，上方去白术、白扁豆、细辛，加茯神 20g。3 剂，1 日 1 剂，水煎服。

四诊（2005 年 12 月 1 日）：上方服 3 剂，头晕目眩、心悸均消失，纳寐正常，二便自调，腰酸明显好转，双膝酸软改善，并感较前有力，行走已稳，血压 125/85mmHg，脉舌正常。肾气已实，脾运亦健，升降正常。药物：生地黄 15g，熟地黄 15g，山药 15g，牡丹皮 10g，泽泻 12g，山茱萸 15g，茯苓 15g，肉桂 3g，泡附片 3g，生黄芪 30g，党参 15g。5 剂，1 日 1 剂，水煎服。服 5 剂后，血压基本稳定在正常范围，自觉症状消失，遂予停药。

按:《灵枢·海论篇》说，“脑为髓之海”“髓海不足，则脑转耳鸣，胫酸眩冒，目无所见，懈怠安卧”。老年肾亏，肾精亏耗，不能生髓，髓海不足，上下俱虚，发生眩晕。虽见口疮舌痛，但舌淡嫩，脉虚弦而迟，显非实火所为，而是虚火上炎所致，故以右归饮加味调治，温肾健脾，引火归原，使肾温脾健而愈。

3. 眩晕（肝肾阴虚，肝阳上亢；高血压病）

陈某，男，68 岁，已婚，退休干部。2005 年 9 月 14 日初诊。罹患高血压 20 余年，口服尼群地平、卡托普利等，血压基本可以控制在正常范围，但近半个月来出现头晕。辰下症：头晕眼花，夜寐不安，心烦口干，腰酸耳鸣，双膝酸软乏力，二便自调，舌红少苔，脉弦细而数，血压 130/85mmHg。西药治疗：卡托普利 25mg，1 天 3 次，氢氯噻嗪 12.5mg，1 天 1 次。病机：肾阴素亏，肝失所养，水不涵木，肝阳上亢，故头晕眼花、耳鸣。腰为肾之府，膝为筋之余，肝肾阴亏，腰膝失养，故见腰膝酸软乏力。口干，舌红少苔，脉弦细而数等，为肝肾阴虚之象。西医诊断：高血压病。中医诊断：眩晕，肝肾阴虚，肝阳上亢。治法：滋肾水，养肝阴，平肝阳。处方：杞菊地黄汤加减。药物：枸杞子 12g，菊花 12g，生地黄 15g，熟地黄 15g，山药 15g，牡丹皮 10g，泽泻 12g，山茱萸 15g，白芍 15g，生龙骨 30g，生牡蛎 30g，怀牛膝 12g，首乌 15g。3 剂。1 日 1 剂，水煎服。

二诊（2005 年 9 月 17 日）：头晕减轻，心烦口干缓解，睡眠改善，舌尖红，苔薄白，脉弦细。血压 120/80mmHg。肝肾阴虚改善，上亢之阳有所平降。上方加茯苓 12g。续服 3 剂。

三诊（2005 年 9 月 20 日）：头晕眼花及心烦、口干基本消失，睡眠正常，腰酸膝软改善，舌淡红，苔薄白，脉弦细，血压正常。肝肾阴虚已纠正，上亢之肝阳亦平降，阴阳已在新的基础上获得平衡。因患者嫌服汤药麻烦，拟改成药，口服杞菊地黄丸以资巩固。后连服杞菊地黄丸 1 个月，病情未见反复。

按：《素问·至真要大论》曰，“诸风掉眩，皆属于肝”。罹患高血压 20 余年，“久病必虚”，肾阴素亏，肝失所养，水不涵木，肝阳上亢，而发头晕眼花。口干，腰酸耳鸣，双膝酸软乏力，舌红少苔，脉弦细数等，为肝肾阴虚之象。治病必求其本，故以杞菊地黄汤加减，滋肾水，养肝阴，平肝阳，使阴阳得以恢复新的动态平衡而诸症除。

4. 眩晕（脾胃虚弱，中气不足，清阳不升；高血压病）

虞某，女，53 岁，干部，已婚，居处环境好，福建建阳人。2005 年 11 月 12 日初诊，时令立冬。罹患高血压病 10 余年，平常服用尼群地平、卡托普利等，血压基本可以维持正常。但近来因工作劳累，血压出现波动。症见头晕目眩，神疲乏力，少气懒言，面色皖白，食少便溏，四末欠温，察其舌淡红，苔薄白，诊其脉沉细无力。血压 150/95mmHg。病机：脾主升清，中气不足，升举无力，清气不能上升，清窍失养，故头晕目眩；脾主运化，主四肢，中气虚弱，脾失健运，则食少便溏，四末欠温；面色皖白，神疲乏力，少气懒言，亦为中气虚弱所致。舌淡红，苔薄白，脉沉细无力，乃中阳不足之象。西医诊断：高血压病。中医诊断：眩晕，脾胃虚弱，中气不足，清阳不升。治法：补中益气，升举清阳。处方：补中益气汤加减。药物：升麻 5g，柴胡 5g，炙黄芪 30g，党参 20g，陈皮 5g，当归 5g，炒白术 15g，茯苓 15g，砂仁 3g，麦芽 15g，谷芽 15g，炒山楂 15g，炙甘草 3g。3 剂，1 日 1 剂，水煎服，1 日 2 次。忌食生冷滑腻。

二诊（2005 年 11 月 15 日）：上方服 3 剂，精神明显改善，头晕目眩及神疲乏力诸症显著减轻，食欲增加，大便成形，脉象较前有力。血压 130/80mmHg。此乃中气渐复，清阳始升。仍宗原意，再服 5 剂，煎服方法及饮食调护同前。

三诊（2005 年 11 月 20 日）：服过 5 剂，诸症消失，精神爽慧，食欲正常，二便自调，血压平稳，脉舌如常。此乃补中益气之效，继续从原方出入。上方去砂仁、山楂，再服3剂。3剂后，血压正常，感觉舒适，遂予停药。

按：眩晕病机，虽较复杂，然归纳起来，不外乎风、火、痰、虚四个方面。明代医学家张景岳强调“无虚不作眩”，如他在《景岳全书·眩运》中指出：“丹溪则曰无痰不能作眩，当以治痰为主，而兼用他药。余则曰无虚不能作眩，当以治虚为主，而酌兼其标。孰是孰非，余不能必，故引经义（上气不足，髓海不足）以表其大意如此。”诚然是也，《素问·举痛论》尚云，“劳则气耗”，本例眩晕乃由劳累诱发，致使中气虚弱，清阳不升而发眩晕，故治以补中益气汤加减，补中益气，升举清阳，俾中气充实，清阳得升，气机复常而诸症痊愈，血压正常。若因其高血压而不敢升提，反投潜降则谬矣。

5. 眩晕（脾胃虚弱，中气不足，升降失常；高血压病3级）

孙某，女，51岁，汉族，已婚，干部。2005年11月12日初诊。罹患高血压病10余年，平常靠服尼群地平、卡托普利等，血压基本可以维持在正常范围，但近来因工作劳累，血压出现波动。辰下症：头晕目眩，神疲乏力，少气懒言，面色㿠白，食少便溏，四末欠温，舌淡红，苔薄白，脉沉细无力，血压：150/95mmHg。口服西药：卡托普利25mg，1天3次，氢氯噻嗪片12.5mg，1天1次。病机：脾主升清，中气不足，升举无力，清气不能上升，清窍失养，故头晕目眩。面色㿠白，神疲乏力，少气懒言，为中气虚弱所致。脾主运化，主四肢，中气虚弱，脾失健运，故食少便溏，四末欠温。舌淡红，苔薄白，脉沉细无力，乃中阳不足之象。西医诊断：高血压病3级。中医诊断：眩晕，脾胃虚弱，中气不足，升降失常。治法：补中益气，升清降浊。处方：补中益气汤加减。药物：升麻5g，柴胡5g，炙黄芪30g，党参20g，陈皮5g，当归5g，炒白术12g，茯苓15g，砂仁5g，建曲10g，麦芽15g，谷芽15g，炙甘草5g。3剂，1日1剂，水煎服。

二诊（2005年11月15日）：上方服3剂，精神明显改善，头晕目眩及神疲乏力诸症减轻，食欲增进，大便成形，脉象较前有力，血压130/80mmHg。中气虚弱改善，升降趋于复常。复原方再服5剂。

三诊（2005年11月20日）：服药5剂，诸症消失，精神爽慧，二便自调，血压正常，舌正脉和。中气已恢复，升降亦正常。上方去砂仁，加山药15g，再服3剂。3剂后，血压正常，感觉舒适，遂予停服中药。

按：眩晕病机，虽颇复杂，但归纳起来，不外风、火、痰、虚四个方面。明代医学家张景岳强调“无虚不作眩”，如他在《景岳全书·眩运》中指出：“丹溪则曰无痰不能作眩，当以治痰为主，而兼用他药。余则曰无虚不能作眩，当以治虚为主，而酌兼其标。孰是孰非，余不能必，故引经义（上气不足，髓海不足）以表其大意如此。”诚可信也。本例以补中益气汤加减，补中益气，升清降浊，使中气充实，升降复恒，而血压正常，诸症痊愈，若因血压高而惧用升补，反投潜降则谬矣！

6. 眩晕（肝阳上亢，肝风内动；高血压病）

王某，男，67岁，已婚，退休干部。2005年8月3日初诊。罹患高血压病20余年。近1个月来因外出旅游，途中劳累，血压波动不稳，昨晚血压较高，达190/120mmHg，头晕头痛，经自行含服硝苯地平片，血压稍有下降，但今晨起头晕较剧，伴头胀痛，遂来院诊治。辰下症：头晕目眩，头胀痛，面赤口干，心烦易怒，夜寐不宁，行走漂浮感，站立不稳，如立舟车，便结溲赤，舌红苔薄黄，脉弦。血压180/115mmHg。病机：《黄帝内经》云“年过四十，阴气自半”，复因久病，肝肾不足，阴不敛阳，肝阳上亢，上扰清空，故头晕目眩，头胀痛，面赤口干，心烦易怒，夜寐不宁等。阳亢风动，则行走漂浮感，如立舟车等。气有余便是火，阳亢火热，耗液伤津，故便结溲赤。舌红苔薄黄，脉弦，为阳亢风动之征。西医诊断：高血压病。中医诊断：眩晕，肝阳上亢，肝风内动。治法：平肝潜阳，清火熄风。处方：羚角钩藤汤加减。药物：羚羊角粉5g（另包冲），钩藤12g，茯苓15g，菊花12g，浙贝母10g，竹茹10g，生地黄15g，熟地黄15g，珍珠母30g，白芍15g，甘草3g。2剂，1日1剂，水煎服。

二诊（2005年8月5日）：症状显著减轻，血压降至160/95mmHg，但大便排出不畅，舌边尖红，苔薄黄，脉弦。上亢之阳气受遏，肝风基本平熄。上方加玄参15g，生大黄5g，2剂，1日1剂，水煎服。

三诊（2005年8月8日）：大便畅通，头晕头痛及心烦口干基本消失，睡眠好转，步履稳健，舌尖红苔薄白，脉弦细。亢阳潜平，肝风宁熄。转以固本为主。药物：枸杞子12g，菊花10g，生地黄15g，熟地黄15g，山药15g，牡丹皮10g，泽泻12g，山茱萸15g，茯苓12g，白芍15g，桑椹15g，怀牛膝12g，生龙骨30g，生牡蛎30g。5剂，1日1剂，水煎服。

连服上方5剂之后，诸症完全消失，血压正常。嘱患者服杞菊地黄丸成药以善后。

按：《临证指南医案·眩晕门》华岫云按说，“《经》云诸风掉眩皆属于肝，头为诸阳之首，耳目口鼻皆系清空之窍，所患眩晕者，非外来之邪，乃肝胆之风阳上冒耳，甚则有昏厥跌仆之虞”。本例即是由于肝阳上亢，肝风内动所致眩晕，故投以羚角钩藤汤，如鼓应桴，取效快捷。“肝肾同源”，故终以杞菊地黄汤（丸）调理善后。

7. 眩晕（肝阳亢盛、胆火上逆；高血压病）

廖某，女，54 岁。以“反复头晕 10 年，加剧 1 个月”为主诉，2014 年 1 月 2 日初诊。素有高血压病 20 年，多次在南平市人民医院及南平市第一医院治疗，平时服心痛定、卡托普利等药物治疗。近半个月来因外出工作，途中劳累，血压波动不稳，昨晚血压较高，达 190/120mmHg，头晕头痛，自行含服硝苯地平片，血压稍有下降，但今晨起头晕较剧，伴头胀痛，遂来院诊治。辰下症：头晕目眩，头胀痛，面赤口干，心烦易怒，夜寐不宁，行走漂浮感，站立不稳，如立舟车，便结溲赤。体格检查：脉搏 85 次 / 分，呼吸 18 次 / 分，血压 175/110mmHg，神清，颈软，无抵抗，双肺呼吸音清，未闻及干、湿性啰音。心界左下扩大，心率 85 次 / 分，律齐，无杂音。双下肢无浮肿。舌红苔黄，脉弦。病机：证系肝阳亢盛，火升风动，患者年过花甲，肝肾精气渐亏，水不涵木，肝阳上亢化风，扰动清窍而见头晕目眩，胆火上逆而见头胀痛，胆火上扰心神，而心烦易怒，夜寐不宁，行走漂浮感，站立不稳，乃动风之象。西医诊断：高血压病。中医诊断：眩晕，肝阳亢盛、胆火上逆。治法：清肝泻火，潜阳熄风。处方：柴胡龙牡合欢汤加减。药物：柴胡 15g，龙骨 30g，牡蛎 30g，天麻 10g，钩藤 10g，郁金 10g，石菖蒲 10g，栀子 15g，黄芩 10g，赤芍 15g，白芍 15g，合欢皮 20g。5 剂，1 日 1 剂。降压西药药物暂不变。

二诊（2014 年 1 月 7 日）：药后症状显著减轻，血压降至 160/90mmHg。行走漂浮感，站立不稳，如立舟车消失，上方加熟地黄 15g，桑寄生 12g，枸杞子 15g，酸枣仁 30g。连服 7 剂，血压正常，各症消失。

按：《黄帝内经》云“诸风掉眩，皆属于肝”“胆者，中正之官，精明之府”。眩晕（肝阳亢盛）是临床常见病证，且多伴有胆府郁热表现，余师在辨证中重点抓住风、火两大特点，治疗以清泻肝胆实邪为主，并注重气机升降，根据肝胆主升主气机枢纽的特点，以自制柴胡龙牡合欢汤清泄肝胆火，条达肝胆气机，并不忘其本虚标实的基础，予天麻、白芍、合欢皮等滋养肝阴，驱邪同时不忘顾本。

（陈勋善整理）

第十四节　头痛治案

头痛（肝阳上亢，血脉瘀滞；高血压病3级）

陈某，女，63岁，汉族，已婚，退休工人。2005年4月2日初诊。患高血压病已有12年之久，血压常波动在180~210/110~130mmHg。近来服降血压药已无效，自诉头痛头晕，头痛较剧，部位固定，以右侧为主，时有针刺样感，左侧头角发麻，项硬不舒，目糊耳鸣，偶有鼻衄，心前区憋闷不适，心烦多梦，口苦口干，苔薄黄，舌暗红，边有瘀点，舌下脉络瘀紫，脉弦细。血压200/120mmHg，眼底动脉硬化2级，球结膜微循环见毛细血管扭曲变细，红细胞聚集，血流呈节段状，局部渗血，血液流变学多项指标异常。心电图有T波改变。西药予盐酸贝那普利片10mg，1天1次，尼莫地平40mg，1天3次。病机：肝肾阴亏，肝阳上亢，上扰清空，故头痛头晕。脏腑阴阳失调，气血紊乱，血行瘀滞，"久病必有瘀"，故头痛较剧，部位固定，时有针样感等症。头晕、目糊、苔薄黄、舌暗红、边有瘀点、舌下脉络瘀紫、脉弦细等，为肝阳上亢，血脉瘀滞之征。西医诊断：高血压3级。中医诊断：头痛病，肝阳上亢，血脉瘀滞。治疗：平肝潜阳，活血化瘀。处方：自拟降压2号方。药物：丹参15g，当归5g，川芎10g，红花10g，地龙30g，川牛膝12g，石决明30g，生牡蛎30g，钩藤12g，白芍12g，夏枯草15g。4剂，1日1剂，水煎服。服药4日，症状逐渐缓解，血压开始下降，连续服用1个月，血压稳定在130/85mmHg左右，球结膜微循环明显改善，渗血消失，血液流变学亦正常。

按：头痛一证，有外感内伤之分。因于内伤者，多与肝、脾、肾三脏有关。本例由于高血压病日久，肝肾阴亏，肝阳上亢，上扰清空而致头痛头晕。又因脏腑阴阳失调，导致气血紊乱，血行瘀滞，"久病必有瘀"，故出现头痛较剧，部位固定，时有针刺样感等症。头晕，目糊，苔薄黄，舌暗红，边有瘀点，舌下脉络瘀紫，脉弦细等，乃肝阳上亢，血脉瘀滞之征。正如《素问·五脏生成篇》所说，"是以头痛巅疾，下虚上实"，故治以平肝潜阳，活血化瘀之法，疗效满意。

第十五节　心悸治案

1．心悸（气阴两虚，心血不足；风湿性心脏病，房室传导阻滞）

钱某，男，56岁，已婚，汉族，干部。2005年6月29日初诊。罹患风湿性心脏病20余年。7年前出现Ⅱ度房室传导阻滞，曾用过三分三浸膏片、阿托品等治疗，效果不理想。近1个多月来，经常胸闷、头晕，心率转慢，40~50次/分，心律不齐，气短乏力。辰下症：胸闷气促，心悸而烦，夜寐不安，舌质胖淡，苔薄白，脉沉细而迟，结代频频，心电图示Ⅱ度房室传导阻滞，频发室早。血压110/60mmHg。病机：心脏病日久，耗气伤血，气阴两虚，心脉失养，心神不安，故胸闷气促，心悸而烦，夜寐不安。心不能主血脉，故脉结代频频。舌质胖淡，脉沉细而迟，为心气不足之象。西医诊断：风湿性心脏病，房室传导阻滞。中医诊断：心悸，气阴两虚，心血不足。治法：益气补血，养阴复脉。处方：生脉散合炙甘草汤加减。药物：党参15g，麦冬12g，五味子10g，炙甘草10g，阿胶10g（烊化冲服），桂枝12g，丹参15g，当归10g，夜交藤20g，柏子仁10g，红枣5枚，黄酒50g（入煎）。3剂，1日1剂，水煎服。

二诊（2005年7月1日）：上方连服3剂，即感心胸舒适，早搏一直未作，睡眠也大有好转。脉沉弦，未见结代，舌仍胖，色已转红，苔薄白微黄。心气阴两虚改善，但有转热之势。药尚应病，原方加减。原方去桂枝，加川芎5g。5剂，1日1剂，水煎服。

三诊（2005年7月6日）：病情显著好转，精神爽快，食欲正常，二便自调，睡眠也好。心电图复查示窦性心律。心之气阴已基本恢复，心功能渐趋正常。继续服上方。此后，患者服上述中药约2个多月，基本上可以坚持正常上班，仅偶感胸闷脉缓或脉结代，但在即服二诊方后便可缓解。

按：房室传导阻滞乃西医学之病名。本例病证以心悸为主，当从心悸论治。察其症，尚伴有胸闷气促，夜寐不安，舌质胖淡，脉沉细迟而结代，乃心之气阴两虚，心血不足，心失所养之征。《伤寒论》中有云："心动悸，脉结代，炙甘草汤主之。"故用生脉散合炙甘草汤加减，益气补血，养阴复脉而奏效。

2. 心悸（心血亏虚；贫血）

蔡某，女性，28岁，以"产后大出血后心悸2个月"为主诉，2013年3月13日就诊。因产后大出血后，出现失血性休克。虽然经抢救脱险，但一直疲弱无力，常作心悸心慌，头昏无力，观其面色苍白无华，来诊时已是产后两月。辰下症：心悸心慌，头昏无力，纳差，寐欠安，便秘。体格检查：血压105/60mmHg，轻度贫血外观，双肺未闻及干湿性啰音，心率92次/分，律齐，双下肢无水肿。舌质淡白，眼睑淡白，耳垂色淡，爪甲扁平，双大拇指甲反甲，并有裂痕，脉来微细。实验室检查：血常规示血红蛋白92g/L，余基本正常。心电图基本正常。病机：患者产后失血，心血不足，心失所养，故心悸心慌；血不上荣，故头昏无力；血虚不宁神而寐欠安；血虚肠道失濡，而见便秘；舌质淡白，全身无华，爪甲不荣均是失血典型表现。西医诊断：贫血。中医诊断：心悸病，心血亏虚。治法：益气补血，宁血安神。处方：十全大补汤加减治疗。药物：黄芪50g，当归15g，肉桂6g，党参30g，茯苓30g，白术15g，熟地黄30g，黄精20g，白芍15g，川芎10g，炒酸枣仁20g，夜交藤12g，桂圆20g，大枣10g，炙甘草15g。3剂，水煎服，1日1剂。

二诊（2013年3月16日）：上方服用3剂后，自觉心悸神疲感明显减轻，面色有所转润，其后用上方加减服用，连用20剂而愈。

按：患者发病有明显诱因，临床有一派心血亏虚表现，"有形之血不能速生"，因此重用人参、黄芪、白术、炙甘草益气；少佐肉桂，取少火生气之意，以达到益气固脱的目的，防止气随血脱；方中四物汤为补血基本方；炒酸枣仁、夜交藤宁血安神，而起到标本兼治。

（陈勋善整理）

3. 心悸（心阳不振；心律失常）

王某，男性，86岁。以"心悸胸闷30年，加剧1个月"为主诉，2013年12月3日诊。患冠心病已30多年之久。常年服用单硝酸异山梨酯片、酒石酸美托洛尔片、阿司匹林等药物，间断心悸胸闷发作。近一个月心悸胸闷发作加剧，在外院住院治疗10天，有所改善出院。但近一周来症状再次加剧，而就诊。辰下症：心悸胸闷、头晕目涩，倦怠乏力，畏寒肢冷，夜尿频数。体格检查：血压155/70mmHg，双肺未闻及干湿性啰音，心率106次/分，心律绝对不齐，双下肢轻度水肿。脉疾促、舌淡胖苔白腻。病机：久病体虚，损伤心阳，心阳不振，日久肾阳亦亏，心阳亏虚，无以温养心神而见心悸胸闷；心阳不振，血脉运行不畅而脉促；血脉运行不畅，全身失荣，故头晕目涩，倦怠乏力；肾阳虚，命门火衰，而畏寒肢冷，夜尿频数；舌淡胖苔白腻为阳虚兼有水湿。西医诊断：心律失常。中医诊断：心悸，心阳不振。治法：温补心阳，安神定悸。处方：桂枝甘草龙骨牡蛎汤加味。药物：制附子 30g（先煎半小时），肉桂 3g，干姜 9g，桂枝 9g，龙骨 30g，牡蛎 30g，茯苓 15g，泽泻 12g，当归 9g，仙茅根 9g，淫羊藿 9g，杜仲 9g，鹿角胶 9g，炙甘草 10g。3 剂，水煎服，1 日 1 剂。

二诊（2013 年 12 月 6 日）：各种症状稍有缓解，脉促、舌淡胖苔白腻，附子逐渐加至 60g，肉桂加至 9g，连续服用 10 多天，诸症悉减。

按：余师对病程久的老年患者，重视扶阳，尤其是临床上，对心肾阳虚突出的病人，擅长运用附子，认为附子“大辛大热，能壮先天元阳，能补坎中之真阳，真阳为君火之种，补真阳既是壮君火”，并在临床中针对心阳亏虚，伍以肉桂、桂枝，脾阳不足伍以干姜。本案乃心、脾、肾三脏俱虚，阳虚兼有水湿，余师以桂、附、姜大辛大热之品，补其心、脾、肾阳气，佐以潜阳之物，乃因防其虚阳外越，体现了既病知变，先安未受邪之地的预防传变理念。

（陈勋善整理）

4. 心悸（心肾阳虚、水湿内停；窦性心动过速）

吴某，男性，22 岁。以“颜面浮肿、心悸、尿少半年”为主诉，2014 年 1 月 12 日就诊。患者 14 岁时，因感冒发热，扁桃体化脓，其后半月出现腰痛足肿，经当地某医院诊为急性肾小球肾炎给予治疗。其后病情反复发作，至 2013 年 12 月来南平市人民医院求治而入院治疗。辰下症：心悸胸闷，头晕无力，倦卧于床，恶心脘痞，食少纳呆，面足肿胀，小便短少。体格检查：血压 135/95mmHg，心率 102 次 / 分，律齐，面部轻浮，双肾区有压痛及叩击痛，双足膝以下浮肿，按之凹陷。舌质淡暗挟瘀，苔白腻，脉沉细疾。实验室检查：查肾功能示肌酐 514mmol/L，尿素 10.8mmol/L。心电图示窦性心动过速；肢体导联低电压；部分导联 ST-T 缺血性改变。病机：久病失治，心、脾、肾三脏阳气俱虚，脾肾阳虚，水湿运化失常，水饮上凌，且心阳亏虚，无以温养心神及运行血脉而见心悸胸闷；血脉运行不畅而舌质淡暗挟瘀、脉沉细疾；脾肾阳虚，命门火衰，全身失荣，故头晕目涩，倦怠乏力；脾肾阳虚，水湿运化失常湿浊内停脾胃，脾胃受困，气机升降失常，而恶心脘痞，食少纳呆；脾肾阳虚，膀胱气化失常，水湿外溢而面足肿胀、小便短少。西医诊断：窦性心动过速。中医诊断：心悸，心肾阳虚、水湿内停。治法：温补心肾，化气行水。处方：真武汤加减。药物：附子 30g（先煎 1 小时），干姜 9g，茯苓 30g，白术 15g，酸枣仁 20g（先煎 1 小时），白芍 15g，桂枝 12g，牛膝 12g，泽泻 15g，车前子 15g，萆薢 9g，生姜 15g，红枣 3 枚，炙甘草 6g。5 剂，水煎服，1 日 1 剂。并配合西药强心、抗感染及对症支持治疗。

二诊（2014 年 1 月 17 日）：心悸胸闷明显减轻，尿量增加。仍然感乏力，恶心脘痞，食少纳呆，舌质淡暗挟瘀，苔白腻，脉沉细。上方附子 45g（先煎 2 小时），干姜 15g，加党参 10g，砂仁 8g，木香 10g 加减。5 剂，1 日 1 剂。患者病情明显好转而出院，要求在家服中药善后治疗。

按：本例病人虽然以心悸为突出症状，但从其病史来看，该病人乃由于肾虚，命门火衰，而导致水湿运化失常，进而致心脾俱虚，其本在肾阳虚衰、水湿浊邪上凌心胸，中困脾胃、下结膀胱、外溢肌肤，余师抓住其病机核心，以大剂量附子、干姜温补脾肾命门之火，佐活血行水之法，二诊虽然阳虚水湿减轻，但浊邪困脾表现明显，故加以芳香醒脾药物，体现了在治疗水湿为患疾病时重视“脾为水之制”的作用。

（陈勋善整理）

5. 心悸（心肾阳亏；心房颤动）

刘某，女性，85 岁，以“反复心悸、胸闷 20 余年，再发 3 天”为主诉首诊。患者于 2012 年 2 月 24 日入院。入院前 20 余年患者反复发作胸闷、心悸，呈阵发性，伴活动气促，以走上坡路明显，多次到南平市人民医院诊治，确诊为冠心病、阵发性心房颤动，多次调整扩冠、抗心律失常药物治疗，目前规律服用“胺碘酮 100mg，1 日 1 次；复方丹参滴丸，10 粒，1 天 3 次”治疗，胸闷、心悸发作减少。入院前 3 天，上述症状再发，自觉心跳漏搏感及阵发性心中悸动不安，发作频繁，走平路感气促，无畏冷发热、胸痛、夜间阵发性呼吸困难、黑矇、晕厥等。既往高血压病史 30 余年。胆囊切除术后 20 余年。慢性结肠炎病史 10 余年，伴大便稀溏、大便秘结改变。辰下症：发作性心悸、胸闷，头晕，颜面潮红，神疲，口干，饮不多，腰膝酸软，肢体麻木，纳可，寐差，大便秘结。体格检查：体温 36.4℃，脉搏 85 次 / 分，呼吸 18 次 / 分，血压 150/80mmHg，神志清楚，口唇无紫绀。双肺呼吸音清，未闻及干湿性啰音。心界左下扩大，心率 85 次 / 分，律不齐，早搏 10 次 / 分，心尖部闻及 2/6 级收缩期杂音，无传导。腹平软，无压痛及反跳痛，肝脾肋下未触及肿大。双下肢无水肿。双侧巴宾斯基征阴性。舌黯苔白，脉沉细结。实验室检查：心电图示发作性房颤。病机：患者年过八旬，脏腑精气渐衰，且反复心悸达 20 余年，心肾精气亏虚，心气不足，心神失养，故心悸、胸闷，寐差；肾精亏虚，髓海失充，而见头晕；真阳亏虚，虚阳上浮，故颜面潮红；舌黯苔白，脉沉细结为心肾阳气亏虚，血脉运行失畅表现。西医诊断：心房颤动。中医诊断：心悸，心肾阳亏。治法：温肾助阳，养心安神。处方：封髓丹加味。药物：制附子 15g，肉桂 5g，黄连 6g，黄柏 15g，补骨脂 15g，淫羊藿 10g，干姜 10g，白术 15g，砂仁 10g，炙甘草 10g，酸枣仁 15g，何首乌 10g。5 剂，水煎服，1 日 1 剂。

二诊（2012 年 2 月 27 日）：心悸、胸闷明显减少，仍然时感头晕，颜面潮红，神疲。舌脉无明显变化。上方附子加至 20g 先煎 1 个半小时，加龙骨、牡蛎、磁石，5 剂，水煎服，1 日 1 剂。患者心悸、胸闷基本消失，头晕、颜面潮红、神疲明显减轻，出院。

按：该患者在临床表现上，有颜面潮红的虚热之象，临床多辨为阴虚潮热，但余师在诊治过程中，结合病人舌脉等，认为此类患者多系肾精不足，尤其是多见阳气不足，由于肾中真阳亏虚，阳损及阴，无法摄纳，导致虚阳外浮，因此以在药物上选择扶阳益肾之桂、附、淫羊藿等，佐以苦寒之黄柏，相反相成，使肾精得充，故名“封髓丹”，临床应用于肾阳虚为主，髓海失充导致的眩晕、心悸等多种症状，效果颇佳。

（陈勋善整理）

第十六节　胸痹治案

1. 胸痹（心肾不足，肝阳偏亢，血瘀痹阻，胸阳不宣；冠心病心绞痛）

金某，男，62 岁，已婚，退休干部。2005 年 7 月 16 日初诊。既往尚健康，无高血压等重要病史。2 个多月前因外出旅游，突然发生心前区疼痛，持续约数分钟，疼痛有时向左肩及左上臂放射，后因逐渐频繁而入住当地医院治疗近 1 个月，好转后回家休息。但近日又疼痛加剧，每天发作数次，每次持续 3~4 分钟。辰下症：心前区阵发性疼痛，痛呈压榨性，有时向左肩及左上臂放射。发作时大汗出，全身无力，胸闷气短，伴头晕，失眠，心悸。舌质暗红，苔薄白微黄，脉弦大而缓。血压 120/75mmHg，心电图示部分导联 ST 段下降，T 波倒置。病机：年迈体虚，心肾不足，胸阳不宣，气血运行不畅，心脉痹阻，不通则痛，故心前区发作性压榨性疼痛及舌暗红等；头晕，失眠，脉弦大为肝阳偏亢所致；大汗出，全身无力，气短心悸，脉缓等为心肾不足表现。西医诊断：冠心病心绞痛。中医诊断：胸痹，心肾不足，肝阳偏亢，血瘀痹阻，胸阳不宣。治法：育阴潜阳，活血宣痹，通脉止痛。自拟方：①汤剂：何首乌 15g，山茱萸 20g，枸杞子 12g，当归 10g，丹参 20g，川芎 10g，酸枣仁 15g，生龙骨 30g（先煎），生牡蛎 30g（先煎），瓜蒌 15g，薤白 15g，枳实 10g，甘草 10g，水煎服。②散剂：荜茇 60g，高良姜 30g，延胡索 30g，共为细末（冰片适量另研兑入），每服 2~3g，1 日 3 次，温开水送服（装入空心胶囊吞服）。

药后疼痛发作逐渐减轻，胸闷气短等症好转，睡眠亦好，此后发作时可不服硝酸甘油片，单服散剂，即可缓解，共治疗 25 天而症状消失。为巩固疗效，仍继续服用散剂 2 个多月，疼痛始终未发作。随访半年，自觉无不适。

按：胸痹病位在心，但与脾肾有关，其病机总属阳微阴弦，本虚标实。然仔细分析，本例既有血脉痹阻，肝阳偏亢症状，又有心肾不足表现，故治疗当标本兼顾，育阴潜阳，活血宣痹，汤散兼施，因而收效显著。

2. 胸痹（胸阳不振，寒凝心脉，心脉闭阻；冠心病心绞痛）

许某，男，72 岁，已婚，退休。2005 年 12 月 7 日初诊。素有冠心病史 20 余年。近日因冷空气南下，气温骤降，不敌风寒，遂出现心胸疼痛，有时较剧烈，发作时持续 3~5 分钟不等，今晨起胸痛较剧。辰下症：心前区疼痛如绞，并可向左侧肩胛区放射，左手中指、无名指及小指发麻，形寒肢冷，心慌心悸，气短乏力，舌淡红，苔薄白，脉弦紧。心电图示部分导联 ST–T 改变，血压 130/80mmHg。病机：久病必虚，加之年迈体弱，胸阳不振，复受寒邪来袭，内外交困，致使寒凝心脉，心脉痹阻，故胸痛如绞等；

形寒肢冷，心慌心悸，气短乏力，舌淡红，苔薄白，脉弦紧等，为胸阳不振，寒凝心脉，心脉痹阻之象。西医诊断：冠心病心绞痛。中医诊断：胸痹，胸阳不振，寒凝心脉，心脉闭阻。治法：祛寒活血，宣痹通阳。处方：当归四逆汤加减。药物：当归 10g，赤芍 15g，桂枝 15g，细辛 10g，通草 2g，薤白 15g，降香 5g，炙甘草 3g。2 剂，1 日 1 剂，水煎服。

二诊（2005 年 12 月 9 日）：心痛大减，形寒消失，手足转温，舌淡红，苔薄白，脉弦细。胸阳始振，寒邪渐退，心脉渐疏通。上方加炙黄芪 30g。3 剂，1 日 1 剂，水煎服。

三诊（2005 年 12 月 12 日）：心痛已瘥，但偶感胸闷心悸及气短乏力，脉舌同前。胸阳已振，寒邪消退，心脉通畅，但心气不足。上方桂枝改 10g，细辛改 5g，去通草、降香，加炙黄芪 60g，党参 20g，远志 5g，酸枣仁 l5g。3 剂，1 日 1 剂，水煎服。

四诊（2005 年 12 月 15 日）：心悸胸闷气短减轻，乏力改善。心气虚纠正，心脉通畅。复上方 5 剂，1 日 1 剂，水煎服。5 剂过后，病情稳定，心痛未作，自我感觉如常，故予以停药。

按：《金匮要略·胸痹心痛短气病篇》云，“夫脉当取太过不及，阳微阴弦，即胸痹而痛。所以然者，责其极虚也。今阳虚，知在上焦。所以胸痹心痛者，以其阴弦故也”。认为“阳微阴弦”是胸痹的主要病机。本例与此记载十分相似，故以振奋胸阳，祛寒活血，宣通阳气之法而取效。气为阳，气为血帅，血液之运行，需赖气推动，因此从二诊起加芪、参而收功。

3. 胸痹（痰浊壅阻，心脉不通；冠心病心绞痛）

孙某，女，54 岁，已婚，干部。2005 年 9 月 21 日初诊。冠心病史 10 余年，近半个月来，时常感到胸闷而疼，含服复方丹参滴丸可以缓解，但停药又发作。辰下症：心前区憋闷，有时轻度疼痛，伴左上臂及手指麻木，口苦，痰唾多而黏，纳少，舌淡红苔白滑，中部微黄腻，脉弦滑。心电图示部分导联 ST 段改变。病机：久病体虚，阳微不运，湿聚成痰，阴乘阳位，痰浊盘踞胸中，胸阳失展，心脉不通，故心前区憋闷而痛等。痰唾多而黏，苔白滑，脉弦滑等，为痰浊壅阻之征。西医诊断：冠心病心绞痛。中医诊断：胸痹，痰浊壅阻，心脉不通。治法：化痰祛浊，宣痹通阳。处方：瓜蒌薤白半夏汤加味。药物：瓜蒌 20g，薤白 15g，姜半夏 10g，厚朴 10g，枳实 10g，桂枝 5g，红花 10g，桃仁 10g，茯苓 12g，生蒲黄 10g，炙甘草 5g。3 剂，1 日 1 剂，水煎服。

二诊（2005 年 9 月 24 日）：心前区憋闷疼痛显著减轻，肢麻亦减，痰唾减少，但仍口苦纳少，舌淡红，苔薄白微腻，脉弦细。痰浊减轻，胸阳渐展，心脉始通。上方瓜蒌改15g，加山楂30g，麦芽20g，谷芽20g。3剂，1日1剂，水煎服。

三诊（2005年9月27日）：心前区憋闷疼痛等症消失，食欲明显好转，精神振奋，舌淡红苔薄白，脉细弦。痰浊已去，胸阳舒展，心脉通畅。上方加生黄芪30g。5剂，1日1剂，水煎服。连续服上方5剂，反应良好，食欲正常，神思爽慧，遂予停药。

按：冠心病多属胸痹范畴。胸痹之名，首见于《金匮要略》，《类证治裁·胸痹》宗仲景之说，云："胸痹胸中阳微不运，久则阴乘阳位，而为痹结也。"其中之"阴"，并非单指寒邪而言，亦当包括痰浊等，本例之证，即是痰浊盘踞，胸阳不振而致心脉不通，故以瓜蒌薤白半夏汤加味，化痰祛浊，宣痹通阳而获效。

4. 胸痹（心阳不振、痰瘀内结；冠心病）

王某，男，76岁，退休干部。以"反复胸痛10年，加剧3天"为主诉，于2013年12月3日首诊。患冠心病已10多年之久。一年前因胸痛在某市第一医院行冠状动脉造影，诊断为冠心病、左主干病变，建议病人转省级医院行冠状动脉搭桥治疗。患者因惧行手术，以药物保守治疗，长期服用酒石酸美托洛尔片、单硝酸异山梨酯片、硫酸氢氯吡格雷、阿托伐他汀钙片等药物，心绞痛仍然时有发作。辰下症：胸闷胸痛、心悸，遇寒或情绪刺激则发，含服硝酸甘油片2~3次方可缓解，伴夜间动则气促，倦怠乏力，畏寒肢冷，夜尿频数，舌质淡暗挟瘀苔白，脉细弦。体格检查：血压155/70mmHg，双肺未闻及干湿性啰音，心界向左下扩大，心率63次/分，律齐，双下肢轻度水肿。病机：患者年过七旬，肾阳渐衰，久病伤及阳气，致心肾阳虚衰，肾阳虚，无力鼓动五脏之阳致心阳虚，心阳不振，无力鼓动心血运行致心脉失养，心脉痹阻故见胸闷、气促；肾阳虚纳气无权则见动则气促，气化失司则见尿量减少，夜间阳虚更甚，故见夜间阵发性呼吸困难；温煦失司，则见腰酸肢冷。西医诊断：冠心病。中医诊断：胸痹病，心阳不振、痰瘀内结。治法：温补心肾，祛痰化瘀。处方：自拟君安汤加减。药物：制附子30g（先煎半小时），干姜9g，桂枝12g，石菖蒲9g，降香9g，薤白12g，生蒲黄9g，五灵脂9g，姜半夏15g，枳实12g，炙黄芪30g，淫羊藿 12g，仙茅根 12g，瓜蒌 12g，炙甘草 9g。3 剂，水煎服，1 日 1 剂。配合西药治疗。

二诊（2013 年 12 月 6 日）：胸闷胸痛、心悸逐渐缓解，夜间动则气促消失，白天尿量明显增加，夜尿减少。制附子量逐渐加至 45g，余药加减连续服用一周，诸症悉减，心绞痛发作次数下降约一半以上，发作时基本含服硝酸甘油片一次便可缓解，出院。

按：心为君主之官，阳中之阳，胸痹的病因病机为张仲景的“阳微阴弦”为总纲，阳微为肾阳、心阳虚衰，阴弦为气滞、痰饮、瘀浊，临床上注重宣阳行气，化瘀逐饮。老师认为治疗胸痹以宣阳为主、为先，行气为辅。扶正为主、为先，驱邪为辅。老师认为：痰瘀其病因在于脾肾阳虚，水湿运化失常，肾阳不济心阳，心气不足，血脉推动无力所致，其根本在于温补脾肾，肾阳得温，心阳自济，心气自畅，活血化瘀才能见效，脾阳得补，痰浊才能驱除。

（陈勋善整理）

5. 胸痹（心阳亏虚；冠心病）

连某，女，73 岁，退休职工。以“反复胸痛、心悸 5 年，再发伴气促”为主诉，于 2013 年 12 月 17 日诊。患冠心病 5 年多。多次在南平市第一医院及南平市人民医院诊断为冠心病，予中西医治疗，但症状仍然反复发作。辰下症：心悸，胸闷、胸痛，脘腹痞满，纳差，口干饮不多，夜间难以平卧，倦怠乏力，畏寒肢冷，夜尿频数，舌质淡暗挟瘀苔白，脉细弦。体格检查：体温 36.3℃，血压 135/70mmHg，口唇紫绀，呼吸急促，双肺可闻及湿性啰音，心率 107 次 / 分，心律绝对不齐，双下肢轻度水肿。入院行心电图、心脏彩超等检查诊断：冠心病、急性冠脉综合征、心功能不全、心房颤动。经规范化药物治疗及中药丹参饮加黄芪、三七、瓜蒌等药一周，心功能不全有所改善，但心绞痛仍然时有发作。余师查看病人，云：虽已运用活血化瘀治疗方法，但其本为心阳亏虚，心阳不振，心血不能通畅。病机：患者年过七旬，脏腑精气减衰，致心肾阳虚衰，肾阳虚，无力鼓动五脏之阳致心阳虚，心阳不振，无力鼓动心血运行致心脉失养，心脉痹阻故见胸闷、气促；肾阳虚纳气无权则见动则气促，气化失司则见尿量减少，夜间阳虚更甚，故见夜间气促，难以平卧；温煦失司，则见腰酸肢冷。西医诊断：冠心病。中医诊断：胸痹，心阳亏虚。治法：温补心阳。处方：自拟君安汤加减。药物：附子 30g（先煎半小时），干姜 9g，桂枝 12g，石菖蒲 9g，降香 9g，薤白 12g，生蒲黄 12g，五灵脂 9g，姜半夏 15g，枳实 9g，丹参 12g，黄芪 30g，三七粉 3g（冲），茯苓 30g，泽泻 12g，炙甘草 9g。3 剂，水煎服，1 日 1 剂。西药治疗方案不变。

二诊（2013年12月20日）：胸闷胸痛、心悸逐渐缓解，夜间动则气促消失，白天尿量明显增加，夜尿减少，双下肢浮肿消失，舌质淡暗挟瘀苔白，脉细弦。上方去茯苓、泽泻。再进5剂，水煎服，1日1剂。

三诊（2013年12月25日）：静息状态下胸闷胸痛消失，可平地步行300~500米。上方去生蒲黄、五灵脂，再5剂巩固，带药出院。

按：胸痹的病因病机为张仲景的“阳微阴弦”为总纲，阳微为肾阳、心阳虚衰，阴弦为气滞、痰饮、瘀浊，阳微为本，阴弦为标，治疗时虽已运用活血化瘀治疗方法，但未顾其本，肾阳亏虚，心阳不振，心血不能通畅。因此在余师指导下以君安汤加减，其治疗重在扶阳，肾阳得助，心阳自振，阳化气行，则心血得以畅通。

（陈勋善整理）

6. 胸痹心痛（气阴两虚证；冠心病）

傅某，女，76岁，以“反复胸闷、心悸5年，再发1月”为主诉，于2013年10月15日首诊。患者于入院前5年余反复发作胸闷，心悸，多于活动后及劳累时出现，休息可以缓解，多次诊治当地医院，诊为冠心病，治疗后症状消失，出院后未规律服药，症状时有反复（具体不详）。入院前1年，上述症状再发诊治南平市人民医院门诊，经行心电图、心脏彩超检查，临床诊断为冠心病（心功能Ⅱ级），予扩冠、抗血小板聚集、控制心室率、营养心肌治疗后症状消失。此后未规律服药，症状反复发作，此次入院前1月劳累后胸闷、心悸再发，登2~3层楼及走上坡路出现气促，休息后可继续行走，夜间能成平卧位休息，伴四肢麻木，今诊治南平市人民医院门诊拟冠心病收住入院治疗。既往有脾胃病20多年。辰下症：胸闷，心悸气短，活动后气促，四肢麻木，纳寐差，大便硬结难排，小便通畅。入院体格检查：体温36.4℃，脉搏85次/分，呼吸20次/分，血压110/60mmHg，神志清楚，自动体位。舌淡，苔薄，脉细。口唇无紫绀，伸舌居中。颈软，无抵抗，肝－颈静脉回流征阳性。双肺呼吸音粗，双下肺闻及湿性啰音。心界左下扩大，心率85次/分，律齐，心音钝，未闻及杂音。腹软，无压痛、反跳痛，肝脏肋下可触及肿大，质软，无触痛。四肢皮肤刺痛觉减退，双下肢轻度凹陷性水肿。双侧巴宾斯基征阴性。实验室检查：心电图（2009年10月13日）示①窦性心律；②ST段：Ⅰ、Ⅱ、V_2~V_6呈水平压低。病机：患者老年女性，入院症见胸闷，心悸气短，活动后气促，四肢麻木，纳寐差，舌淡，苔薄，脉细，故诊断为胸痹心痛，证属气阴两虚证。源于患者年近古稀及胃病日久，致脾胃不足。胃虚，摄纳不足，脾虚运化失常，后天之气血生化不足，五脏气阴失养，致心之气阴亏虚，心气虚无力鼓动心血运行、心脉痹阻；心阴不足无力滋养心脉，故见胸闷、心悸气短、动则尤甚；脾胃不足，升降失常，故见胃脘胀闷；胃阴不足，失于濡养，亦见胃脘胀满。舌淡，苔薄，脉细，为气阴两虚之征。西医诊断：冠心病。中医诊断：胸痹心痛，气阴两虚证。治法：益气养阴。处方：全真一气汤加减。药物：制附子12g，党参24g，黄芪15g，桂枝12g，麦冬15g，生地黄12g，熟地黄12g，丹参15g，茯苓12g，白术15g，五味子3g，炙甘草12g。5剂，水煎服，1日1剂。

二诊（2013年10月20日）：胸闷，心悸减轻，活动后气促，四肢麻木，纳差，大便硬结难排等无明显变化，上方加升麻9g，柴胡9g，桔梗9g。5剂，水煎服，1日1剂。服完药后，活动后气促改善，四肢麻木、纳差、大便硬结难排明显减轻，带药出院。

按：余师在胸痹辨证论治时，注重扶阳方法，但又不拘泥一格，该患者临床上确实有气阴不足的脉证表现，余师以生脉饮益其气阴，考虑阴阳互根，且胸痹之病，医圣张仲景认为“阳微阴弦”，其必有胸中阳气不足，故与附子、桂枝、炙甘草扶阳温通。二诊考虑其气机不畅为主，予升陷汤加减，使其气机畅达，而诸症明显改善，体现了余师在辨证论治时既重视阴阳之本，亦重视气机升降出入。

（陈勋善整理）

7. 胸痹心痛（心肾阳虚证；风湿性心脏病，二尖瓣狭窄并关闭不全，主动脉瓣关闭不全，心功能衰竭）

肖某，女性，65岁，以“反复胸闷、气促7年，加剧1周”为主诉首诊。患者于2012年4月21日入院。入院前7年患者反复出现胸闷、心悸、活动后气促，走上坡路气促明显，无咯血、咳粉红色泡沫痰、胸痛、黑矇、晕厥，多次诊治南平市人民医院，经心脏彩超、动态心电图等检查确诊为风湿性心脏病，二尖瓣狭窄并关闭不全，主动脉瓣关闭不全，心房颤动。因患者拒绝转诊省级医院行瓣膜置换术治疗，予药物利尿、强心、控制心率、改善心肌供血等治疗后胸闷气促可缓解。缓解后间断服用“地高辛，0.125mg，1日1次；阿司匹林肠溶片，100mg，1日1次”等治疗，常因劳累及感染后上述症状加重而反复住院治疗，多次复查心脏远达片提示左室逐渐增大。入院前1周患者劳累后胸闷、气促加剧，感胸部憋闷、胸骨后堵塞感明显伴心悸心慌，气促难以平卧，夜间阵发性呼吸困难，咳嗽，咳痰、色白、量少，伴右侧肩背部疼痛，规律服用上述药物未见减轻。入院诊断为风湿性心脏病，二尖瓣狭窄并关闭不全，主动脉瓣关闭不全，心力衰竭。辰下症：胸部憋闷、胸骨后堵塞感、心悸、气促难以平卧、夜间阵发性呼吸困难，伴右侧肩背部疼痛，咳嗽，咳痰、色白、量少，腹胀、尿少，口干不欲饮，精神倦怠，纳寐欠佳，大便通畅。体格检查：体温 36.4℃，脉搏 90 次 / 分，呼吸 22 次 / 分，血压 130/70mmHg，神志清楚，精神倦怠，二尖瓣病容，面色少华，气息促，半卧位休息。舌黯，边有齿印苔白，脉沉细结代。颈软，颈静脉怒张，肝 – 颈静脉回流征阳性。双肺呼吸音粗，双肺底可闻及细湿性啰音。心界向左右扩大，心率 105 次 / 分，心律绝对不齐，心音强弱不等，心尖部可闻及 4/6 级全期杂音，向腋中线传导。三尖瓣及主动脉瓣第一、二听诊区可闻及 4/6 收缩期杂音，无明显传导。腹肌软，无压痛及反跳痛，肝脏肋下恰可触及肿大，质软，无触痛。双下肢无水肿。双侧巴宾斯基征阴性。实验室检查：心脏彩超示二尖瓣关闭不全，二尖瓣左叶脱入左心房，部分腱索断裂，左心房、左心室、右心房增大，三尖瓣反流（Ⅱ ~ Ⅲ度），主动脉瓣反流（Ⅰ ~ Ⅱ度）。病机：患者幼年不慎感受风湿之邪，日久失治，湿邪入里痹阻心脉，发为胸痹心痛，故胸部憋闷、胸骨后堵塞感明显伴心悸心慌；湿遏阳气，久病肾阳虚衰，无力鼓动五脏之阳，致心阳不振，故见胸部憋闷、胸骨后堵塞感明显伴心悸心慌；肾阳虚纳气无权则气促难以平卧；肾不纳气、肺气上逆故咳嗽咳白痰；气化失司则见尿少。舌淡红边有齿印，苔白，脉沉细结代均为心肾阳虚之象。综观舌脉症，本病病位在心，病性属本虚标实。西医诊断：风湿性心脏病，二尖瓣狭窄并关闭不全，主动脉瓣关闭不全，心功能衰竭。中医诊断：胸痹心痛，心肾阳虚。治法：温阳利水，配合利尿减轻心脏负荷、强心等治疗。处方：真武汤加减。胸闷、心悸、气促、尿少有所减轻，但右侧肩背部疼痛等经针灸、理疗等均不改善。余师查看病人，认为病机：心肾阳虚，气血瘀滞，气机升降失常。西医诊断：风湿性心脏病，二尖瓣狭窄并关闭不全，主动脉瓣关闭不全，心功能衰竭。中医诊断：胸痹心痛，心肾阳虚。治法：温阳理气。处方：自拟君安汤合升降散加减。药物：制附子 15g，桂枝 15g，石菖蒲 10g，降香 10g，薤白 10g，生蒲黄 10g，五灵脂 10g，姜半夏 15g，枳实 10g，炙黄芪 30g，炙甘草 10g，姜黄 10g，大黄 6g，僵蚕 10g，蝉蜕 10g。3 剂，水煎服，1 日 1 剂。

二诊（2012 年 4 月 27 日）：胸闷、心悸、气促、尿少进一步减轻，右侧肩背部疼痛有明显改善，效不更方，守方再进 5 剂，右侧肩背部疼痛基本消失，出院。

按：该患者属于心肾阳虚，气血瘀滞明显，用真武汤加减有一定疗效，但效果不尽如人意，尤其是右侧肩背部疼痛请骨科、理疗科会诊，均得不到解决。余师认为，中医理疗认为“左升右降”，患者右侧肩背部疼痛乃是因肺肾亏虚，肺失宣降，气机失常所致，因此以自拟君安汤扶阳纳气，升降散调理气机，取得明确疗效，提示我们在临床诊治过程，一定要重视气机的升降出入，《黄帝内经》云“百病皆生于气”，而气机则是气运化失常的最常见问题，值得深入探讨。

（陈勋善整理）

8. 胸痹（心肾阳虚证；冠心病，心功能不全）

张某，女性，82 岁，以“反复胸闷、气促 5 年，再发 1 月”为主诉，于 2013 年 9 月 28 日初诊。缘于入院前 5 年劳累后反复出现胸闷，活动及劳累时明显，呈阵发性，活动后气促、以走上坡路明显，休息可缓解，曾多次诊治当地卫生院治疗可缓解。上述症状反复发作。入院前 1 月，患者劳累及受凉后心前区憋闷不适再发加剧，时伴胸部堵塞感，走平路即感气促，偶咳嗽，痰白，量少易咳出，并出现双下肢水肿，腹胀、尿少。辰下症：胸闷，动则气促不能平卧，心悸，四肢不温，双下肢水肿，腹胀、尿少，偶咳嗽，痰白，量少易咳出，食欲、睡眠差。体格检查：体温 37℃，脉搏 110 次 / 分，呼吸 20 次 / 分，血压 150/80mmHg，神志清楚。半卧位。舌淡，边有齿印，苔白微腻，脉沉细。口唇微紫绀，伸舌居中。颈软，无抵抗，颈静脉充盈，肝 – 颈静脉回流征阳性，气管居中。双肺呼吸音粗，双下肺闻及湿性啰音，未闻及哮鸣音。心界左下扩大，心率 110 次 / 分，心音钝，心律不齐，早搏 3~5 次 / 分，无杂音。腹软，无压痛及反跳痛，肝脏肋下 2cm 可触及，质中，无触痛。双下肢轻度凹陷性水肿。双侧巴宾斯基征阴性。实验室检查：心电图示窦性心律，大部分导联 ST–T 改变。心脏彩超示左心室壁增厚，左心室部分室壁运动减弱，左心室收缩功能减弱。辰下症：胸闷，动则气促不能平卧，心悸，双下肢水肿，腹胀、尿少，偶咳嗽，痰白，量少易咳出，食欲、睡眠差。舌淡，边有齿印，苔白微腻，脉沉细，故诊断为胸痹心痛，心肾阳虚证。源于患者年过古稀肾阳渐衰，及久病伤及阳气致肾阳虚衰，肾阳虚，无力鼓动五脏之阳致心阳虚，心阳不振，无力鼓动心血运行致心脉失养，心脉痹阻故见胸闷气促、心悸；肾阳虚纳气无权则见动则气促，气化失司则见尿少，肢肿。舌淡，边有齿印，苔白微腻，脉沉细为心肾阳虚、阳气欲脱之象。病位在心，病性属虚。西医诊断：冠心病，心功能不全。中医诊断：胸痹，心肾阳虚证。治法：温肾补火、回阳救逆。处方：参附汤合真武汤加减。配合扩冠、抗血小板聚集、强心利尿、营养心肌等西药治疗。药物：制附子 15g（先煎），干姜 9g，肉桂 6g，细辛 3g，白芍 12g，桂枝 12g，红参 15g，磁石 30g，沉香 9g，茯苓 15g，补骨脂 12g，肉苁蓉 12g，牛膝 9g，炙甘草 9g，白术 12g，红枣 5 枚，生姜 3 片。3 剂，水煎服，1 日 1 剂。

二诊（2013 年 10 月 1 日）：仍感胸闷、心悸，但较前改善，四肢逐渐转温，双下肢水肿，腹胀、尿少等明显减轻，咳嗽消失。舌淡，边有齿印，苔白，脉沉细。上方去红参、磁石、沉香，制附子加至 30g，并加酸枣仁、蒲黄、五灵脂，5 剂。服完药后，胸闷、心悸明显减轻，心率降至 90 次 / 分，因经济困难要求出院，带药巩固治疗。

按：患者临床阳虚欲脱表现突出，余师以参附汤合真武汤加减，温肾补火、回阳救逆，以防心肾阳气暴脱。固脱本在救阳，因此用大量温补命门之药物，尤其是附子、干姜、红参等药，在南方人群常常较少大剂量应用，但余师认为在少阴重症，阳气衰竭之际，非大剂量附子、干姜、红参不足以回阳救急，郑钦安认为“桂、附二物，力能补坎离中之阳，其性刚烈至极，足以消尽僭上之阴气，阴气消尽，太空为之廓朗，自然上下奠安，无偏胜也”。

（陈勋善整理）

第十七节　真心痛治案

1. 真心痛（阳虚寒凝，心脉痹阻，阳气欲脱；冠心病，急性下壁心肌梗死）

肖某，女，51 岁，已婚，干部。2005 年 4 月 6 日初诊。既往有冠心病史，入院前因情绪激动而出现心前区剧痛约3小时。辰下症：心前区绞榨样持续剧烈疼痛不能缓解，并向左侧肩胛区及左上臂放射，伴心悸心慌，气短乏力，头晕，大汗出，四肢冰冷，舌淡白，苔薄白，脉沉细而弦，偶有结代。心电图示急性下壁心肌梗死，偶发室早，血压95/40mmHg。西医治疗：硝酸甘油片，2片，1日3次，舌下含服；硝酸异山梨醇酯，25mg，1日3次；双嘧达莫片，25mg，1日3次；阿司匹林肠溶片，100mg，1日1次；生理盐水500ml、丹参粉针0.8g，静脉滴注，1日1次。病机：阳微阴弦，胸阳不振，寒凝经脉，痹阻不通，故心痛剧烈而不能缓解。大汗出，心悸心慌，气短乏力，四肢冰冷，舌淡苔白，脉沉细等，乃阳虚欲脱之象。西医诊断：冠心病，急性下壁心肌梗死。中医诊断：真心痛，阳虚寒凝，心脉痹阻，阳气欲脱。治法：温阳固脱，活血化瘀，通络止痛。处方：参附汤加减。药物：制附子10g，红参10g（另煎兑服），肉桂5g（研冲），红花10g，降香5g，路路通10g，干姜5g，炙甘草5g。2剂，1日1剂，水煎服。另用复方丹参滴丸10粒，舌下含服，每日四次。

二诊（2005年4月10日）：心前区疼痛大减，但感口苦，溲少而赤，舌质转红，苔薄黄微腻，脉弦。阳虚欲脱已止，但转为瘀血痰热交结，闭阻心脉。治法：清热化痰，活血化瘀，通络宣痹。药物：法半夏10g，苦参10g，竹茹10g，瓜蒌20g，生蒲黄10g，五灵脂10g，红花10g，水蛭10g，石菖蒲5g。3剂，1日1剂，水煎服。

三诊（2005年4月14日）：药后口苦消失，尿量增多，色转清，胸痛基本缓解，仅偶尔有1~2次轻微憋闷疼痛，舌淡红，苔薄白，脉弦细。痰热已净，心脉基本通畅。上方去苦参、半夏、竹茹，加生黄芪30g，薤白15g，茯苓15g，1日1剂，水煎服。上方服一个多月，心电图复查示陈旧性下壁心肌梗死，症状消失而出院。

按：真心痛乃胸痹的进一步发展。本例心痛剧烈不能缓解，并向左侧肩胛区及左上臂放射，与《灵枢·脏气法时论》篇所描述的“心病者，胸中痛，胁支满，胁下痛，膺背肩胛痛，两臂内痛”极为相似。并见大汗出等阳虚欲脱之象。无形之阳气应当速固，故急宜温阳固脱，佐以活血化瘀，通络止痛之法救急于危难之时。

2. 真心痛（气滞血瘀，痰热壅闭，胸阳不宣，心脉痹阻；急性心肌梗死）

陈某，男，58岁，已婚，干部。2005年5月3日初诊。素有冠心病心绞痛史。近日来胸部剧痛而持久，较前为重。入院治疗已4日，但效果欠佳，故要求用中医治疗。辰下症：心胸部疼痛，波及左臂及手指，疼痛持续15~20分钟不等，胸部憋闷有压榨感，气短，头晕，夜不能寐，舌尖边黯红，并有瘀点，苔黄腻，脉滑数。心电图示后壁心肌梗死。血压125/80mmHg。病机：气行则血行，气滞则血瘀，气血运行不畅，心脉痹阻不通，故见胸痛憋闷、气短及舌黯红并有瘀点等。痰热壅闭，心神不宁，故头晕不寐。苔黄腻，脉滑数，为痰热瘀壅闭之象。西医诊断：急性心肌梗死。中医诊断：真心痛，气滞血瘀，痰热壅闭，胸阳不宣，心脉痹阻。治法：理气活血，化痰祛浊，宣痹通阳。处方：瓜蒌薤白半夏汤加减。药物：①汤剂：瓜蒌20g，薤白15g，枳实10g，丹参20g，川芎10g，赤芍12g，红花10g，降香5g，延胡索10g，栀子10g，甘草5g。2剂，1日1剂，水煎服。②散剂：荜茇60g，高良姜30g，延胡索30g，檀香30g，冰片2g，丹参45g，酸枣仁45g，甘草30g。共为细末（冰片另研兑入），每次服3g，装入空心胶囊吞服，1日3次，温开水送服。

二诊（2005年5月6日）：胸痛较前减轻，胸憋气短亦有好转，但仍寐差，脉舌同前。气滞血瘀改善，痰热壅闭减轻，胸阳略展。原方加酸枣仁10g，夜交藤15g，合欢皮12g，3剂，水煎服，1日1剂。

三诊（2005年5月9日）：胸痛憋闷继续好转，每日发作1~2次，时间很短，睡眠亦改善，但大便已3日未解，苔薄黄微腻，舌边尖红，脉弦滑。气血基本疏通，痰热将净，胸阳已展。上方加生大黄5g（后下），玄参12g，3剂，水煎服。

四诊（2005年5月13日）：大便已解，胸痛很少发作，舌转红润，苔薄白，脉弦细。气血通畅，痰热已净，心脉疏通。上方去大黄，瓜蒌改为15g，水煎服。此后以上方为基础，减延胡索、栀子，加何首乌15g，共服25剂（配合口服散剂），胸痛憋闷诸症全部消失。

按：急性心肌梗死属真心痛之范畴，多为瘀血痹阻心脉所致。《灵枢·厥论》说："真心痛，手足青至节，心痛甚，旦发夕死，夕发旦死。"本例证见舌尖边黯红并有瘀点，而苔又黄腻，脉象滑数，显然非单纯瘀血痹阻心脉，而是兼杂有痰热壅闭，故治当理气活血，化痰祛浊，宣痹通阳，汤散并用。

第十八节　不寐治案

1. 不寐（肝肾阴虚、心肾不交；睡眠障碍）

徐某，男，56岁。以“失眠10余年”为主诉，2013年12月14日初诊。患者失眠10余年，难以入睡，常通宵达旦不眠，每晚需服2~4片安眠药始能入睡1~2小时，伴记忆力减退，稍劳即晕，肢体抽动，两胁隐痛，特由福州来求治。辰下症：常通宵达旦不眠，头晕神疲，口干目涩，两胁隐痛，纳差，便秘。体格检查：血压正常，心肺未见阳性体征，形体消瘦，目眶暗滞发黑；察其舌，质暗苔黄；切其脉，沉细而弦。病机：患者年近花甲，肝肾精气渐亏，且失眠达10余年之久未能系统治疗，病久阴精益耗，心阴不足，心神失养，故常通宵达旦不眠；肝阴亏虚，口干目涩，两胁隐痛，肾精虚衰，髓海失充，而头晕神疲，目眶暗滞发黑。西医诊断：睡眠障碍。中医诊断：不寐，肝肾阴虚、心肾不交。处方：六味地黄丸合黄连阿胶汤加减。药物：生地黄15g，熟地黄15g，山药15g，山茱萸12g，牡丹皮9g，茯苓12g，泽泻9g，黄连9g，阿胶12g，龟板15g，鳖甲15g，磁石30g，酸枣仁30g，百合9g。7剂，水煎服，1日1剂。

二诊（2013年12月21日）：安眠药减少，服1~2片已能入睡，头晕、肢抽、胁痛等症也随之减轻。再以原方去生、熟地黄，加当归9g，石菖蒲9g，炒远志9g，继服7剂。随后电话随访，晚上未服安眠药已能入睡，精神转佳，症状消失，嘱其继续守方服药，以资巩固。

按：该患者病程长达10余年，不但常通宵达旦不眠，而且形神俱损，形体消瘦，目眶暗滞发黑，为真阴不足之典型，余师在治疗中体现了“形不足者，补之以气，神不足者，填之以精”，益肾填精为主，清泻潜镇为辅。在不寐治疗上，我们往往强调对心火、肝阳、痰热等标证的祛除，而对本虚的纠正不够重视，通过本病案，提示治病求本的重要。

（陈勋善整理）

2. 不寐（阳气亏虚证；睡眠障碍）

张某，女，61岁，以“反复失眠3年”为主诉于2014年11月9日初诊。患者3年前开始出现失眠，疲乏无力，心悸等症，多次门诊及住院治疗，诊为睡眠障碍、植物神经功能紊乱等，与调节神经、镇静及中医养阴安神、疏肝理气等治疗，效果一直不理想。每夜需要服用“地西泮”且担心镇静西药副作用，就诊。

辰下症：失眠，入睡困难，易醒，每夜可睡 3~4 小时，疲乏无力，多汗、心悸气短，畏冷、四肢不温，纳差，大便溏，小便通畅。体格检查：血压 90/60mmHg，神清，双肺无干湿性啰音，心率 85 次 / 分，律齐，心音钝，未闻及杂音。腹软，无压痛、反跳痛，无触痛。双侧巴宾斯基征阴性，双下肢轻度凹陷性水肿，无触痛。舌胖淡，苔薄白，脉沉细。病机：患者老年女性，症见失眠、疲乏无力，多汗，心悸气短，畏冷、四肢不温，纳差，大便溏，舌胖淡，苔薄白，脉沉细。故诊断失眠，证属阳气亏虚证。源于患者年老体衰，病久失治，阳气亏虚。“阳气者，精则养神”，阳气不足，心神失养，阴不入阳，故失眠、疲乏无力，多汗，心悸气短，阳虚不能外达四肢，故畏冷、四肢不温。舌胖淡，苔薄白，脉细，为阳气亏虚之典型舌脉。西医诊断：睡眠障碍。中医诊断：失眠，阳气亏虚证。治法：扶阳益心、健脾安神。处方：自拟三和饮加减。药物：制附子 20g，肉桂 5g，党参 15g，沉香 5g，补骨脂 20g，砂仁 10g，黄连 3g，黄柏 10g，酸枣仁 30g，磁石 30g（先煎），茯神 30g，炙甘草 10g，白术 15g。5 剂，水煎服，1 日 1 剂。

二诊（2014 年 11 月 14 日）：失眠已经有所改善，每夜可睡 4~6 小时，疲乏无力，心悸多汗明显减轻，上方附子加至 30g，续服 5 剂。失眠明显改善，可间断停用镇静药物，心悸、多汗基本消失。此后以此方加减前后调养 30 余剂，患者基本停用镇静药物，每夜可睡 6~7 小时，痊愈。

按：失眠辨证论治，临床一般多认为虚者主要为心肾阴虚、心脾气虚，但余师认为失眠阴阳不和为重要原因。“阴平阳秘，精神乃治”，本案患者系阳虚而阴不能入，阳虚表现为心脾肾亏虚，三和饮以附子、补骨脂温肾助阳，肉桂、黄连交通心肾，白术、砂仁、炙甘草健脾，以达到调和心脾肾作用，而温肾助阳为治疗基础，体现了余师在扶阳辨证论治时，强调补先天阳气，同时重视先后天相互滋养，在用药上善于阳中求阴，以达到阴阳互生共长的作用。

（陈勋善整理）

3. 不寐（食滞脾胃、痰热内扰；睡眠障碍）

陈某，女，28 岁。以“腹胀、寐差 1 周”为主诉，于 2013 年 12 月 4 日就诊。一周多前因单位应酬，多次在酒家进餐，进来觉睡眠差，伴脘腹胀满，服用“吗丁啉、消化酶”等，脘腹胀满等有所减轻，但睡眠仍差而就诊。辰下症：夜卧不安，腹胀，口苦，恶心欲呕，食欲差，大便不爽。月经正常。体格检查：心肺未见异常，舌苔黄厚腻，脉滑。病机：患者由于饮食不节，损伤脾胃，脾胃食滞，痰热内生，痰热上扰，心神不宁，而夜卧不安，痰热内蕴脾胃，脾胃气逆，故口苦，恶心欲呕，舌苔黄厚腻，脉滑为痰热蕴里典型舌脉。西医诊断：睡眠障碍。中医诊断：不寐，食滞脾胃、痰热内扰。治法：和胃化滞，化痰清热。处方：温胆汤加味。药物：神曲 12g，法半夏 12g，黄芩 9g，枳实 9g，厚朴 9g，山楂 9g，麦芽 12g，莱菔子 6g，竹茹 6g，白术 12g，茯苓 15g，陈皮 6g，栀子 6g，合欢皮 15g，夜交藤 30g。3 剂，水煎服，1 日 1 剂。

二诊（2013 年 12 月 7 日）：睡眠明显改善，仍口苦，恶心欲呕，食欲差。舌苔黄、脉滑。上方去栀子、枳实、厚朴，加黄连、佩兰、砂仁、紫苏梗，3 剂，水煎服，1 日 1 剂。

三诊（2013 年 12 月 12 日）：各种症状基本消失，食欲略差，予保和丸调理，并嘱其饮食调理。

按：该病案病因病机较为明确，食滞导致痰热内生，扰乱心神而导致不寐。余师在治疗过程中，除了采用消食清热化痰之法外，其在药物选择上有独特经验，首诊心神被扰突出，因此清痰热理气机为急，多用上焦及破气药物，二诊痰热内扰心神减轻，而表现中焦湿热较盛，因此用药重在清中焦湿热，理脾胃气机。

（陈勋善整理）

第十九节 胃脘痛治案

1. 胃脘痛（寒热错杂，胃气壅滞，升降失常；消化性溃疡，慢性胃炎）

申某，女，63 岁，退休工人。2005 年 10 月 7 日初诊。素有消化性溃疡及慢性胃炎病史 10 余年，近来胃脘疼痛频作，服西药收效欠佳。辰下症：胃脘胀痛，伴嗳气，口干口苦，纳少，大便不成形，舌边尖红，苔薄白微黄，中部微腻，脉弦细。病机：素体脾胃虚弱，运化不及，酿生内邪，寒热错杂，交结中焦，壅滞胃气，致使气机升降失常，不通则痛，故胃脘胀痛，嗳气，纳少及大便不成形等。舌边尖红，苔薄白微黄，中部微腻，脉弦细等，属寒热错杂中焦之象。西医诊断：①消化性溃疡。②慢性胃炎。中医诊断：胃脘痛，寒热错杂，胃气壅滞，升降失常。治法：寒热并用，辛开苦降，调和脾胃。处方：半夏泻心汤加减。药物：姜半夏 10g，黄连 5g，黄芩 5g，干姜 5g，枳壳 10g，党参 10g，木香 5g，建曲 10g，麦芽 15g，谷芽 15g，白术 12g，炙甘草 3g，生姜 3 片，大枣 4 枚。3 剂，1 日 1 剂，水煎服。

二诊（2005 年 10 月 10 日）：药后胃脘疼痛及腹胀明显减轻，嗳气、口干口苦明显缓解，但大便仍不成形，舌淡红，苔薄白，脉弦细。寒热错杂之邪渐消，壅滞之胃气始通，气机升降初步复常。上方加茯苓 15g，砂仁 3g，3 剂，1 日 1 剂，水煎服。

三诊（2005 年 10 月 13 日）：胃脘胀痛已瘥，食欲正常，口中和，大便正常，舌淡红，舌薄白，脉细。邪气已清，胃气疏通，升降复常。上方黄连、黄芩均改为 3g，5 剂，1 日 1 剂，水煎服。上方连续服 5 剂，诸症消失而愈。

按：胃脘痛的病因虽有种种不同，但其发病机制确有共同之处，即所谓“不通则通”。综观是例，乃因寒热错杂，气机升降失常，“不通则痛”所致，故用半夏泻心汤加减，寒热并用，辛开苦降，使气机调畅，“通则不痛”。正如《医学真传·心腹痛》云：“所痛之部，有气血阴阳之不同，若概以行气消导为治，漫云通则不痛。夫通则不痛，理也，但通之之法，各有不同。调气以和血，调血以和气，通也；下逆者使之上行，中结者使之旁达，亦通也；虚者助之使通，寒者温之使通，无非通之之法也。若必以下泄为通，则妄矣。”

2. 胃脘痛（寒凝气滞，胃失通降；消化性溃疡）

邱某，女，21 岁，未婚，公司职员。2005 年 12 月 3 日初诊。素有胃脘痛史 2 年余，经胃镜检查，诊断为消化性溃疡。近日来因饮食不慎，胃脘疼痛较剧，口服“斯达舒”等，效果不佳，遂要求中医治疗。辰下症：痛苦病容，胃痛较剧，伴畏寒喜暖，用热水袋暖和脘腹部稍感舒适，口不渴，纳少，喜热饮，大便溏，日一次，舌淡红，苔薄白，中部微腻，脉弦迟。病机：素体脾胃虚弱，复因饮食不慎，致使寒邪客于中焦，寒性收引，凝滞气机，不通则痛，故胃痛较剧。寒为阴邪，得温则散，故口不渴，喜热饮，且用热水袋暖和脘腹部稍感舒适。寒困脾阳，失于健运，故纳少便溏，苔薄白，中部微腻。舌淡红，苔薄白，脉弦迟，为寒凝气滞之象。西医诊断：消化性溃疡。中医诊断：胃脘痛，寒凝气滞，胃失通降。治法：温胃散寒，行气止痛。处方：不换金正气散加减。药物：苍术 10g，白术 10g，陈皮 5g，厚朴 10g，木香 5g，藿香梗 10g，姜半夏 10g，吴茱萸 5g，高良姜 10g，炙甘草 3g。3 剂，1 日 1 剂，水煎服。

二诊（2005 年 12 月 6 日）：服一剂后，疼痛即大减，再服第二剂，胃脘疼痛即基本不再发作，并且食欲好转，大便成形，畏寒亦消失，舌淡红，苔薄白，脉弦细。寒凝将去，胃气基本通降。上方吴茱萸改 3g，高良姜改 5g，3 剂，1 日 1 剂，水煎服。

三诊（2005 年 12 月 9 日）：病情稳定，胃痛未作，无不适，舌淡红，苔薄白，脉细。嘱服香砂六君丸以资巩固。

按：《素问·举痛论篇》说："寒邪客于肠胃之间，膜原之下，血不得散，小络引急，故痛。"本例证见胃痛较剧，且畏寒喜暖，口不渴，喜热饮，舌淡红，苔薄白中微腻，脉弦迟等，显系寒邪内客于胃，"寒主收引"，致胃气不和，失于通降而发胃脘痛，故用不换金正气散加减，温胃散寒，行气止痛，一剂知，二剂收功，可谓药证合拍。

3. 胃脘痛（肝胃不和证；胃溃疡）

蓝某，女，62 岁。以"反复胃脘部胀痛 3 年"为主诉，于 2013 年 6 月 3 日就诊。自诉于 3 年前无明显原因出现胃脘部疼痛，既往服用多种中西药物治疗，症状时轻时重，常于生气后加重。曾查胃镜示胃窦黏膜充血，点状糜烂。经中西医治疗，效果欠佳。近 1 月来症状加重，故来就诊。辰下症：胃脘部胀满疼痛，伴呃逆、疲乏、反酸、纳差，口稍苦，睡眠尚可，溲便大致正常。体格检查：无贫血外观，心肺正常，中上腹轻压痛，无反跳痛，肠鸣音正常。舌体正常，舌质淡红，舌苔白，脉弦。病机：患者从其舌脉症看，当属肝胃不和，肝气不舒，横逆犯胃，胃气失和，脾胃气逆，而见胃脘部胀满疼痛，伴呃逆、纳差，肝主木，五味助酸，故见反酸、口苦。舌质淡红，舌苔白，脉弦为肝强脾弱典型舌脉。西医诊断：胃溃疡。中医诊断：胃痛，肝胃不和证。治法：疏肝理气，和胃止痛。处方：柴胡疏肝散合金铃子散加减。药物：柴胡 15g，白芍 20g，枳实 10g，炙甘草 10g，香附 10g，川楝子 10g，延胡索 10g，细辛 10g，白芷 12g，赭石 20g，莱菔子 15g。5 剂，水煎服，1 日 1 剂，分 2 次服。嘱：忌辛辣饮食；调情志。

二诊（2013 年 6 月 8 日）：服药 5 剂后，症状明显好转，胃脘部时胀，反酸，大便时干时稀。效不更方，方药略有增减，连服 7 剂，诸症好转。

按：脾胃升降作用与肝之疏泄功能密切相关，即“土得木而达”（《素问·宝命全形论》）。因此，忧思恼怒，气郁伤肝，肝气横逆，势必克脾犯胃，致气机郁滞、逆乱，而发生疼痛。本病以胃脘胀痛为主症，又兼见吐酸。吐酸一症总体来说，虽有寒热两端，但均是因肝气郁结、胃失和降所致。正如高鼓峰《四明心法·吞酸》所说：“吞酸尽属肝木，曲直作酸也。河间主热，东垣主寒，毕竟东垣是言其因，河间言其化也。盖寒则阳气不舒，气不舒则郁而为热，热则酸矣。……然总由木气所致。”方中柴胡舒肝解郁，枳壳理气散结，白芍和营缓急，甘草益气和中，再加香附、莱菔子理气导滞，调整胃肠；金铃子散由川楝子、延胡索组成，疏肝理气止痛，与治疗一切脘腹疼痛常用的白芍、炙甘草、白芷、细辛四味合用，共奏行气消滞、和血散瘀、解痉止痛之效。对肝胃不和型之慢性胃炎确有良效。

（陈勋善整理）

第二十节　腹痛治案

腹痛（寒邪内阻，阳气被遏，气机壅滞；急性胆囊炎）

刘某，女，30岁，2013年1月16日因右上腹疼痛2天初诊。患者2天前进食生冷食物后出现右上腹疼痛，伴恶心欲呕。体格检查：体温36.4℃，巩膜无黄染，右上腹压痛阳性，墨菲征阳性。外科考虑急性胆囊炎可能，拟收住院观察治疗，但患者及家属拒绝入院，要求中药治疗。辰下症：右上腹剧痛，按之尤甚，恶心欲呕。实验室检查：血常规，白细胞 6.3×10^9/L，中性粒细胞比例52%；腹部B超示胆囊壁增厚，肝、脾、胰、双肾、双输尿管及子宫附件无异常。望其神志清楚，表情痛苦，面色苍白，倦怠懒言，小便清长，大便3日未解，苔白厚微腻，舌面罩黄；询其畏寒神疲，腰痛肢冷，口淡乏味，小便清长，大便3日未解；诊其脉，脉弦紧。病机：此患者过食生冷，寒湿内停，中阳受损，脾阳虚弱，不能温养而生腹痛，阳虚肠道失于温煦，阴寒内结，气机壅滞导致大便秘结。

西医诊断：急性胆囊炎。中医诊断：腹痛，寒邪内阻，阳气被遏，气机壅滞。治法：温里散寒，理气止痛，佐以通腑。处方：理中汤合大黄附子汤加味。药物：制附子 30g（先煎 2 小时），炮姜 15g，党参 10g，桂枝 30g，吴茱萸 15g，姜半夏 20g，白芍 30g，山楂 30g，生大黄 10g，炙生姜 20g，大枣 5 枚，甘草 10g。3 剂，1 日 1 剂，水煎服。嘱其忌服生冷寒凉食品，注意保暖。

二诊（2013 年 1 月 19 日）：患者诉，服一剂后即痛定便通，现三剂服完，诸症全消，已无所苦，宛如平人。为慎重起见，乃疏桂附理中加山楂、麦谷芽及苍白术 3 剂以善其后。

按：本例腹痛，该患者弃西选中；寒为阴邪，既易伤耗阳气，亦易壅遏阳气，气机壅滞不通，不通则痛。阳虚肠道失于温煦，阴寒内结，气机壅滞导致大便秘结。根据症状舌脉辨析，确认系寒邪内阻阳气被遏，气机壅滞。其苔见罩黄，罩者，罩在表层面上也，此非热象，乃寒极似热，腑气不通之故：临证紧扣寒邪之主要矛盾，重用理中丸加附子温里散寒，使阳气伸展振奋，加用大黄、山楂调理气机，使气机顺畅，通则不痛矣。大黄性虽苦寒，但加用附子、炮姜、吴茱萸等大热之品，则寒性被制，而泻下之功犹存，为去性取用之法。可见在急诊方面，中医仍然有其自身的长处可显身手，并大有可为的。

（陈琦辉整理）

第二十一节　脾约证治案

脾约证（肠胃积热，胃强脾弱，脾为所约，不能为胃行津液；便秘）

林某，男，81 岁，已婚，离休干部。2005 年 8 月 19 日初诊。素有习惯性便秘史。辰下症：大便干结，排出困难近 1 周，临厕时用力努挣，仅排出少许如羊粪状屎块，伴腹胀，心烦面赤，口干口臭，溲短赤，舌红苔黄燥，脉滑数。病机：素体胃强脾弱，肠胃积热，脾为之所约而不能为胃行其津液，肠道干燥，传导失常，故大便干结，排出困难及腹胀。心烦面赤，口干口臭，舌红苔黄燥，脉滑数等，为肠胃积热之象。西医诊断：便秘。中医诊断：脾约证，肠胃积热，胃强脾弱，脾为所约，不能为胃行津液。治法：清热润肠。处方：麻子仁丸加味。药物：火麻仁 12g，枳实 10g，厚朴 10g，生大黄 10g，杏仁 10g，白芍 15g，瓜蒌 20g，莱菔子 15g，生地黄 15g，玄参 15g，甘草 3g。3 剂，1 日 1 剂，水煎服。

二诊（2005 年 8 月 22 日）：药后大便畅通，腹胀、心烦、面赤减轻，但仍感口干，尿短赤，舌红，苔薄黄，脉细数。肠胃积热减轻，脾约缓解。上方生大黄改 5g，去生地黄，加石斛 10g，芦根 12g，麦冬 15g，泽泻 12g。3 剂，1 日 1 剂，水煎服。

三诊（2005 年 8 月 25 日）：口干显著减轻，大便仍畅，小便正常，舌边尖红，苔薄黄，脉细数。肠胃积热将净，脾约基本解除。复上方 3 剂，1 日 1 剂，水煎服。

四诊（2005 年 8 月 28 日）：诸证消失，二便自调，无不适，舌边尖红，苔薄白，脉细数。肠胃积热已净，脾约消失。上方去泽泻、芦根，再服 3 剂。药后排便保持畅通，食欲睡眠正常，无不适，予口服麻子仁丸成药巩固。

按：脾约之名出自《伤寒论》，乃胃强脾弱，脾不能为胃行津液所致。以麻子仁丸加味主之，药证合拍，故收效甚捷。

第二十二节　痢疾治案

痢疾（湿热痰毒，内蕴肠道；急性细菌性痢疾）

朱某，女，27 岁，已婚，工人。2006 年 6 月 5 日初诊。3 天前突然出现畏冷发热，排稀水样便，当日下午 6 时许，转排黏液脓血便，里急后重，反复如厕，次数频繁。经某医院粪便镜检有大量脓细胞及红细胞，诊断为急性菌痢。口服诺氟沙星治疗 3 天，效果不明显，故而到南平市人民医院就治。辰下症：腹痛，里急后重，下痢赤白夹杂，伴口渴，小便短黄，舌红，苔黄腻，脉象滑数。病机：外感疫毒之邪，入里熏灼肠道，热壅血滞，传导失常，故腹痛，里急后重，下痢赤白夹杂。毒盛于里，助热伤津，故口渴，小便短黄。舌红，苔黄腻，脉象滑数皆为疫毒内盛之征。西医诊断：急性细菌性痢疾。中医诊断：痢疾，湿热痰毒，内蕴肠道。治法：清热解毒，佐以利湿，调气行血。处方：白头翁汤加减。药物：白头翁 30g，秦皮 10g，黄柏 10g，赤芍 10g，黄芩 10g，牡丹皮 10g，槟榔 10g，马齿苋 30g，地榆 10g。5 剂，1 日 1 剂，水煎服。

二诊（2006 年 6 月 10 日）：上方连服 5 剂，里急后重减轻，排便次数明显减少，大便混有少量黏液。大便常规：白细胞 20~30 个 /mm^3，红细胞 7~10 个 /mm^3。湿热疫毒受挫，气血初得调达。上方去槟榔、地榆，加当归 10g，白芍 10g，白术 12g。5 剂，水煎服，1 日 1 剂。

三诊（2006 年 6 月 15 日）：上方连服 5 剂，脉弦细，舌苔薄白，体温 36.3℃，无里急后重，大便常规无黏液，红细胞阴性、白细胞阴性。疫毒之邪几净，气血已调畅。按原方再服。患者共服白头翁汤加减方 11 剂而痊愈。随访一月，未见复发。

按：疫毒之邪，伤人最速，所以发病急骤。疫毒熏灼肠道，多波及气血，使气血壅滞，故治疗痢疾，临证时在注重清热解毒的同时，调气行血不可忽视。

第二十三节　泄泻治案

1．泄泻（寒湿外邪，内犯脾胃，升降失司，清浊不分；急性胃肠炎）

钟某，男，37 岁，已婚，工人。2005 年 6 月 17 日初诊。昨日傍晚被雨淋之后，回家不久便出现恶寒发热，近半夜时分开始腹痛腹泻，呈水样便，伴恶心呕吐。辰下症：恶寒发热，腹痛腹泻，呈水样便，已泻 10 余次，恶心，呕吐 2 次，腹中肠鸣，口微渴，不欲多饮，神疲乏力，体温 37.7℃，舌淡红苔白腻而厚，脉弦紧。大便常规未见白细胞及明确致病菌。病机：外受寒湿，卫阳被郁，故恶寒发热。寒湿内侵，困脾犯胃，升降失常，故肠鸣、腹痛腹泻，恶心呕吐等。舌淡红苔白腻而厚，脉弦紧，乃寒湿犯中之征。西医诊断：急性胃肠炎。中医诊断：泄泻，寒湿外邪，内犯脾胃，升降失司，清浊不分。治法：芳香化湿，解表散寒。处方：胃苓汤加减。药物：藿香 10g，大腹皮 10g，紫苏叶 10g，陈皮 5g，茯苓 20g，厚朴 10g，姜半夏 12g，建曲 10g，白芷 5g，木香 5g，桂枝 5g，泽泻 12g。3 剂，1 日 1 剂，水煎服。

二诊（2005 年 6 月 20 日）：服上方 3 剂，腹痛腹泻已止，恶寒发热消失，恶心呕吐亦瘥，但食欲欠佳，并感神疲乏力，舌淡红苔薄白，脉弦细。邪气已解，脾胃功能基本恢复，升降复常。上方去桂枝、泽泻、白芷，加炒山楂 15g，麦芽

15g，谷芽 15g。3 剂，1 日 1 剂，水煎服。3 剂后，食欲正常，体力恢复，诸症完全消失而愈。

按：《素问·举痛论篇》指出，“寒邪客于小肠，小肠不得成聚，故后泻腹痛矣”。说明寒邪除了侵袭皮毛肺胃之外，也能直接影响肠胃，使脾胃功能障碍，而引起泄泻，但多与湿邪有关。故《杂病源流犀烛·泄泻源流》说：“不知风寒热虚，虽皆能为病，苟脾强无湿，四者均不得而干之，何自成泄？是泄泻虽有风寒热虚之不同，要未有不源于湿者也。”本例初见表证，继而出现腹痛腹泻等里证，表里同病，故以胃苓汤加减，外散风寒，内除湿浊，使表解里和，脾胃升降复常而愈。

2. 泄泻（脾肾阳虚，肝脾失调；慢性溃疡性结肠炎）

唐某，女，54 岁，2013 年 2 月 20 日因反复排稀便 16 年初诊。缘于患者 16 年前产后受凉，出现排稀便，日 3~5 次，初用西药治疗，时发时止，未得根治；后稍因饮食不慎即腹痛里急，黎明即需如厕，大便溏薄，日 3~5 次，2 月前曾查肠镜提示为慢性溃疡性结肠炎，予西药治疗，临床症状改善不明显，遂到南平市人民医院门诊求治中医。辰下症：泄泻多在黎明之前，腹部作痛，肠鸣即泻，泻后痛减。实验室检查：大便常规，白细胞 1~2/视野。望其神志清楚，面容憔悴，两眼无神，少气懒言，小便清长，大便溏泄，日 3~4 次，苔白腻；询其畏寒神疲，头晕腰酸，口淡乏味，胸胁胀满，纳呆嗳气，小便清长，大便溏泄；诊其脉沉弦。病机：此患者久病伤阳，脾肾阳虚，命门火衰，脾失温煦，土虚木乘而生泄泻。西医诊断：慢性溃疡性结肠炎。中医诊断：泄泻，脾肾阳虚，肝脾失调。治法：温肾健脾、疏肝止泻。处方：四神丸和四君子汤加减。药物：党参 10g，苍术 12g，白术 12g，茯苓 12g，泽泻 10g，黄芪 12g，炒白芍 10g，广木香 6g，白豆蔻 6g，吴茱萸 3g，山药 12g，当归 8g，补骨脂 12g，炙甘草 3g，大枣四枚。6 剂，水煎服，1 日 1 剂。嘱其腹部保暖，忌服生冷寒凉食品。

二诊（2013 年 2 月 26 日）：服药后大便稀溏次数减少，但黎明时仍有腹部隐痛，痛鸣即泻，伴两颧潮红，腰膝酸软，口干症状明显。药已见效，而阴液已伤，宜去伤因之木香、苍术、泽泻，佐以养阴生津之品。药物：党参 10g，白术 12g，茯苓 12g，黄芪

12g，炒白芍 10g，白豆蔻 6g，吴茱萸 3g，山药 12g，当归 8g，补骨脂 12g，炙甘草 3g，北沙参 10g。6 剂，1 日 1 剂，水煎服。

三诊（2013 年 3 月 4 日）：药后患者诉黎明前已无腹痛肠鸣，大便已实，可以在天明早饭后再排便，每日 1~2 次，精神转好，两颧潮红已退，唯感疲乏、腰酸，改食补调养为主，以扶正气。嘱每日以莲子、桂圆各 60g 炖服，以代点心食用，并每日上、下午服中成药四神丸和归脾丸各 6g，并适当增加营养及运动，调理 2 个月后患者症状完全消失。复查肠镜结肠炎痊愈。

按：《景岳全书》指出，“泄泻之本，无不由于脾胃”。又谓“肾为胃关，开窍于二阴，所以二便之开闭，皆肾脏之所主，今肾中阳气不足，则命门火衰，阴气盛极之时，令人洞泻不止也”。吾根据患者泄泻日久不愈，且泄泻多在黎明之前，腹部作痛，肠鸣即泻，泻后则安，胸胁胀满，纳呆嗳气，头晕腰酸，神疲乏力，舌根白腻等症，辨证为脾肾阳虚兼肝脾失调之五更泻。属本虚标实，虚多实少之证。初用四君子汤合四神丸加减，以温肾健脾，疏肝止泻法治疗。方以党参、白术、茯苓、黄芪为主，益气健脾；补骨脂温补肾阳；吴茱萸、白豆蔻温中散寒；当归、白芍养血和营；木香、苍术、泽泻行气化湿；山药、白芍、大枣补脾阴兼调理肝脾。全方配伍得法，标本兼治。二诊后见其久病阳虚，阳病及阴，阴津损伤而少佐养阴生津之品，并采用服药与饮食调养相结合的方法巩固疗效。从本案可以看出顾护阳气，重视食疗，崇尚养生的重要意义。

（陈琦辉整理）

第二十四节　五更泻治案

五更泻（命门火衰，不能助脾胃腐熟水谷；慢性非特异性结肠炎）

石某，男，82 岁，离休干部，已婚。2004 年 3 月 27 日初诊，时令春分。症见反复黎明之前泄泻 5 月余。泻前脐下隐痛，继则肠鸣而泻，完谷不化，腹部喜暖，有时作胀，食欲不振，伴见形寒畏冷，腰酸膝软，神疲乏力，舌淡苔白，脉沉细。经作肠镜等相关检查，排除肠道占位性病变。病机：由于年迈体虚，命门火衰，锅底无火，不能腐熟水谷，故肠鸣而泻，完谷不化，腹部喜暖，食欲不振等。又因黎明前阳气未振，阴寒较盛，故泻发五更，且泻前脐下隐痛。形寒畏冷，腰酸膝软，神疲乏力，舌淡苔白，脉沉细等，为脾肾阳气不足所致。西医诊断：慢性非特异性结肠炎。中医诊断：五更泻，命门火衰，不能助脾胃腐熟水谷。治法：温肾运脾，涩肠止泻。处方：四神丸合理中汤加减。药物：熟附片 10g，党参 15g，补骨脂 12g，肉豆蔻 5g，五味子 5g，吴茱萸 5g，炒白术 10g，炙甘草 5g。11 剂，1 日 1 剂，水煎服，日二次。忌食生冷油腻。

二诊（2004 年 4 月 7 日）：上方连服 11 剂，效果不明显，即嘱其第一次药改在黎明泻前服（晚上临睡前将药熬好，装入保温瓶备用），再予 6 剂。仍忌食生冷油腻。

三诊（2004 年 4 月 13 日）：按上述方法服药 6 日，泄泻已得到控制，其他症状亦显著缓解。此乃阳气来复，脾土得温，运化有权。仍守原意，上方熟附片改为 5g，加大枣 4 枚。10 剂，1 日 1 剂，水煎服，日二次。迭进上方 10 剂，诸症痊愈。随访近一年，未见复发。

按：所谓五更泻，即泄泻发作于黎明五更之前，腹痛肠鸣而泻，泻后则安，故名。本例症状完全与之相符。《医学心悟 · 泄泻》说："书云，湿多成五泻，泻之属湿也，明矣。然有湿热，有湿寒，有食积，有脾虚，有肾虚，皆能致泻，宜分而治之。"患者因年迈体虚，命火式微，锅底无火，不能温养脾土，运化失常，致生五更泄泻。由于黎明之前阳气未振，阴寒较盛，虚阳不敌，故泻发五更。所以用四神丸合理中汤加减，温肾运脾，符合病机。然连续服用 11 剂，效果却不明显。二诊时改变思路，方药不变，但服药方法改变，即改在黎明泻前服下，意在使药力先于泻前直抵病所，助阳抗邪，因而很快获得效果。由此可见，服用中药亦应讲究时间。

（陈琦辉整理）

第二十五节　淋证治案

淋证（湿热蕴结，下注膀胱；尿路感染）

姜某，女，29 岁，农民，已婚，延平区炉下镇人，居处环境较潮湿。2006 年 7 月 12 日初诊。时令小暑。反复尿频尿急，尿道口灼痛及排尿不畅 3 天多，伴发热恶寒，腰痛，少腹坠痛，恶心欲呕，纳呆，溲黄赤而浑浊。平素喜食辛热厚味。察其舌红苔黄腻，诊其脉濡滑而数。体温 38.7℃，肾区叩击痛阳性。实验室检查：血常规，白细胞 11.2×10^9/L，中性粒细胞比例 73%；尿常规白细胞 ++，尿蛋白 +，上皮细胞 +；尿培养大肠杆菌生长。病机：缘由夏暑多湿多热，加之过食辛热肥甘，酿生湿热，下注膀胱，故致尿频尿急尿痛，排尿不畅，溲黄赤而浑浊，少腹坠痛等；湿热在里，正邪交争，故发热恶寒；湿热内蕴，脾胃受困，胃失和降，故恶心欲呕，纳呆；舌红苔黄腻，脉濡滑而数，为湿热蕴结之征。西医诊断：尿路感染。中医诊断：淋证，湿热蕴结，下注膀胱。治法：清热祛湿，利水通淋。处方：八正散加减。药物：木通 5g，车前子 15g，萹蓄 15g，生大黄 3g，瞿麦 10g，栀子 12g，灯心草 3g，白茅根 30g，海金沙 10g，金钱草 30g，佩兰 10g，泽泻 15g，甘草梢 5g。5 剂，水煎服，1 日 1 剂。嘱饮食清淡，忌辛热肥甘，并多饮凉开水。

二诊（2006 年 7 月 17 日）：上方服 3 剂，尿频尿急尿痛、少腹坠痛及腰痛显著减轻，排尿顺畅，发热恶寒已瘥，恶心欲呕止，食欲好转，舌略红，苔薄黄微腻，脉濡滑，体温 37.3℃。此乃湿热渐清，下焦气化趋常。仍宗前意，原方加山楂 30g。5 剂，水煎服，1 日 1 剂。饮食调护同前。

三诊（2006 年 7 月 23 日）：服过 5 剂后，诸症消失，体温、血常规及尿常规均正常，尿培养无细菌生长，遂予停药。随访一个多月，未见复发。

按：《金匮要略·五脏风寒积聚病脉证并治》指出："热在下焦者，则溺尿血，亦令淋秘不通。"证之临床，淋证主要由湿热蕴结下焦所致，故清热利湿通淋为淋证治疗大法之一。本例由于时值夏暑，且居住环境潮湿，又喜食辛热厚味，而酿生湿热，下注膀胱，使膀胱气化失常，故变生尿频尿急尿痛诸症，治疗时针对这一主要矛盾，采用八正散加减，清热祛湿，利水通淋，并加金钱草、海金沙、白茅根，加强清热利湿通淋效果，因而得以痊愈。吾之体会，治疗淋证，在辨证基础上，伍用此三味药，常可收到较好疗效。本例系单纯用中药治疗，未曾用过一粒抗生素，说明中医药在治疗感染性疾病方面亦大有可为。

第二十六节　水肿治案

1．水肿（膀胱气化失司，水液代谢紊乱；特发性水肿）

李某，27岁，女，已婚，工人。2005年10月9日初诊。近4年多来经常晨起出现眼睑浮肿，伴双下肢足踝部轻度凹陷性浮肿，曾在多家医院做过各种相关检查，均未见异常。近日来水肿较明显，特来院要求中医治疗。辰下症：颜面及小腿浮肿，足踝部按之凹陷，头晕神疲，纳少，口干不欲多饮，溲少色清，舌淡红，苔薄白，脉细。病机：《黄帝内经》云："膀胱者，洲都之官，津液藏焉，气化则能出矣。"气之与水，关系十分密切，气行则水行，气滞则水停，尤其与膀胱气化功能正常与否最为重要。今由于久病气虚，膀胱气化不力，致使水液停留，故致颜面等处浮肿。津液不能承，故口干不欲饮。头晕神疲、纳少、舌淡红，苔薄白，脉细等乃阳气虚弱之象。西医诊断：特发性水肿。中医诊断：水肿，膀胱气化失司，水液代谢紊乱。治法：温阳益气、化气行水。处方：五苓散加减。药物：炒白术15g，茯苓30g，猪苓12g，泽泻15g，肉桂粉5g（冲服），炒薏苡仁30g，生黄芪30g，地肤子15g，车前子12g。3剂，1日1剂，水煎服。

二诊（2005年10月13日）：水肿明显减轻，尿量增多，口渴改善，食欲亦好转，脉舌同前。气虚改善，气化渐复。复原方5剂，1日1剂，水煎服。上方服5剂，水肿已消失，头晕等症亦瘥，食欲正常，二便自调，舌脉无异常，遂予停药。

按：水肿之病，与肺、脾、肾三脏密切相关，其中以肾为本，以肺为标，以脾为制。五苓散原方虽本为蓄水证而设，但其所治病症总以膀胱气化不利，水饮停蓄为患，凡膀胱气化失司，水液代谢紊乱所致之水肿皆可用之。余常用以治疗特发性水肿、经前水肿等，每获良效，不必囿于非得见蓄水之证而方用之之说。

2．水肿（血虚夹瘀，水湿内停；慢性肾小球肾炎）

叶某，男，47岁，2016年5月7日初诊。罹患肾炎8年余。近半年多来反复全身水肿，但程度不甚，晨起颜面浮肿明显，午后以下肢水肿为主，食欲尚可，面色萎黄，大便软，小溲短少，但色清无灼热感。苔薄白，舌淡红，脉细弦。尿蛋白 +++，肾功能正常。曾在他处治疗未效而转余诊治。病机：观前医用药，或发汗利尿，或化气行水，或补肾健脾等，然症状终未见好转。余思其病程日久，且面色萎黄，浮肿不甚，脉细弦，考虑证系血虚夹瘀，水湿内停为患。西医诊断：慢性肾小球肾炎。中医诊断：水肿病，血虚夹瘀，水湿内停。治法：补血化瘀，祛湿利水。处方：当归芍药散加味。药物：当归 10g，白芍 30g，炒苍术 15g，桂枝 15g，猪苓 15g，茯苓 30g，泽泻 20g，川芎 20g。7 剂，水煎服，1 日 1 剂。

二诊（2016 年 5 月 15 日）：水肿减轻，尿蛋白 ++，舌脉同前。方守原方，再服 7 剂。

三诊（2016 年 5 月 23 日）：水肿显著减轻，尿蛋白减为 +。续服原方 7 剂。

四诊（2016 年 5 月 30 日）：为水肿全消，尿蛋白转为阴性，巩固疗效，将原方泽泻、猪苓改为各 15g，炒苍术易炒白术 15g，间断服药 3 个多月，迄今未见复发。

按：本方具有利水功效，适用于血虚夹有水湿内停之体质的调理。方中有猪苓、茯苓、泽泻为利水之良药，桂枝温阳化气利水，合有气虚血瘀者，用之良效。

第二十七节　癃闭治案

癃闭（肾阳亏虚，膀胱气化不利；尿潴留）

胡某，男，79 岁，汉族，已婚，离休干部。2005 年 5 月 23 日初诊。前列腺增生术后，小便癃闭 10 余日，赖导尿管排尿。面色晄白，神气怯弱，形寒肢冷，腰膝酸软，头晕乏力，胸脘痞闷不舒，小腹胀满，舌质淡红，苔薄白，脉沉细。病机：肾主二阴，司开合，肾阳亏虚，温煦无力，故面色晄白，神气怯弱，形寒肢冷，腰膝酸软，头晕乏力等。肾阳虚弱，不能气化膀胱，故癃闭。舌淡红，苔薄白，脉沉细，皆肾阳不足之征。西医诊断：尿潴留。中医诊断：癃闭，肾阳亏虚，膀胱气化不利。治法：温肾通阳，益气利水。处方：济生肾气丸加味。药物：济生肾气丸 10g（包煎），巴戟天 10g，杜仲 10g，桂枝 10g，生黄芪 30g，蒺藜 10g，穞豆衣 10g，枳壳 10g，车前子 20g（包煎）。3 剂，水煎服，1 日 1 剂。

二诊（2005 年 5 月 26 日）：服药 3 剂后，已能自行排尿，遂拔除导尿管，但尚不够畅通，头晕乏力及肢冷等症减轻。苔薄白，舌质淡红，脉细。肾阳虚有所改善，膀胱气化功能渐复。原方加茯苓 15g，桂枝改用 15g。3 剂，水煎服，1 日 1 剂。服药后小便通利，症状消失，未见复发。

按：《素问 · 灵兰秘典论》曰，“膀胱者，洲都之官，津液藏焉，气化则能出矣”。《素问 · 宣明五气篇》说：“膀胱不利为癃，不约为遗溺。”可见，癃闭与肾密切相关。本例缘由肾阳亏虚而气化不及洲都，发生癃闭，治病必求其本，故治以济生肾气丸等，温肾通阳，益气利水，很快奏效。

第二十八节　早泄治案

早泄（肝经湿热，精关受灼，约束无权；早泄）

李某，男，32 岁，汉族，已婚，业务员。2005 年 5 月 29 日初诊。患者因工作关系，经常出差。每次归家同房时精神紧张，而致临房早泄，如此四载，乃至夫妇失和，曾多方求医罔效。证见头晕目眩，心烦多怒，口苦，夜寐不宁，恶梦纷纭，小便黄赤，舌红苔黄腻，脉弦滑有力。病机：肝主疏泄条达，主筋，湿热郁滞肝经，疏泄失常，清窍受扰，故头晕目眩，心烦多怒，口苦，夜寐不宁，恶梦纷纭。阳具乃筋之聚，为肝经所绕系，肝经湿热下注，扰动精室，约束无权，故临房早泄，小便黄赤。舌红苔黄腻，脉弦滑有力，系肝经湿热之征。西医诊断：早泄。中医诊断：早泄，肝经湿热，精关受灼，约束无权。治法：清泄肝经湿热。处方：龙胆泻肝汤加减。药物：龙胆草 10g，栀子 12g，黄芩 5g，生地黄 12g，柴胡 10g，泽泻 20g，车前子 15g，木通 3g，当归 2g，生牡蛎 30g，生甘草 3g。7 剂，水煎服，1 日 1 剂。服药 7 剂后，症状明显减轻，早泄较前有明显改观。又服 7 剂，早泄之现象仅偶有发生。嘱其清心寡欲，并以三仁汤调理月余，诸症悉除。

按：早泄一证，习惯责之于肾，缘由肾主封藏，司二阴之开合。然本例所见，乃一派肝经湿热之象，显然非肾虚之故。由于肝脉绕阴器，肝经湿热邪盛，扰动精宫，熏灼精关，使之约束无权，因而每致临房即匆匆而泄，故宜清泄肝经湿热，用龙胆泻肝汤加减，疗效满意。

第二十九节　精闭治案

精闭（肾气亏虚，精窍不开；不射精症）

池某，男，27 岁，汉族，已婚，干部。2005 年 5 月 18 日初诊。结婚半年余，同房不射精，阳具勃起不坚，每次同房均无性高潮，精液点滴不出，持续半小时许，至疲乏无力，阴茎始软。近见头晕神疲，精神不振，腰膝酸软，腰骶部发凉感，偶有梦遗，一个月 1~2 次，性欲减退，苔薄白，舌质淡，脉沉细无力，两尺不足。病机：肾藏精，主二阴，司开合。肾气不足，开合失司，故射精不能及梦遗。肾气亏虚，肾府不得温煦，故腰膝酸软，腰骶部发凉感。性欲减退，精神不振，苔薄白，舌质淡，脉沉细无力，两尺不足，乃肾气虚弱之征。西医诊断：不射精症。中医诊断：精闭，肾气亏虚，精窍不开。治法：补益肾气。处方：金匮肾气丸加减。药物：熟地黄 20g，茯苓 12g，山药 12g，制附子 5g，肉桂 3g，山茱萸 20g，菟丝子 12g，淫羊藿 30g，枸杞子 15g，炙黄芪 20g，党参 15g，路路通 10g。

服上药 20 剂，性交时有少量精液射出，且有快感，头晕神疲，腰膝酸软诸症有减，腰骶部发凉消失。嘱其守方再服药一个月，遂诸症痊愈，性感满意，射精正常。约半年后患者特来院告知，言其妻已有身孕。

按：《黄帝内经》云“肾者，作强之官”，司二阴。今因肾气亏虚，开合失常，精窍不开，故致交而不射，性欲减退。神疲、腰膝酸软、腰骶部发凉感、舌淡苔白、脉沉细无力、两尺不足，乃肾之阳气不足之明证。因此治疗当以补益肾气为主，俾肾气充实，精窍开合正常而愈。

第三十节 癥病治案

癥病（气滞血瘀；腹部肿物）

李某，女，49岁，农民。2012年6月8日初诊。患者于3年前发现下腹部有一约鸡蛋大肿物，未予介意，但此后肿物逐渐增大，腰腹围亦随之较前增加约10cm，达98cm，如怀胎状。3天前突发下腹剧痛，冷汗淋漓，经某院诊为卵巢囊肿、子宫肌瘤，并要求立即手术治疗，患者未允，经人介绍找余诊治。诊见体形瘦弱，面色微黄，下腹肿物按之坚硬，压痛明显，月经2~3月一行，量少色暗，夹有血块，苔白腻，舌质暗，脉沉细而涩。病机：系肝郁气滞，血行不畅，气血滞于小腹，久积而成。经水不调，量少色暗，为瘀血所致，癥积瘀血日久，形体瘦弱，正气亏虚，不宜攻逐，当缓消其癥。西医诊断：腹部肿物。中医诊断：癥病，气滞血瘀。治法：疏肝健脾，破瘀消癥。处方：当归芍药散合桂枝茯苓丸加减。药物：当归10g，白芍20g，川芎15g，泽泻20g，炒苍术15g，桂枝15g，茯苓20g，牡丹皮10g，桃仁10g。7剂，水煎服，1日1剂。

二诊（2012年6月15日）：腹痛明显减轻，舌质暗较前减轻，苔白腻，脉沉细而涩。白芍减为10g，余守原方，持续服用2个月。

三诊（2012年8月15日）：复查彩超示下腹肿物日渐变小，症状大见好转，乃将原方改为散，1次10g，1日2次。服药半年多，下腹肿物消失，经水正常，诸症悉除。

按：当归芍药散由6味药组成，其中3味是血药，另3味为水药。以药测证，该方病机当有血液的运行失调和由此引发的水液（湿）停留。《金匮要略》中记载的“血不利则为水，名曰血分”（《金匮要略·水气病脉证并治》），说的就是这种情况。妇女因有经、带、胎、产之生理特点，易于下血过多，故以血为本，常致血虚血瘀，进而影响水液代谢，出现血、水相互为患，变生多种病症，故该方在日本被誉为“妇人之圣药”。临证时，若见病人腹泻下利明显，白芍用量当酌减。用于治疗痛经时，采用散剂，并以红酒调服，效果更佳。

第三十一节　胎动不安治案

胎动不安（脾肾不足，中焦失运，血虚水积，胎元失养；先兆流产）

陈某，女，27岁，工人。2015年9月12日初诊。停经两月余，恶心泛呕，纳少择食，体倦懒动，颜面及下肢微浮肿，腰酸痛并有下坠感，阴道少量流血，色偏暗，小便短少，大便溏稀，苔薄白，舌质淡，脉缓。妊娠试验阳性，既往有2次人工流产史。分析与辨证：患者妊娠两月余，症见腰腹坠痛，浮肿溲少，大便溏稀，身体困倦等，既往有堕胎病史。病机：证属脾肾不足，中焦失运，血虚水积，胎元失养，以致胎动不安。西医诊断：先兆流产。中医诊断：胎动不安，脾肾不足，中焦失运，血虚水积，胎元失养。治法：养血行水，运化中焦，佐以益肾固元。处方：当归芍药散加减。药物：当归10g，白芍20g，炒白术15g，茯苓20g，泽泻15g，川芎15g，菟丝子20g，川断15g，杜仲15g，艾叶炭10g，阿胶10g（烊化）。3剂，水煎服，1日1剂。

二诊（2015年9日15日）：症状显著改善，腰痛减轻，阴道流血明显减少，纳食及二便正常。效不更方，按原方续服1周，阴道流血消失，诸证缓解，随访足月分娩。

按：本方系古代的养胎方，具有调经、利水、止痛功效，适用于女性血虚或血虚夹有水湿内停之体质的调理。该方中有当归、川芎、白芍之血分药，有一定活血化瘀作用。活血化瘀药用于胎动不安时，难免有所顾虑，但只要辨证无误，便可大胆使用，正所谓“有故无殒，亦无殒也”，不过，用量以略小为宜。

第三十二节　带下病治案

带下病（肝脾不和，脾失运化，湿邪内停，气血不畅；盆腔炎）

李某，女，36岁，公务员。2017年4月17日初诊。自诉半年多来带下量甚多而白稀，伴少腹胀痛，腰骶部酸痛，近月来感少腹胀痛加剧，经妇科检查，诊断为慢性附件炎。苔薄微腻，舌淡边黯，脉弦。病机：根据其症状表现分析，当属肝脾不和，脾失运化，湿邪内停，气血不畅之证。西医诊断：盆腔炎。中医诊断：带下病。治法：调肝和脾，化瘀祛湿。处方：当归芍药散加味。药物：当归 10g，白芍 20g，川芎 20g，茯苓 20g，泽泻 15g，炒苍术 15g，土茯苓 30g，川断 15g，杜仲 15g。7 剂，水煎服，1 日 1 剂。

二诊（2017 年 4 月 24 日）：诸症大减，原方加徐长卿 10g，连服 1 个多月，症状悉除。

按：本方具有养血、活血、调经、止痛及美容等功效，适用于女性血虚或血虚夹有水湿内停之体质的调理，是 21 世纪妇女的常用方和美容方。临床上发现，有些月经延期患者，表现为面色暗黄，身体困倦，并伴有头项强痛者，合用葛根汤效果更好。对于自身免疫性疾病、过敏性疾病反复不愈，恶风怕冷者，与小柴胡汤或四逆散同用，常可提高疗效。

第三十三节　盗汗治案

盗汗（阴虚火旺，迫液外泄；盗汗）

张某，男，51 岁，农民。2005 年 6 月 3 日初诊。近半个月来每值夜间熟睡时汗出，甚至大汗淋漓，衣衫及枕席湿透，虽用空调亦如此，遂前来诊治。辰下症：夜间盗汗，心烦面赤，口干咽燥，手足心发热，头晕耳鸣，腰酸膝软，二便自调，舌红少苔，脉细数。胸部 X 线摄片无异常。病机：阴精亏虚，虚火内生，逼迫津液外泄，故夜间盗汗。虚热内蒸，故见手足心热，心烦面赤。阴虚有热而津液不足，故口干咽燥。舌红少苔，脉细数，为阴虚火旺之象。西医诊断：盗汗。中医诊断：盗汗，阴虚火旺，迫液外泄。治法：滋阴降火。处方：当归六黄汤加减。药物：当归 3g，生地黄 20g，熟地黄 20g，生黄芪 15g，黄柏 10g，黄连 5g，黄芩 10g，玄参 15g，北沙参 30g，生龙骨 30g，生牡蛎 30g，知母 10g，白芍 15g，五味子

5g，甘草3g。3剂，1日1剂，水煎服。

二诊（2005年6月6日）：服3剂，盗汗即得到控制，夜能安卧，其余症状也显著改善。舌淡红，苔薄白，脉细。阴虚纠正，虚火已降，津液代谢复常。上方黄柏、黄芩均改用5g，生地黄、熟地黄改为各15g，5剂，1日1剂，水煎服。5剂服完，盗汗消失，诸症悉除。随访2个多月，未见复发。

按：盗汗之证，是由阴阳失调，腠理不固，而致汗液外泄失常的病证，多属阴虚内热。诚如《丹溪心法·盗汗》说："盗汗属血虚、阴虚。"综合分析，本例盗汗系属阴虚火旺迫液外泄所致，所以投当归六黄汤治之，药证合拍，效果显著。

（陈琦辉整理）

第三十四节　痹证治案

1. 痹证（寒凝经脉，营血运行不畅，脉络阻滞；雷诺病）

毛某，女，35岁，已婚，教师。2005年12月13日初诊。近4年来，每在冬、春季节出现四肢末端青紫疼痛，遇冷加剧，曾到省城医院诊治，诊断为雷诺现象，但用西药治疗，效果不佳，遂要求改用中医药治疗。辰下症：四肢末梢青紫发凉疼痛，遇冷水或寒冷刺激而加剧，虽戴皮手套保温亦无济于事。近日因寒潮袭击，疼痛更甚，痛苦不堪，伴形寒，面色㿠白，神疲乏力，口淡无味，小溲清长，大便溏薄。舌淡边有齿痕，苔薄白，脉沉细。病机：素体阳虚，感受寒邪，痹阻经络，不通则痛，故发四肢末梢疼痛。寒为阴邪，其性凝滞，故痛有定处，遇寒发作，疼痛较剧，痛处青紫。形寒，面色㿠白，神疲乏力，溲清长，大便溏，舌淡边有齿痕，苔薄白，脉沉细等，系阳虚寒凝之象。西医诊断：雷诺现象。中医诊断：痹证，寒凝经脉，营血运行不畅，脉络阻滞。治法：散寒通阳，行气活血，宣痹通络。处方：当归四逆汤加减。药物：当归10g，赤芍15g，桂枝15g，细辛10g，通草2g，路路通10g，鸡血藤30g，川芎10g，威灵仙10g，炙甘草3g。3剂，1日1剂，水煎服。

二诊（2005年12月16日）：疼痛有所减轻，畏寒改善，舌淡红，边有齿痕，脉沉细。阳气始复，寒凝渐散，脉络略通。上方加茯苓15g，炙黄芪30g，生姜3片，大枣4枚。5剂，1日1剂，水煎服。

三诊（2005年12月22日）：疼痛显著减轻，四肢末梢转温，皮色红润，神疲乏力改善，食欲增进，二便正常，舌红，苔薄白，脉细。寒凝消退，阳气恢复，脉络基本通利。上方去路路通，威灵仙改5g，5剂，1日1剂，水煎服。

四诊（2005年12月27日）：疼痛消失，已可脱去手套，洗冷水亦无反复。寒凝消失，脉络通畅。复上方7剂，1日1剂，水煎服。

2006年1月3日，患者来院称，诸症已完全消失，生活如常。嘱服自拟方“隆力福”（院内制剂），长服巩固。

按：《素问·痹论篇》云，“所谓痹者，各以其时，重感于风寒湿之气也”“寒气甚者为痛痹”。根据本例临床表现，当属痛痹之范畴。缘由素体阳虚，感受寒邪，寒凝经脉，脉络痹阻所致。故治当散寒通阳，行气活血，宣痹通络，因而用当归四逆汤加减而取得满意效果。

2. 痹证（脾肾阳虚；类风湿关节炎）

王某，女，63岁，因四肢关节肿痛20余年，加重3天于2013年2月16日初诊。缘于患者20多年前开始反复出现四肢关节肿痛，每逢秋冬发作较严重。多次在南平市人民医院及南平市第一医院治疗，诊断为类风湿关节炎。长期服用消炎止痛药物及激素等治疗，可以缓解，但时有发作。3天前疼痛再发，因无法耐受激素及消炎止痛药物胃肠道副作用而就诊。辰下症：四肢关节疼痛，呈“鹅颈样”改变，入夜尤甚，晨起关节僵硬，形寒肢冷，身倦嗜卧，纳呆腹胀、纳寐差，小便清长，大便溏。实验室检查：类风湿因子阳性，血沉90mm/h。望其神志清楚，表情痛苦，面色青紫，关节屈伸不利，肌肉瘦削，小便清长，大便溏，舌质紫暗苔腻；询其畏寒神疲，遇冷水疼痛加剧，口淡乏味，小便清长，大便溏；诊其脉沉细弦。病机：患者为感受寒湿之邪，久未治愈，寒邪留驻经络关节，病久延及脾肾。脾肾亏虚，正虚邪恋，遇感激发，经络关节气滞，不通则痛。入夜，阴气盛，则发作尤甚，病久延及脾肾，脾虚运化无权，腹胀、纳差、大便溏。舌质紫暗苔腻，脉沉细弦均为脾肾亏虚之象。西医诊断：类风湿关节炎。中医诊断：痹病，脾肾阳虚。治法：扶阳益肾、温经散寒。处方：当归四逆汤加味。药物：附子 15g（先煎 1 小时），赤芍 15g，桂枝 20g，细辛 5g，石菖蒲 10g，通草 2g，淫羊藿 30g，补骨脂 15g，肉苁蓉 30g，当归 15g，姜半夏 15g，炙甘草 10g。4 剂，水煎服，1 日 1 剂。嘱其注意关节保暖。

二诊（2013 年 2 月 20 日）：药后疼痛明显改善，苔薄，脉沉细而弱。原方有效，继续再进 5 剂。

三诊（2013 年 2 月 25 日）：疼痛基本消失，余症亦显著减轻，现无明显不适，纳可眠佳，再方标本兼顾予补肾扶阳、通络散寒。药物：附子 15g（先煎 1 小时），肉桂 6g，补骨脂 15g，仙茅 10g，淫羊藿 15g，当归 15g，菟丝子 15g，炙甘草 6g，细辛 3g，地龙 15g，鸡血藤 15g，海风藤 15g。5 剂，水煎服，1 日 1 剂。

按：本例病程长达 20 余年，久之脾肾两虚、寒凝经脉。《医宗必读·痹》："治外者，散邪为急，治脏者，养正为先。"故本案标本兼顾，治标则通络散寒以止痛，治本则补肾以扶阳。初时以当归四逆汤重在温经散寒；标证减轻后，因其系顽证，故重点在补肾以扶阳，以桂、附壮肾阳；仙茅、淫羊藿以温脾阳，同时以细辛、地龙、鸡血藤、海风藤等通络活血之品以祛顽邪，体现余师善用经方，并注重扶阳的学术特色。

（陈琦辉整理）

第三十五节　虚劳治案

1．虚劳（阳气亏虚；亚健康）

郑某，男，60 岁。以"头晕、心悸、疲乏无力 3 个月"为主诉，2014 年 1 月 2 日初诊。患者近 3 个多月来感疲乏无力，心悸、头晕头重，多次在南平市人民医院及南平市第一医院住院检查治疗，排除糖尿病、肺结核、恶性肿瘤、血液病等消耗性疾病，而就诊。既往有慢性胃炎病史多年，但近几年来胃口尚可。辰下症：疲乏无力，心悸、头晕头重，胸闷肢麻，身倦嗜卧，纳呆腹胀。体格检查：血压 130/70mmHg，面色欠华，双目尚有神，无贫血外观，双肺呼吸音清，未闻及干湿性啰音。心界不大，心率 75 次 / 分，律齐，无杂音。舌淡苔白腻，脉沉细。病机：余师认为，综观其舌脉症，患者系脾肾阳气亏虚，阳气者，精则养神。阳气亏虚，神失所养，故全身疲乏无力。且脾虚运化水湿失常，痰湿内生，上蒙清窍，清阳不展，故见头晕，昏沉困重感。舌淡，苔白，脉沉细均为阳气不足之征。病性属虚中夹实，以虚为主。西医诊断：亚健康。中医诊断：虚劳，阳气亏虚。治法：扶阳益气，补肾健脾。处方：自拟复元汤方加减。药物：茯苓 30g，制附子 15g，磁石 30g（先煎），酸枣仁 30g（先煎），炙甘草 10g，肉桂 5g，黄连 5g，白术 15g，砂仁 10g，补骨脂 15g。3 剂，水煎服，1 日 1 剂。

二诊（2014 年 1 月 5 日）：药后疲乏无力、头晕头重、胸闷、肢麻及心悸等明显减轻，但食欲仍差，上方加焦三仙各 15g，连服 7 剂，疗效满意。

按：此方为余师自拟方剂，余师认为脾肾为先后天之本，机体元气所在、所依，而心为君主之官。临床上虚劳病不外乎阴阳气血亏虚，但如果定位到具体的脏腑，往往多由于脾肾先后天之本的亏损，及心气血亏虚为主要原因，因此余师在方中以附子、茯苓为君药，脾肾双补，补骨脂、磁石温肾潜阳，白术、砂仁、炙甘草健脾益气，酸枣仁养心，黄连、肉桂交通心肾。心、脾、肾三脏得健，而元气自复。

（陈勋善整理）

2. 虚劳（气阴两虚证；亚健康）

方某，女，46 岁，以“反复疲乏无力 5 年，再发 1 月”为主诉于 2014 年 5 月 12 日初诊。5 年余前开始，患者出现疲乏无力，心悸，多于活动后及劳累时明显加重，休息可以缓解，多次门诊及住院治疗，排除消耗性疾病和恶性肿瘤，诊为更年期综合征，与调节神经及中医益气养阴、补中益气等治疗，效果一直不理想。此次入院前 1 月劳累后症状再发，查血糖、甲状腺激素等均无异常。辰下症：疲乏无力，心悸气短，活动后气促，四肢麻木，纳寐差，大便硬结难排，小便通畅。体格检查：体温 36.4℃，脉搏 85 次 / 分，呼吸 20 次 / 分，血压 110/60mmHg，神志清楚，自动体位。舌淡，苔薄，脉细。口唇无紫绀，伸舌居中。颈软，无抵抗，肝 – 颈静脉回流征阳性。双肺呼吸音粗，双下肺闻及湿性啰音。心界左下扩大，心率 85 次 / 分，律齐，心音钝，未闻及杂音。腹软，无压痛、反跳痛，肝肋下恰可触及肿大，质软，无触痛。四肢皮肤刺痛觉减退，双下肢轻度凹陷性水肿。双侧巴宾斯基征阴性。病机：患者中年女性，症见疲乏无力，心悸气短，活动后气促，四肢麻木，纳寐差，舌淡，苔薄，脉细，故诊断虚劳，证属气阴两虚证。源于患者病久失治，致脾胃不足，元气亏虚。胃虚，摄纳不足，脾虚运化失常，后天之气血生化不足，五脏气阴失养，致心之气阴亏虚，心气虚无力鼓动心血运行；心阴不足无力滋养心脉，故见心悸气短、动则尤甚；脾胃不足，升降失常，故见胃脘胀闷；胃阴不足，失于濡养，亦见胃脘胀满。舌淡，苔薄，脉细，为气阴两虚之征。西医诊断：亚健康。中医诊断：虚劳，气阴两虚证。治法：益气养阴。处方：全真一气汤加减。药物：附子 12g，党参 24g，黄芪 15g，麦冬 15g，生地黄 12g，熟地黄 12g，丹参 15g，茯苓 12g，炙甘草 12g，白术 15g，五味子 3g。5 剂，水煎服，1 日 1 剂。

二诊（2014 年 5 月 17 日）：疲乏无力，心悸减轻，活动后气促，四肢麻木，纳差，大便硬结难排等无明显变化，上方附子加至 15g，黄芪加至 30g，加升麻 9g，柴胡 9g，桔梗 9g。5 剂。活动后气促改善，四肢麻木，纳差，大便硬结难排明显减轻。此后以此方加减，前后调养 20 余剂，基本痊愈。

按：余师在虚劳辨证论治时，认为“阳为主，阴为使”补虚治疗十分注重扶阳方法，但又不拘泥一格。该患者临床上确实有气阴不足的脉证表现，余师以生脉饮益其气阴，“阴成形，阳化气”，故与扶阳之附子，以助气之化生。二诊考虑其气机不畅为主，予升陷汤加减，使其气机畅达，而诸症明显改善，体现了余师在辨证论治时深谙阴阳互根互用之道，善于阳中求阴，达到阴阳互生共长的作用。

（陈勋善整理）

第三十六节　粉刺治案

粉刺（痰瘀互结证；痤疮）

林某，女，23 岁，2013 年 3 月 10 日因面部痤疮 5 年，加剧 1 周初诊。患者 5 年前开始出现面部痤疮，伴心烦心急易怒，平素喜食辛辣之物，曾多次予西药治疗，效差；近一周因工作压力大，面部痤疮症状加剧，遂到南平市人民医院门诊求治中医。辰下症：面部遍布红色痤疮，色暗红，以额部及面颊为主，皮肤红，未见脓点，口苦，口不干，心烦，性急躁，小便正常，大便干结难行，纳呆，睡眠尚可，月经量稍多，色暗，无痛经。神志清楚，脉弦滑。实验室检查：缺。病机：此患者素体肝郁体质，因工作压力大，七情不舒，“女子以肝为本”，肝郁气机不利，日久化热，肝郁气滞则血液推动无力，而见血瘀，气血不畅，“郁乃痤”局部皮肤见痤疮；又过食辛辣之品，肺胃积热，久蕴不解，化湿生痰；痰瘀互结而成。西医诊断：痤疮。中医诊断：粉刺，痰瘀互结证。治法：活血化瘀、清热利湿、疏利气机。处方：桂枝茯苓丸加味。药物：桂枝 20g，茯苓 30g，牡丹皮 15g，白芍 30g，大黄 3g，山楂 30g，枳实 10g，丹参 15g，炙甘草 5g。5 剂，水煎服，1 日 1 剂。嘱其忌食辛辣刺激食品。

二诊（2013 年 3 月 15 日）：服药后面部遍布红色痤疮已经有所减退，口苦心烦明显改善，食欲改善，余症无明显变化，舌稍红，苔薄黄，脉弦。上方加熟地黄 15g，紫草 10g，续服 5 剂，前后调养 10 余剂，诸症悉除，皮肤光洁。

按：《医宗金鉴・外科心法要诀・肺风粉刺》云，“此证由肺经血热而成，每发于面鼻，……宜内服清肺饮，外敷颠倒散”。痤疮产生的原因大多由肺经风热阻于肌肤所致；或因过食肥甘、油腻、辛辣食物，脾胃蕴热，湿热内生，熏蒸于面而成；或因青春之体，血气方刚，阳热上升，与风寒相搏，郁阻肌肤所致；或由于情志抑郁，五志不遂，导致肝气郁结，郁而化火，肝经支脉“从目系下颊里，环唇内”，肝热循经上蒸，导致本病；余师认为痤疮病情旷日持久不愈，使气血郁滞，经脉失畅，或肺胃积热，久蕴不解，化湿生痰，痰血瘀结，是重症痤疮的主要病因。治疗当以活血化瘀、疏利气机为主，故以桂枝茯苓丸化瘀为主方，合丹参清热凉血，枳实破气散结，气血和调，病安从生。

（陈琦辉整理）

第三十七节　温毒发颐治案

温毒发颐（热毒炽盛；流行性腮腺炎）

刘某，男，41岁，农民，已婚。2005年6月7日初诊。10天前突感身体不适，发热、头痛、食欲减退，服“银翘解毒片”两天，症状不见好转，继则右腮肿胀疼痛，发热加重。在当地卫生院诊治，诊断为流行性腮腺炎，给以口服“病毒灵及肌注青霉素”等治疗近1周，仍腮肿不减，局部红肿热痛，咀嚼食物时加剧，发热更甚。辰下症：体温39.9℃，面色潮红，右腮肿胀连及耳、颈，局部压痛明显，呻吟不止，痛苦不堪，烦躁不安，神志朦胧，时而谵语，口渴喜凉饮，尿少色赤，大便三日未行。舌质红，苔黄燥，脉象洪大而数。血白细胞10.8×10^9/L，中性粒细胞比例82%，淋巴细胞比例18%。病机：外感温毒，化热入里，热壅血滞，变生痈肿，故右腮肿胀疼痛不堪。热结阳明，腑气不通，故发热，面色潮红，口渴便闭。邪热扰心，故烦躁不安，神昏谵语。舌红苔黄燥，脉洪大而数，乃里热炽盛之征。西医诊断：流行性腮腺炎。中医诊断：温毒发颐，热毒炽盛。治法：清热解毒。处方：五味消毒饮加减。药物：野菊花15g，蒲公英30g，紫花地丁20g，天葵子10g，金银花30g，板蓝根30g，生大黄10g（后下）。1剂，水煎服。

二诊（2005年6月7日）：上方服一剂后，大便已下，腮部肿痛减轻，烦躁好转，神志已清，体温38.3℃，脉象、舌苔无明显变化。热势已挫，腑气通畅。原方生大黄改5g（后下），加牛蒡子10g。2剂，1日1剂，水煎服。

三诊（2005年6月10日）：症状显著好转，体温降至37.5℃，腮肿已减大半，皮色转为淡红，疼痛烦躁消失，食欲略振，尿量增多色浅，舌苔微黄已润，脉象转平。邪热已衰大半，病将向愈。上方去大黄，板蓝根、蒲公英、金银花均改为15g。2剂，1日1剂，水煎服。服上方2剂后，体温正常，诸症消失，饮食、二便均正常。痊愈停药。

按：流行性腮腺炎，俗称“痄腮”，中医学称“温毒发颐”。本例症见高热，烦躁，神昏谵语，尿赤便闭，舌红苔黄燥，乃一派热毒炽盛之候，故用五味消毒饮加味以清热解毒。方中加板蓝根且重用，取其对痄腮之固有特效，并伍大黄苦寒，泄热通便。一剂后，腑气通，神志清，烦躁好转，乃加牛蒡子以加强解毒之力。连服2剂，体温下降，腮肿减退过半，疼痛消失，乃去大黄，诸药亦减量，又服2剂告愈。

【余天泰学术经验集】

第四章

传承篇

【余天泰学术经验集】

第一节 余天泰教授论扶阳

余天泰教授潜心扶阳学派与临床研究，擅长高血压病、冠心病等心血管病的中西医结合诊治，善于运用经方治疗疑难杂症。他的重“阳”理论是在深入研究中国古代哲学及中医学经典著作，同时结合自身的医学实践后形成的。笔者受恩师教诲多年，整理其扶阳学术观点，以供同道探讨之。

扶阳法的理论基础、核心思想及学派的创立和传承

1. 扶阳法的理论基础、核心思想

余老师撰写了《论“阳常不足，阴常有余”》《〈黄帝内经〉重阳思想探讨》《扶阳学派理论基础与核心思想》《阳气是伤寒六经病证传变的决定因素》等系列文章，阐述其重“阳”学术思想。

扶阳理论基础起源于《黄帝内经》，并且与《易经》《伤寒论》等有十分密切的关系。《素问·生气通天论》云：“阳气者，若天与地，失其所，则折寿而不彰，故天运当以日光明。是故阳因而上，卫外者也。”强调阳气为人体生命活动的主要机能体现，是扶阳学派之主要理论依据。《易经》开篇云：“天尊地卑，乾坤定矣……乾知大始，坤作成物；乾以易知，坤以简能。”“大哉乾元，万物资始。”“至哉乾元，万物资生。”在八卦排序上，以乾卦为卦首，以“元亨利贞”作卦辞，坤卦则位于后，意在表明阳气既是一切万物肇始之源流，又是其坚固善终之根本；充分体现了“阳”为主导，“阴”为从属的重阳思想。医圣张仲景勘称重阳典范，“若五脏元真通畅，人即安和”（《金匮要略·脏腑经络先后病》），认为人若能保持五脏“元真”（阳气）运行通畅，即可得以安和健康。其不朽之作《伤寒杂病论》冠以“伤寒”二字，意在说明阳气之重而易伤，必须时时顾护阳气，故书中姜、桂、附的使用频率极高，《伤寒论》113方，其中有34方用附子，43方用桂枝，24方用干姜，温扶宣通阳气方药约占大半，处处展现着重阳思想的智慧和光辉。后世医家如明代的“温补”学派，孙一奎、赵献可、张介宾对阳气在人体的重要性更是进行了丰富、详细的阐述，张介宾在《质疑录·论阳常有余》中更是提出“生由乎阳，死亦由乎阳，非阳能生物，阳来则生，阳去则死”的论断。因此，重“阳”的理念是有着深厚而悠久的中医理论和

实践基础的。

纵观扶阳学派之学术思想，其核心就是重视阳气，推崇阳气，力主阳主阴从。在辨证疾病时总以阴阳为纲，善辨阴火识假热。在临证立法上以扶阳为要务，主张扶阳抑阴，用阳化阴。在遣方用药上擅用附子，对姜、桂、附等温阳通阳方药运用独树一帜。

2. 扶阳学派的创立和传承

扶阳学派，又称“火神派”，创始人为郑寿全（1824—1911），字钦安，四川邛崃人，有医著《医理真传》《医法圆通》和《伤寒恒论》传于世。他在临床诊疗过程中以重视阳气，善用附子、干姜等辛热药著称，被人们称为“郑火神”“姜附先生”，誉满川蜀。

扶阳学派的传人对郑氏的学术思想不断发展和创新，如卢铸之、卢永定先生强调“人身立命在于以火立极，治病立法在于以火消阴”“病在阴者扶阳抑阴，病在阳者用阳化阴”（《扶阳讲记》）；祝味菊先生对扶阳学说十分推崇，称“抗力之消长，阳气实主持之。阳气者，抗力之枢纽也”（《伤寒质难》），提出了“阳常不足，阴常有余”之论断，并创立了温潜、温滋、温清、温散、温化和温润等诸多温阳方法。吴佩衡先生认为阴阳学说是中医理论的精髓，善用附子和四逆辈扶阳，在附子剂量及应用范围等方面有较大突破。徐小圃先生服膺祝味菊扶阳之论，认为“阳为体，阴为用，阳气在生理状态下是全身动力，在病理情况下是抗病主力”（《徐小圃医案医论集》）。唐步祺先生毕生研究钦安医学思想，著《郑钦安医书阐释》，忠实传播火神派。李可先生崇尚仲景学说，重视阳气，说“阳气者，若天与日，失其所则折寿而不彰。下焦一点命门真火发动，十二经循行不息，五脏六腑气化周行，生命欣欣向荣。此火一衰，诸病丛生；此火一灭，生命终结。先天之本肾，生命之本原，所凭者，此火。后天之本脾胃，气血生化之源，所凭者，此火。养生若损此火则折寿，治病若损此火则殒命”（《李可老中医急危重症疑难病经验专辑》），倡导“难症痼疾，师法仲景”，擅长使用附子、乌头等峻药重剂救治危重症病人。卢崇汉先生推崇“阳主阴从”“在治病立法时，以扶阳为核心”，附子乃“扶阳第一要药”（《扶阳讲记》）。

3. 阳气是六经病证传变的决定因素

由于社会的发展变化，目前无论是人群的体质还是疾病的病机都发生巨大的变化，“阴盛阳衰”是当前诸多疾病，尤其是慢性疾病人群所呈现的体质和重要病变机理。老师在临床诊治中崇尚“阳常不足，阴常有余”理论，并对造成“阳常不足，阴常有余”病因进行了系统的研究，撰写《论“阳常不足，阴常有余”》等文章，提出当今时代造成“阳常不足，阴常有余”主要有社会环境变化、生活方式改变、医源性三大方面原因。

余老师认为，中医发病学极为重视人体的正气（即阳气），认为体内正气是否充足，是疾病发生与否的内在因素，内因是根据，决定着疾病的发展、变化、转归及康复。《伤寒论》六经病症的发生、传变和转归之决定因素在于阳气。在《伤寒论》中，六经病之排列顺序为太阳、阳明、少阳、太阴、少阴、厥阴。一般认为，六经病症是否发生传变，主要取决于正气强弱、感邪轻重、治疗当否等因素，因而决定了其传变的复杂性。其分别表述了“循经传”“越经传”“本经自病”“直中”，有初起两经“合病”，有初起太少“两感”，或先有一经病症，而后逐步出现另一经病症，表现为两经病症同时存在，如太阳阳明“并病”，或由对应的阳经传向阴经“表传里”等。透过现象看本质，实际是阳气这个内在因素起决定性作用。机体正气强盛，阳气充足，抵抗力强大，足以抵抗外邪，则病症传变的概率小，更少发生“直中”。六经病中的“阳病入阴”（从阳病传入转为阴病，表明病情加重）和“阴病出阳”（由阴病向好而转为阳病，表示病情好转）之现象，亦是阳气与邪气斗争的客观反映。提示我们在临证中应当时时顾护阳气，处处以扶助阳气为首务，防止疾病的传变或恶化。通过扶阳而抑阴，祛除阴邪，而祛除邪气的目的又在保持阴精，最终使病态失衡的人体阴阳重新获得平衡，从而实现“阴阳自和者必自愈”（《伤寒论》第58条）。

4. 扶阳法在临证中的具体应用

（1）扶阳的核心是补肾阳。余老师认为肾阳为元阳之所在，因此肾阳的充足是脾阳、心阳健运的基础。机体倘若肾阳亏虚，则脾阳不温，心阳不振，则痰浊、瘀血、水饮内生发为多种慢性病，因此扶阳的核心是扶肾阳，在临床实践中多以附子、肉桂等补肾阳要药为君药，且量大力宏，配以干姜、黄芪、桂枝等助脾阳、心阳药物，以达到心、脾、肾“三阳开泰”，而达到邪去正安的功效。

（2）扶阳与祛邪互用互补。余老师认为疾病矛盾的解决既要重视内因，又不能忽视外因。慢性疾病多以正虚邪实间杂为主，正虚多为阳气亏虚，而邪实多为痰浊、瘀血、水饮、食积、宿便等，只一味强调阳虚的内因单一扶阳，而对痰浊、瘀血、水饮等实邪客观存在的事实不顾，治疗必然是缓难济急；而单纯力主祛邪等治标，没有充分认识到阳虚内因的重要性，则治疗必然是事倍功半或者徒劳无功。因此在治疗过程中，扶阳大法和攻邪之法是互用互补、相得益彰的，扶阳能为攻邪提供充足的动力，并杜绝实邪的化生之源，以祛除病根，达到治疗最终目标。而攻邪之法是实现“邪去正安”的必要手段。充分体现了在处理正邪关系方面的辨证施治、一分为二的辨证思想。

（3）扶阳以温通为用，注重调理气机。《素问·举痛论》提出“百病生于气也”，余老师认为“气”乃万物之本源，宇宙间万事万物皆是气的运动变化的结果。作为万物之一的人，其生命产生和维系必然离不开“气”，因而，“气”是与人之生命休戚相关的物质，临床诊疗疾病过程中，辨明气机失调之所在和失调之程度，并采取相应的有效措施使气机恢复正常，乃医者之要务。

同时，在慢性疾病过程中，往往存在机体并非真正阳气亏虚，而是由于气机不畅导致阳气闭郁，不能外达而产生多种阳虚症状。因此，余老师提出“扶阳不单在于温，更在于温通”观念。临证中常以扶阳作为治疗大法，在温补心、脾、肾的同时，十分注重调理气机。例如，在扶阳益气祛痰化瘀法治疗胸痹的经验方中，就采用了多种调理气机的治疗方法。

主要有：①益气扶阳，采用黄芪、炙甘草为臣药，取其健脾益气，补气以助扶阳，益气以活血化瘀。②理气祛邪：采用延胡索行气以化瘀止痛；枳实破气以祛痰消滞；降香降气以化瘀。③升降制衡：柴胡的升散与降香的沉降之性相伍，温通心气而降化瘀血；薤白配枳实，辛开苦降，开宣胸阳且下泄痰浊，从而达到升清降浊，邪去正安，气机升降制衡。

（4）扶阳法结合多种治疗方法，治法丰富。余老师认为慢性疾病中，阳虚多占主导因素，但往往有兼证，单纯采用“姜、附、桂”温法扶阳，其效果往往难以全面，必须和其他治疗方法有机结合才能更好发挥作用，因此临床中余老师常采用温潜、温敛、温散、温清、温下、温滋、温补等诸多方法治疗，效果颇佳。如扶阳益气祛痰化瘀法治疗胸痹中重用黄芪、桂枝、炙甘草，就采用的是温补方法。

（5）善于用经方，强调方证对应，药证对应。余老师认为《伤寒论》不但奠定了中医辨证施治的临床基本准则，提倡“扶阳”学术理念，其采用方证对应，药证对应治疗方法更是中医临床施治的精华。因此在临床治疗中善用经方，强调方证对应，药证对应，并在此基础上进行发挥。如扶阳益气祛痰化瘀法治疗胸痹的主方组成中就包括有医圣治疗胸痹的经典方“枳实薤白桂枝汤”。

（6）非峻剂不能起沉疴，扶阳法主张用药量大效宏。扶阳法在临床应用中，余老师认为对于胸痹等慢性、顽固性疾病，由于阳虚的本证突出，因此治疗用药时主张采用重剂，量大才能效宏。认为在遣方用药上，是客观存在量与效之间的关系的，虽说四两能拨千斤，但由于用量不足，病重药轻，就可能杯水车薪，徒劳无功。因此，强调在临床治疗，尤其是重症时，主张该出手时就出手，看准了就应当及时重拳出击，以期能快速高效扶助阳气，达到稳、准、狠地打击病邪的治疗目的。在应用附子、干姜、桂枝等扶阳要药时，一般遵循以下原则：从常量开始，密切观察药效及毒副作用，采用循序渐进，逐次加量方法，直至获得满意效果为止。对附子（黑顺片）的用法通常采用20g以上先煎半小时，30g以上先煎1.5小时，60g以上先煎2小时，临床上基本没有出现不良反应。

（7）既重视先天之本，亦不忘后天之重要。余老师认为：脾胃为后天之本，阳气禀于先天，充养于后天。因此在临床上还必须重视后天之本的作用，不忘顾脾护胃。可在扶阳方中加用炒白术、山药、砂仁等补脾健胃，以“补土燠火”，使脾胃健运，生化正常，阳气充养有源，才能使机体内的阳气充足且绵绵不绝。

（8）运用扶阳法，重在辨证，尤崇舌诊。在临床辨证中，余老师认为其中舌脉甚为重要，尤其是舌象，可视为金标准。大凡舌淡红、淡胖、边有齿痕或舌黯或紫，苔润不燥，即可大胆使用。

（9）一分为二对待扶阳法。事物是辩证的，对待扶阳法也应如此。余老师认为：临床上不能因为强调扶阳的重要性而忽略另一面，一味扶阳，应避免剑走偏锋。如我们在实际应用中，常配磁石以制附子之刚烈；对有热化之虞者，伍用芩、连之类，以温清并用；见有阴损迹象时，加生地黄、熟地黄等，以温滋同施，等等。余老师更强调：临床上并不是所有的疾病、证候都有阳虚，或者阳虚并不是主要、重要矛盾时，一定要根据医圣之训：随证治之，辨证对待。

综上所述，扶阳法的兴起在当今时代背景下有其临证的实用性和现实意义，我们去发掘和传承扶阳法是有必要的，学习扶阳法的切入点应着眼于对扶阳著作的充分学习并结合临床应用经验，时时体会总结，注重疗效，为百姓提供更有效的中医治疗方法。

（陈勋善）

第二节 探析易学思想对《伤寒论》的影响

易经是如何产生的?《系辞·卦传》上这样说:“古者包牺氏(即伏羲)之王天下也，仰则观象于天，俯则观法于地，观鸟兽之文与地之宜,近取诸物,于是始作八卦,以通神明之德,以类万物之情。”此乃伏羲总结先民智慧，观察自然界的日常现象，如天地、日月运行规律及水、火、雷、风、山、泽等自然现象，冥思苦想顿悟后画出了太极八卦。进入夏朝以后，演变成《连山易》；至商代，演变成《归藏》；进入周朝，则成《周易》，这就是《史记》所说的“文王拘而演周易”，卦辞乃文王作。文王之弟，周公作爻辞。春秋时期，孔子做《象传》《系辞》《文言》《说卦》《序卦》《杂卦》，补充了彖辞、象辞和易传，整理而成《易传》，为中国文化的成熟提供了天人合一的架构。一千年后的宋代经过陈抟、张载、二程、邵雍、朱熹等人的研究整理，在易经的基础上衍生了天极图、八卦图、64卦图乃至理学的兴盛，促进了中华文化史上的又一次繁荣。它是华夏五千年智慧与文化的结晶,被誉为“群经之首,大道之源”。在古代是帝王之学，政治家、军事家、商家的必修之术。中国历代著名中医家常为读书人出身，本着“不为良相，便为良医”的理念而从医。孙思邈提过“不知易，不足以言太医”。汉代医圣张仲景官至长沙太守，文人出身，有着深厚的古哲学功底，始受业于同郡名医张伯祖，后经多年勤奋学习、刻苦钻研和临床实践，而成为医学大家。故其所著《伤寒论》亦深受古哲学的影响，尤其《易经》对其影响深远，可在以下几个方面得以体现。

一、六经的来源

众所周知，《伤寒论》采取六经辨证。何为六经，即太阳、阳明、少阳、太阴、少阴、厥阴。究其源头，其最初来源于《易经》：“易有太极，始生两仪，两仪生四象，四象生八卦。”《周易》中的四象即太阳、少阴、少阳、太阴。《乾坤谱》中的四象：分为大四象和小四象。大四象：纯乾（纯阳）、变乾（变阳）、变坤（变阴）、纯坤（纯阴）；小四象：太阳、少阴、少阳、太阴。其根据太阳由地表上升即初阳始生称为少阳，日中阳盛至极为老阳，日暮阴气始生为少阴，夜中阴盛至极为老阴。而三才“天道、人道、地道”是描述时间与空间的方法。《易经·系辞》曰“有天道焉，有人道焉，有地道焉，兼三才而两之，故六。六者，非它也，三才之道也”，合以阴阳，故见“六爻”。在中医经典医书《黄帝内经》中将三才合以阴阳理论发展成三阴三阳理论，张仲景将“三阴三阳”理论变演为辨证、识证的模式和工具。少阳为阳气初生，太阳为阳气充盛，阳明为阳盛至极，太阴为阳气盛极而衰，少阴为阳气衰极，厥阴为衰极而来复，并将此与肢体手足经络、脏腑、气血津液的生理功能与病理变化等中医理论相结合，从而形成六经辨治的方法与体系。由此可见《易经》卦象中的六爻与《伤寒论》六经相对应，它是由《易经》四象理论发展而来的。

二、阴阳思想的影响

《易经·系辞》说：一阴一阳之谓道。提出了用阴阳理论描述事物属性对立的两方面，中医基础理论以阴阳学说为基础，与易经学说实为同一思想方法。

1. 阴阳对立统一

《易经》中最早提出了阴阳对立统一的思想。《易传系辞上》：“易有太极，始生两仪，两仪生四象，四象生八卦。”孔颖达疏：“太极谓天地未分之前，元气混而为一，即是太初、太一也。”大道至简，法于自然。太极是阐明宇宙从无极而太极，以至万物化生的过程。无极即道，是比太极更加原始更加终极的状态，两仪即为太极的阴、阳二仪。《易经·系辞》说：“一阴一阳之谓道。”它认为万物为元气混而为一，属于一体，而其中根据属性的不同再分为阴阳，并且阴阳两仪头尾相衔，循环往复，合为一体，充分体现了易学中阴阳对立统一的思想。

“太极”与“道”在中医学里面指的是“气”“元气”，为万物的本源。而两仪指“阴气和阳气”，它构成了气的本体。《伤寒论》与《金匮要略》均来源于《伤寒杂病论》，二者本属于一书，符合易学“太极”的本意。而后世医家将其根据外感热病及内伤杂病分而为二，一偏重于六经辨证论治伤寒，一偏重于脏腑辨证论治杂病。据外感为阳，内伤为因，可视为阴阳对立的体现。但两者之间互相连通而不可分割，在《伤寒论》中仍有许多有关杂病的论述，而《金匮要略》中也不乏有关外感病的内容，学习中当互相参合，互相印证，实乃阴阳统一之意也。

在治疗上，《伤寒论》的治疗有：一治病求本，本于阴阳。对待每一病症，辨其病因、病位、病性之阴阳属性而确定其相应治法。三阳病属表、属热、属实，正盛邪实为基本矛盾，以驱邪为主；三阴病属里、属寒、属虚，正虚邪恋为主要矛盾，以扶正为主。如第13条中“太阳病，头痛，发热，汗出，恶风，桂枝汤主之”讲的是太阳中风，为感伤风寒，营卫不和，故以辛温解表，调和营卫的桂枝汤，体现了阴病治以阳药的对立思想。第323条“少阴病，脉沉者，急温之，宜四逆汤者”。此证为少阴不足，但阳虚不甚，故治疗上当以“四逆汤”温阳扶正，体现虚则补之，阳虚者当以温阳的对立治法，亦体现阴阳之对立观。

2. 阴阳互根互用

“阴阳太极图”（俗称“阴阳鱼”），非常直观地反映了宇宙太极中阴阳互动互补的关系，此消彼长，互相衔接，互为根本，互相为用。

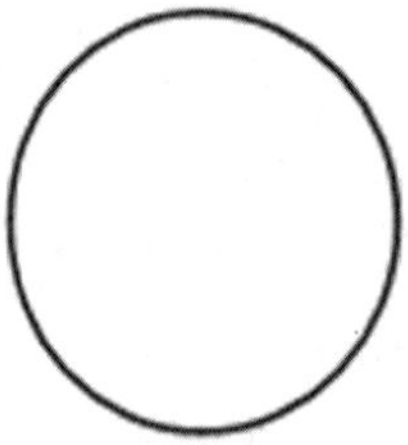

太极圆

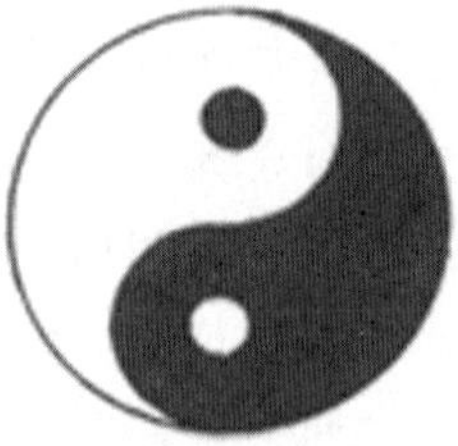

阴阳太极图（“阴阳鱼”或“双鱼图”）

在《伤寒论》中第337条“凡厥者，阴阳之气不相顺接，便为厥。厥者，手足逆冷是也”。指出一切厥证而言，其病机为阴阳气不相顺接，即阴气与阳气或表里之气不能互根互用而导致阳气不能正常布达温煦，四肢失温而为厥。

3. 阴阳制约平衡

“阴阳鱼”头上的两个黑白鱼眼，则又蕴含着你中有我，我中有你，阴阳互渗，达到制约平衡而为一体。在第12条桂枝汤的服法中有“服已须臾，啜热稀粥一升余，以助药力，温覆令一时许，遍身泽泽微似有汗者为佳，不可令如水流离，病必不除”。体现了阴阳互相制约达到平衡即可，切不可大汗淋漓，以免伤阳损阴。

4. 阴阳互相转化

阴阳太极图中，一旦旋转起来，则原来的阴的位置为阳取代，阳的位置为阴取代。此体现了《易经》阴阳互相转化的思想，表现在各经病变失治、误治之后变证、坏证的情况。如：第43条“太阳病，下之微喘，表未解也，桂枝加厚朴杏子汤主之”。本条为太阳病后表不解，本当汗法而解，医反而下之，误治后，令表邪内陷伤肺，为表里同病，表为阳而里为阴，由表入里，为由阳转阴之证，但证属尚轻，体现了阴阳由于失治、误治导致其互相转化的理念。同时六经中互相传变，无论是由表入里，由阳入阴，还是由里出表，由阴转阳，均为阴阳互相转化的体现。

三、卦象的影响

1. 乾卦中六爻与六经

乾卦中六爻中初九“潜龙勿用”，预示者事物开始萌芽阶段；九二“见龙再田，利见大人”，事物逐渐成长，日渐旺盛；九三“君子终日乾乾，夕惕若，厉无咎”，事物上升到一定高度，但须谨慎；九四“或帮在渊，无咎”，事物发展到另一高度，将达顶峰；九五“飞龙在天，利见大人”，事物发展到极致状态。九六“亢龙有悔”，事物由盛转衰。揭示了事物有萌芽至衰弱的发展过程。而这和《伤寒论》中六经传变，由太阳—少阳—阳明—太阴—少阴—厥阴的传变过程极其类似。表明了六经传变过程中，阳气从萌芽到盛极，阴气渐生至盛极的传变过程，极其吻合，均取类比象于日出日落。

2. 消息卦与六经传变

《易经·系辞》曰：“爻者，言乎变者也。”“爻也者，效乎天下之动也。”阴爻，用两个短线，中间相断表示。阳爻，以一横线，中间不断表示。用“—”代表阳，用“--”代表阴。阴阳两爻，做两次叠加，就形成四象。阴阳两个爻，做三次叠加，就形成了八卦。这个顺序是乾1，兑2，离3，震4，巽5，坎6，艮7，坤8。六十四卦系由八卦两两重叠而成，如图。

仔细观察十二辟卦可发现其变化规律为上卦或下卦阴爻或阳爻逐一递增或递减的过程，预示着事物中阴阳性质的比重逐一变化显示的不同后果。周易的六十四卦之间的关系“错综复杂”，牵一“卦”而动全体，这说明事物是普遍联系的。

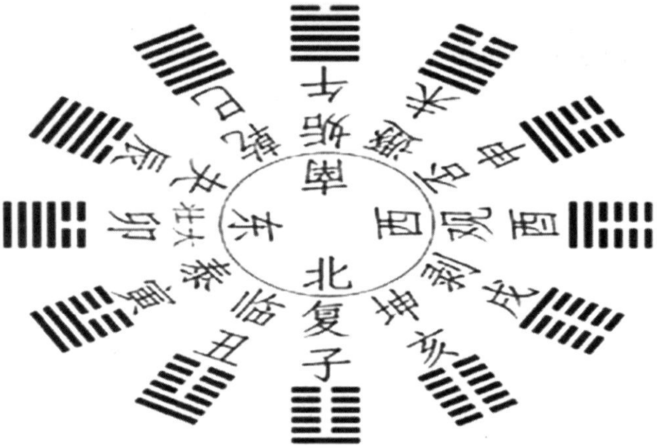

《易经》中，“三才”合以阴阳形成的“三阴三阳”可以用来表示物质与能量、信息在空间的运动和分布，以及分布中的内中外、前中后等状态。运用于《伤寒论》中则体现在六经顺经传：太阳—阳明—少阳—太阴—少阴—厥阴的传变。亦表现为由外向内，由前向后，阳气由盛转衰，阴气由衰转盛，周而复始，依次传变的规律与《易经》中消息卦具有高度的相通之处。同时每一个病症中有出现“坏病”，其实是与每个个体中阴阳比例不同而对病症产生不同的影响有关，与十二辟卦中的阴阳盛衰变化相呼应。

3. 卦象与汤证

在《易经》中卦象的变化可用来解释汤证的立法方义。如寒温并用，辛开苦降的诸“泻心汤”可用“否卦”来解释。按天地阴阳来论，则“否卦”与脾胃的脏腑功能相对应。乾阳与坤土应升降相宜，表现为脾升胃降，燥湿相济，升降相因，阴阳合调，纳运相济。在虚痞证中可分为三种：乾阳不降；坤阴不升；兼而有之。即为病机中的单纯脾虚证或虚实夹杂证。反映在汤方中表现为：半夏泻心汤，生姜泻心汤，甘草泻心汤。虽各自的病机不尽不同，但皆可用同一卦象来解释。

4. 卦象与病机

《易经》中的64卦其实是由八卦互相重叠逐一演化而来，据十二辟卦的变化规律可以看出，其实是由阴阳盛衰变化逐一递增或递减演化而来。同时在《伤寒论》中，诸多方证中，后面演化而来的变证，其实可以理解为体内中阴阳比重变化导致疾病出现变化，与八卦中的阴阳盛衰变化一致，并且六爻从全阳至全阴的变化，是为阳气充盛至阳气受损至阳气衰亡的过程。卦象中下乾是否存在阳爻在临床是与是否阳气可能来复或厥脱，对疾病的预后有着极强的警示或判断作用。如白通汤、白通加猪胆汁汤，病机是阴盛极寒，格阳于上，阳气欲脱，与“剥卦”极其吻合。“服汤脉暴出者死，微细者生”，提示“脉暴出”为孤阳外脱，从卦象看为仅存的孤阳亦失，变为纯阴之卦，阳气不存故预后为死。“脉微细”在天、地、人三才中为地中尚存阳气，为一阳来复，阳气渐复之象，如有阳气来复的转机，可转为“兑卦”“复卦”。可见通过卦象中阴阳爻的增减可看出疾病中阴阳的变化，并且通过卦象演变，对预后可起预判的作用，可通过调和阴阳来改变疾病的进展。

《易经》作为古老的哲学思想对中国五千年的文化影响深远。而中医学正是在古哲学的基础上诞生分流出来。各个朝代的名医多为读书人出身，有深厚的文学底蕴和传统文化修养。当今社会缺少这些哲学思想，故对中医中的阴阳五行感觉晦涩难以理解。而通过对《易经》的哲学思想的学习，联系《伤寒论》中的深刻的内涵和灵魂，可成沟通哲学与中医学的理论桥梁。孙思邈讲“不知易者，不足以言太医”，真实反映了它对中医学的影响。现代中医师的培养若先学古哲学和传统文化，如此或许不会觉得中医基础理论是玄妙奥秘，晦涩难明的了。

（吴慧毅）

第三节　余天泰教授半夏厚朴汤方证应用辨析

半夏厚朴汤出自《金匮要略》：“妇人咽中如有炙脔，半夏厚朴汤主之。”后世拘泥于“梅核气”的治疗，多用于慢性咽炎、癔病、郁证等治疗，甚至定格了半夏厚朴汤教科书的功效。余老师认为后世对梅核气的理解与仲景之半夏厚朴汤证是有出入的。半夏厚朴汤在此领域疗效虽好，但限制了初学者的思维，使其对其他系统病证的治疗功效被忽略，失去了中医辨证论治的意义。

首先，从方证前提条件来看：半夏厚朴汤证是张仲景在《金匮要略·妇人杂病脉证并治第二十一》记录的“热入血室”中“治之无犯胃气，及上二焦，必自愈”（一般认为热入血室病在下焦胞宫，与胃气系统的脏腑无关，但需重视胃气），贯穿前后条文，其前提应当是“胸胁下满，如结胸状”，“妇人咽中如有炙脔，半夏厚朴汤主之”。

其次，从症状来看，“炙脔”多认为是烤熟的肉块。然而在当时文化背景下想要描述什么状态呢？从《金匮要略·水气病脉证并治第十四》中：“病者苦水，面目身体皆肿，小便不利，脉之言水，反言胸中痛，气上冲胸，状如炙肉，当微咳喘，审如师言，期脉何类？”“师曰：……始时当微，年盛不觉，阳衰之后，荣卫相干，阳损阴盛，结寒微动，肾气上冲，喉咽塞噎，胁下急痛。医以为留饮而大下之，气击不去，其病不除。……当先攻击冲气，令止，乃治咳；咳止，其喘自差”，以及《千金要方》亦云“胸满，心下坚，咽中怗怗，如有炙肉，吐之不出，吞之不下。半夏厚朴汤方……”，可以很明确其“炙脔”“炙肉”应当是“胸胁下满，如结胸状”“胸中痛，气上冲胸”“胸满，心下坚”前提下，出现“咽部不适”一种状态，其病机是“犯胃气及上二焦”，出现“阳损阴盛”，中上二焦阳损则气滞，中焦阴盛则痰凝。那么“炙脔”“炙肉”所描述的咽部不适是一种什么状态呢？《素问·咳论篇第三十八》云“心咳之状，咳则心痛，喉中介介如梗状，甚则咽肿喉痹”，可以看出“介介如梗状”程度比“咽肿喉痹”轻，此种“介介如梗状”与“炙脔”“炙肉”均是咽部不适的一种状态。《素问·气交变大论》云“民病胸中痛，胁支满，两胁痛，膺背肩胛间及两臂内痛，郁冒蒙昧，心痛暴喑，胸腹大，胁下与腰背相引而痛……”。说明胸痹心痛咽部症状由“介介如梗状”“炙脔”“炙肉”，发展至“咽肿喉痹”，甚至“心痛暴喑”的严重程度，与现代临床心绞痛、心肌梗死所表现的胸痛之外的胸骨后堵塞感、濒死感比较相近。故余老师认为，后世将“炙脔”局限于梅核气表现，与原意是有出入的。“梅核气”其病名始见于《赤水玄珠》卷三：“生生子曰：梅核气者，喉中介介如梗状，又曰痰结块在喉间，吐之不出，咽之不下是也。”但未给出治法，可见古代名家严谨的态度。

第三，从经络走向来看，《灵枢·经脉》曰“胃足阳明之脉……其支者，从大迎前，下人迎，循喉咙……脾足太阴之脉……夹咽，连舌本，散舌下。心手少阴之脉……其支者，从心系，上夹咽……肾足少阴之脉……其直者……循喉咙，夹舌本”，说明咽喉是经脉循行交会之处，十二经脉均直接或间接循行交会于咽喉。《灵枢》

曰“咽喉者，水谷之道也；喉咙者，气之所以上下也”，《素问·太阴阳明论》曰“喉主天气，咽主地气”，《素问·太阴阳明论篇》曰“地气通于嗌”，说明咽喉为脾、胃、肺、肾气机升降的基本要素。同时咽喉亦为少阳三焦气机、水火升降枢机之要冲，正如《素问·阴阳别论》曰“一阴一阳结，为之喉痹”，唐代王冰注解观点认为一阴谓之心之脉，一阳谓之三焦之脉，并结于喉，《景岳全书》亦言“一阴肝与心也，一阳胆与三焦……”。如此重要的地位，不是一个“梅核气”能够概括的。从余老师临床门诊应用来看：自拟胸痹汤（加味半夏厚朴汤：半夏，厚朴，茯苓，生姜，紫苏梗，柴胡，瓜蒌，薤白）是老师理气化痰治法常用方。具体应用在导师日常门诊及住院病人中，已经确诊冠心病，属于气滞痰阻证，但无心绞痛，仅有胸闷、气短或活动后气促的病人中，或南平市人民医院体检中心发现的无症状性心肌缺血，心电图异常表现为两个导联或以上 ST 段压低 ≥ 0.05mv、T 波低平或倒置 ≤ 0.2mv，心脏远达片提示心影正常或轻度增大，心脏彩超未出现室壁运动异常，舌体淡、苔白腻，脉弦滑的病人，应用加味半夏厚朴汤理气化痰治疗，从症状缓解，心电图恢复或改善方面均取得较好的疗效。故而余老师认为半夏厚朴汤方不仅用于慢性咽炎、癔病、郁证等治疗疗效较好，在心血管疾病治疗中同样可取得较好疗效，临床可运用于多系统病证，全在于辨证论治。

（王可文）

第四节　余天泰教授半夏泻心汤应用解析

半夏泻心汤首见于《伤寒杂病论》，具体条文如下。《伤寒论》第 149 条：“伤寒五六日，呕而发热者，柴胡证具，而以他药下之，柴胡证仍在者，复与柴胡汤。此虽已下之不为逆，必蒸蒸而振，却发热汗出而解，若心下满而痛者，此为结胸也，大陷胸汤主之，但满而不痛者，此为痞，柴胡不中与之也，宜半夏泻心汤。”《金匮要略·呕吐下利病脉证治第十七》中第 10 条“呕而肠鸣，心下痞者，半夏泻心汤主之”。

余天泰教授对该方解析：此方所治之痞，原系小柴胡汤证误行泻下，损伤中阳，少阳邪热乘虚内陷，以致寒热错杂，而成心下痞。痞者，痞塞不通，上下不能交泰之谓；心下即是胃脘，属脾胃病变。脾胃居中焦，为阴阳升降之枢纽，今中气虚弱，寒热错杂，遂成痞证；脾为阴脏，其气主升，胃为阳腑，其气主降，中气既伤，升降失常，故上见呕吐，下则肠鸣下利。本方证病机较为复杂，既有寒热错杂，又有虚实相兼，以致中焦失和，升降失常。治当调其寒热，益气和胃，散结除痞。方中以辛温之半夏为君，散结除痞，又善降逆止呕。臣以干姜之辛热以温中散寒；黄芩、黄连之苦寒以泄热开痞。以上4味相伍，具有寒热平调，辛开苦降之用。然寒热错杂，又缘于中虚失运，故方中又以人参、大枣甘温益气，以补脾虚，为佐药。使以甘草补脾和中而调诸药。综合全方，寒热互用以和其阴阳，苦辛并进以调其升降，补泻兼施以顾其虚实，是为本方的配伍特点。寒去热清，升降复常，则痞满可除、呕利自愈。

本方即小柴胡汤去柴胡、生姜，加黄连、干姜而成。因无半表证，故去解表之柴胡、生姜，痞因寒热错杂而成，故加寒热平调之黄连、干姜，变和解少阳之剂，而为调和肠胃之方。后世医家对该方叙述：《金匮玉函经二注》赵以德注："自今观之，是证由阴阳不分，塞而不通，留结心下为痞，于是胃中空虚，客气上逆为呕，下走则为肠鸣，故用是汤分阴阳，水升火降，而留者去，虚者实。成注是方：连、芩之苦寒入心，以降阳而升阴也；半夏、干姜之辛热，以走气而分阴行阳也；甘草、参、枣之甘温，补中而交阴阳，通上下也。"《医方集解》："苦先入心，泻心者，必以苦，故以黄连为君，黄芩为臣，以降阳而升阴也；辛走气，散痞者必以辛，故以半夏、干姜为佐，以分阴而行阳也；欲通上下交阴阳者，必和其中，故以人参、甘草、大枣为使，以补脾而和中。"《伤寒来苏集》："伤寒五六日，未经下而胸胁苦满者，则柴胡汤解之；伤寒五六日，误下后，心下满而胸胁不满者，则去柴胡、生姜，加黄连、干姜以和之。此又治少阳半表半里之一法也。然倍半夏而去生姜，稍变柴胡半表之治，推重少阳半里之意耳。君火以明，相火以位，故仍名曰泻心，亦以佐柴胡之所不及。"

余天泰教授认为，方证是安全有效地使用该方药的证据。半夏泻心汤为一首最具代表性的寒热补泻同用之方，传统中医学将其病机概括为寒热错杂，中虚热结。从现代医学的角度来看，此寒热错杂的病理基础是胃肠道功能的紊乱。故半夏泻心汤证如下：①上腹部满闷不适，有轻度胀痛，但按之无抵抗感。②恶心、呕吐、腹泻、肠鸣等胃肠道症状。③烦躁、内热感，多梦或失眠。④舌苔白腻或黄腻。从余天泰老师临床门诊应用来看，半夏泻心汤常用于急、慢性胃炎，胃及十二指肠溃疡，慢性肠炎，早期肝硬化，口腔溃疡等证属寒热错杂、肠胃不和等脾胃疾病。

【病案举例】

1. 反胃（土虚木乘，胃气上逆；慢性胃炎）

薛某，男，42 岁，2018 年 3 月 21 日就诊。患者两年前出现不定时朝食暮吐或暮食朝吐。近来发作更频，每一二日便呕吐一次。辰下症：呕吐物除食物外，尚有大量酸水。平时口淡无味，食后胃脘胀满，郁闷不舒，心中嘈杂，腰痛，肢末欠温，大便尚可，小便清长，次数增多。唇色红赤，舌质红，舌苔薄白而滑，脉沉细弱。西医诊断：慢性胃炎。中医诊断：反胃，证为土虚木乘，胃气上逆。治法：抑肝和胃。处方：半夏泻心汤合左金丸。药物：半夏 9g，党参 9g，黄连 6g，黄芩 6g，干姜 6g，吴茱萸 6g，炙甘草 3g，大枣 3 枚。7 剂，水煎服，1 日 1 剂。

二诊（2018 年 4 月 2 日）：治疗以来，仅轻微呕吐两次。吐出物系清水、痰涎，夹少许食物，无酸味。心中嘈杂已除，但时时清涎自涌，肢末欠温，小便仍清长。唇色、舌质转正常，舌苔薄白而滑。药物：半夏泻心汤去黄芩、黄连，加制附子 10g，炒白术 15g，补骨脂 15g，肉豆蔻 6g，肉桂 3g（另冲），党参易为白晒参。嘱每 3 日服 1 剂，连服 10 剂，症状基本消除。

按：本案反胃已久，显系脾胃虚寒，运化无权，通降失度而致。口淡、胃脘胀、肢末不温、溲清，脉沉细弱，乃一派虚寒之象，治宜温中补阳。然唇舌红、心中嘈杂、吐酸，又系内有郁火之征。总缘脾胃虚寒，膈间有热，形成上热下寒，虚实并见之候。初诊以苦辛通胃之阳，苦寒以制肝之逆。次诊上热已除，倒逆之热渐缓，则宜专温其中下，故去苦寒之黄芩、黄连，加肉桂、附子、炒白术、补骨脂、肉豆蔻以温中祛寒。

2. 口糜（脾胃不调，寒热错杂，升降失宜，火邪炎上，寒邪居于下；口腔溃疡）

刘某，男，26 岁，2018 年 1 月 3 日初诊。患者口腔溃疡半年余，时好时犯，服清热泻火药，不仅无效，反而加剧，长期服用西药核黄素、维生素 C 等，没有效果。询其致病之因，外出工作，饥饱不均，寒热不调。辰下症：自感胃脘痞满不适，腹中肠鸣辘辘，大便稀干不等，小便黄，饮食欠佳，晨起口苦咽干，舌质红，苔白腻，脉濡数。西医诊断：口腔溃疡。中医诊断：口糜，证属脾胃不调，寒热错杂，升降失宜，火邪炎上，寒邪居于下。治法：健脾和胃，清上温下。处方：半夏泻心汤加减。药物：半夏 6g，干姜 6g，黄芩 10g，黄连 10g，党参 12g，白术 10g，茯苓 10g，陈皮 10g，山药 15g，炙甘草 6g。2 剂，水煎服，1 日 1 剂。

二诊（2018 年 1 月 5 日）：2 剂后口腔溃疡愈合，脾胃症状也消失。

按：脾开窍于口，寒热错杂于中焦脾胃，津不上润而阴火上行，致口腔溃疡反复发作。病属寒热错杂，只清其火或只温其寒，皆不能愈。唯寒热并投升降气机，斡旋于中焦，方能使痞开结散，津布而火降，口糜自除。

3. 腹胀（寒热夹杂，阴阳失调，升降失常；乙型病毒性肝炎）

岳某，男，28 岁，2018 年 2 月 3 日初诊。患者于 2017 年 6 月 5 日起食欲不振，疲乏无力，大便日 2~6 次，呈稀糊状，腹胀多矢气，曾在松溪县医院诊断为慢性肝炎，治疗 6 个月出院。此后病情反复发作。病人肝功能正常，谷丙转氨酶略高，在 150~180 单位。消化道症状明显。辰下症：食欲不振，口微苦，食已胃脘满闷腹胀，干噫食臭，午后脘部胀甚，矢气不畅，甚则烦闷懒言，不欲室外活动，睡眠不佳。望其体形矮胖，舌苔白，脉沉而有力。西医诊断：乙型病毒性肝炎。中医诊断：腹胀，证为寒热夹杂，阴阳失调，升降失常。治法：辛开苦降。处方：半夏泻心汤加减。药物：党参 9g，半夏 9g，干姜 6g，炙甘草 6g，黄芩 9g，黄连 3g，大枣 4 枚。15 剂，水煎服，1 日 1 剂。

药后诸症逐渐减轻，食欲增进，食已脘中胀闷未作，腹胀有时只轻微发作，此其一；精力较前充沛，喜欢散步及室外活动，时间略长也不感疲劳故予该方 40 剂续服。

按：反复发作，脾胃虚弱于前；便溏腹胀，神疲懒言，口干微苦，舌苔微黄，寒热错杂于后。终至气机痞塞，升降失常，而见心下痞满，干噫食臭，矢气不畅。用半夏泻心汤补益脾胃，辛开苦降，调理寒热。坚持服用，终使顽疾尽拔。

（朱智宇）

第五节　扶阳平喘汤治疗阳虚型慢性肺源性心脏病急性发作期临床疗效观察

慢性肺源性心脏病（简称慢性肺心病）是我国的常见病、多发病，其发病率在我国多数地区占第三、第四位，东北、西南已由第二位上升到首位。患者年龄多在 40 岁以上，患病率随着年龄增长而增高，51~60 岁的患病率较 41~50 岁者高 2~3 倍，近 10 余年来随着社会老龄化因素的影响，患者高峰年龄已向 60~70 岁推移。慢性肺心病常反复急性加重，严重影响患者的劳动能力和生活质量，随着心肺功能的损害，病情逐渐恶化，多数患者预后不良，病死率在 10%~15%，已成为严重危害人民健康与生命的疾病。

一、资料与方法

1. 一般资料

病例来源于南平市人民医院肺病科 2010 年 3 月至 2011 年 3 月住院的慢性肺心病患者 70 例。对入选的病人采用随机信封方式分组，采用 SPSS 17.0 软件产生分层区随机号，再根据随机号将病人分到治疗组和对照组，随机号对应具体分组密封的信封中，按病人入组顺序，拆开相应编号的信封，从而进入治疗组或对照组。对两组进行齐同性检验，以保证两组病例在性别、年龄分布、病程、病情等方面无明显差异，具有可比性。

2. 西医诊断、分期及分级标准

参考 1977 年我国修订的慢性肺心病诊断标准：①患有严重慢性阻塞性肺病、其他胸肺疾病或肺血管病变病史。②肺动脉瓣区第二心音亢进、剑突下心音增强、颈静脉怒张、肝大压痛、肝 – 颈静脉反流征阳性、下肢水肿及体静脉压升高等肺动脉高压、右心室增大或右心功能不全的表现。③心电图、X 线胸片、超声心动图、心电向量图有肺动脉高压和右心室肥厚、扩大的征象。

3. 中医辨证诊断标准

参照周仲瑛主编的普通高等教育“十一五”国家级规范教材《中医内科学》的诊断标准。肺胀是多种慢性肺系疾患反复发作，迁延不愈，导致肺气胀满，不能敛降的一种病证。临床表现为胸部膨满，憋闷如塞，喘息上气，咳嗽痰多，烦躁，心悸，面色晦暗，或唇甲紫绀，脘腹胀满，肢体浮肿等。严重者可出现神昏、惊厥、出血、喘脱等危重证候。阳虚型：心悸，喘咳不能平卧，咳痰清稀，面浮，下肢浮肿，甚则一身尽肿，腹部胀满有水，脘痞，纳差，尿少，怕冷，面唇青紫，舌胖质黯，苔白滑，脉沉细。

4. 纳入标准

①年龄 18~90 岁。②符合现代医学慢性肺心病的诊断标准。③符合中医辨证分型属阳虚型标准者。④相关理化指标检查完善者。⑤以肺心病或其基础疾病急性发作、肺部感染、肺心病并发症为第1诊断者，即患者入院的主要原因是肺心病的急性发作，而非他病急发并发肺心病者。⑥死亡病例以肺心病或其并发症为直接死亡原因者，排除外伤、自杀等意外事故致死亡，排除恶性肿瘤、急性中毒等危急症合并肺心病所致死亡者。

5. 排除标准

①年龄在 18 岁以下或超过 90 岁。②严重原发性心血管病变，如心绞痛、心肌梗死、风湿性心脏病、心肌病等。③严重的肝肾功能不全（谷丙转氨酶、尿素氮、肌酐高于正常值 2 倍以上）。④合并严重血液系统、内分泌代谢系统、中枢神经系统疾病者。⑤合并组织创伤、恶性肿瘤、免疫系统疾病和非肺部感染者。⑥有精神病史患者。⑦妊娠期或哺乳期妇女，对本药剂过敏者。⑧不愿接受中药治疗者。⑨接受其他有关治疗，可能影响观察指标者。

6. 治疗方法

（1）对照组（35 例）：患者根据药敏试验积极控制感染，保持气道通畅，改善呼吸功能，纠正缺氧与二氧化碳潴留，纠正酸碱失衡及电解质紊乱，控制呼吸衰竭和心力衰竭，处理并发症。

（2）治疗组（35 例）：在对照组用药的基础上加用扶阳平喘汤，由中药制剂室统一煎制。方药组成：制附子 15g（先煎半小时），肉桂 6g，补骨脂 15g，石菖蒲 10g，茯苓 15g，干姜 10g，白芥子 10g，蜜麻黄 6g，姜半夏 10g，细辛 3g，砂仁 6g（后入），生黄芪 30g，炒白术 12g，炙甘草 10g。随证酌情加减，每日 1 剂。两组均以 4 周为 1 疗程，1 疗程后统计疗效及相关指标分析。

7. 观察指标

（1）安全性观测指标：一般项目包括体温、心率、呼吸、血压、体重等；血常规、尿常规、肝功能、肾功能、心电图；可能出现的不良反应，包括不良反应的临床表现、检测指标的异常、严重程度、消除方法，以客观评价其安全性。

（2）观察指标：临床症状（咳嗽、咳痰、气喘、水肿）治疗前后的变化；肺功能：第 1 秒用力呼气容积（FEV1）、1 秒率（FEV1/FVC）治疗前后变化；血气分析（二氧化碳分压、氧分压）治疗前后的变化；血液流变学（血细胞比容、血浆黏度、血小板黏附率、血沉）治疗前后的变化。

8. 疗效判定标准

（1）肺心病急性发作期综合疗效判断标准：参照中华人民共和国卫生部制定发布的《中药新药临床研究指导原则》（1993 第一辑）拟定。显效：间断咳嗽，痰为白色泡沫黏痰，易咳出，两肺未闻及啰音，肺部炎症大部分吸收（可参考体温，白细胞计数、分类、质量，痰细胞学检查及痰细菌学培养结果），心肺功能改善达 2 级（动脉血液气体检查结果可供参考），神清，生活自理，症状、体征及实验室检查恢复到发病前情况。有效：阵咳，痰为黏脓痰，不易咳出，两肺有散在啰音，肺部炎症部分吸收，心肺功能改善达 1 级（可参考上述检查），神清，能在床上活动。无效：上述各项指标无改善，或者恶化者。

（2）单项症状的疗效评定：分别观察咳嗽、气喘、咳痰、水肿四大主症的治疗前后变化情况，根据症状的严重程度，以“+”的多少表示，治疗后较治疗前下降 2 个“+”的评为显效；治疗后较治疗前下降 1 个“+”的评为好转；治疗前后无变化或治疗后加重者评为无效。

（3）实验室检查的疗效评定：参照 1980 年全国第三次肺心病会议制订的疗效等级及评定标准，观察治疗前后血气分析，包括动脉血氧分压（PaO_2）、二氧化碳分压（$PaCO_2$）。

9. 数据处理及统计学分析

采用 SPSS17.0 统计分析包建立数据库，并进行统计分析。计量资料以 $\bar{x} \pm s$ 表示，计量资料采用 t 检验（符合正态分布）或符号秩和检验（不符合正态分布）；计数资料采用 χ^2 检验，等级资料采用秩和检验。$P < 0.05$ 为差异有统计学意义，$P < 0.01$ 为有非常显著性差异；$P > 0.05$ 为差异无统计学意义。

二、研究结果

1. 两组临床疗效比较

表 4-5-1 治疗组与对照组患者临床疗效比较（n，%）

组别	例数（n）	显效	有效	无效	总有效率
治疗组	35 例	18（51.43）[1)]	13（37.14）[1)]	4（11.43）[1)]	31（88.57）[1)]
对照组	35 例	10（28.57）	16（45.71）	9（25.72）	26（74.29）

注：经 χ^2 检验，1）与对照组比较，$P<0.05$。

结果表明：与对照组比较，治疗组显效率和总有效率明显提高，而无效率明显降低，两组比较有显著性差异，治疗组在临床疗效方面优于对照组（$P<0.05$）。

2. 两组患者治疗前后血气分析情况比较

表 4-5-2 治疗组与对照组治疗前后血气情况比较（$\bar{x}\pm s$）

组别	例数（n）		PaO_2（mmHg）	PCO_2（mmHg）
治疗组	35	治疗前	48.38±1.42	60.66±2.08
		治疗后	70.50±2.10[1)2)]	39.78±1.36[1)2)]
对照组	35	治疗前	47.10±1.46	61.18±1.96
		治疗后	60.68±2.32	48.28±1.26

注：经 t 检验，1）表示与本组治疗前比较（$P<0.05$）；2）表示与对照组治疗后比较（$P<0.05$）。

结果表明：两组患者治疗前血气（PaO_2、PCO_2）比较无显著性差异（$P>0.05$）；两组患者治疗前后组内（PaO_2、PCO_2）比较有显著性差异（$P<0.05$）；与对照组比较，治疗组治疗后 PaO_2 明显上升，PCO_2 明显下降，两组治疗后比较有显著性差异，治疗组优于对照组（$P<0.05$）。

3．两组患者治疗前后血液流变学指标比较

表 4-5-3　治疗组与对照组治疗前后血液流变学指标比较（$\bar{x} \pm s$）

组别	例数（n）		血细胞比容（HCT）	血浆黏度（PV）（mPa·s）	血小板黏附率（PADT）（%）	血沉（ESR）（mm/h）
治疗组	35	治疗前	0.56±0.04	2.15±0.47	34.93±1.32	25.72±6.81
		治疗后	0.42±0.05[1)2)]	1.72±0.30[1)2)]	27.39±1.66[1)2)]	16.34±5.22[1)2)]
对照组	35	治疗前	0.55±0.05	2.13±0.60	34.57±1.47	24.82±7.18
		治疗后	0.55±0.04	2.10±0.45	34.18±1.03	20.89±6.09

注：经 t 检验，1）表示与本组治疗前比较（$P < 0.05$）；2）表示与对照组治疗后比较（$P < 0.05$）。

结果表明：两组患者治疗前血液流变学指标比较无显著性差异（$P > 0.05$）；两组患者治疗前后组内血液流变学指标，比较有显著性差异（$P < 0.05$）；与对照组比较，治疗组治疗后血细胞比容、血浆黏度、血小板黏附率和血沉均明显降低，两组治疗后比较有显著性差异（$P < 0.05$），治疗组优于对照组。

4．两组心功能治疗前后情况比较

表 4-5-4　两组心功能治疗前后情况比较（$\bar{x} \pm s$）

组别		例数	心功能			
			Ⅳ	Ⅲ	Ⅱ	Ⅰ
治疗组	治疗前	35	12	18	5	0
	治疗后	35	1[1)]	2[1)]	12	20
对照组	治疗前	35	11	20	4	0
	治疗后	35	4	8	16	7

注：经秩和检验，1）表示与对照组治疗后比较（$P < 0.05$）。

结果表明：与对照组相比，治疗组对心功能的改善情况为优，比较有显著性差异（$P < 0.05$）。

5. 两组治疗前后肺功能指标比较

表 4-5-5 治疗组与对照组治疗前后肺功能情况比较（$\bar{x} \pm s$）

组别		例数	FEV1（L）	FEV1/FVC（%）
治疗组	治疗前	35	1.55 ± 0.19	40.17 ± 3.23
	治疗后	35	$2.50 \pm 0.26^{1)2)}$	$60.15 \pm 4.26^{1)2)}$
对照组	治疗前	35	1.52 ± 0.16	39.86 ± 4.17
	治疗后	35	$2.03 \pm 0.16^{1)}$	$60.07 \pm 5.18^{1)}$

注：经 t 检验，1）表示与本组治疗前比较（$P < 0.05$）；2）表示与对照组治疗后比较（$P > 0.05$）。

结果表明：两组患者治疗前肺功能 FEV1、FEV1/FVC 比较无显著性差异（$P > 0.05$）；两组患者治疗后肺功能 FEV1、FEV1/FVC 比较无显著性差异（$P > 0.05$）；两组治疗前后组内肺功能 FEV1、FEV1/FVC 比较有显著性差异（$P < 0.05$）；与治疗前相比，两组的肺功能均得到了明显改善。

6. 两组 4 项主症治疗前后情况比较

表 4-5-6 治疗组与对照组治疗前后单项症状情况比较

症状	治疗组				对照组			
	疗前	显效	好转	无效	疗前	显效	好转	无效
咳嗽	35	14	15	6	35	8	17	10
气喘	35	8	17	10	35	8	12	15
咳痰	35	11	16	9	35	9	12	14
水肿	20	10	9	1	18	7	7	4

注：经 χ^2 检验，治疗组与对照组比较，$P < 0.01$。

结果表明：咳、喘、痰、肿 4 项有效率，治疗组依次分别为 82.86%、71.43%、77.14%、95.00%；对照组依次为 71.43%、57.14%、60.00%、77.78%。两组各项症状的有效率比较，治疗组对单项症状（咳、喘、痰、肿）的有效率明显优于对照组，比较有显著性差异（$P < 0.01$）。

7. 安全性观察

两组血常规、大便常规、小便常规、心电图及肝、肾功能均未见明显异常，均无观察到临床不良反应发生。试验期间无脱落病例。

三、讨论

该研究表明治疗组与对照组在改善慢性肺源性心脏病临床症状、体征、血气、血液流变学、心功能、肺功能、单项症状改善等方面均取得了较好的疗效，虽然在肺功能改善方面治疗组并没有明显优于对照组，但在临床综合疗效、血气、心功能、单项症状改善等方面却优于对照组，以此说明了扶阳平喘汤具有能够改善慢性肺源性心脏病临床症状、体征，改善心功能、肺功能，改善缺氧和二氧化碳潴留及改善单项症状（咳、喘、痰、肿）的作用，尤其对慢性肺心病主要症状咳嗽、气喘、咳痰、水肿等方面的改善具有一定的优势。可以初步推断扶阳平喘汤治疗阳虚型慢性肺心病的作用机制有可能是通过提高动脉血氧分压，降低动脉血二氧化碳分压，提高氧供改善组织缺氧，改善肺通气及换气功能；通过改善血液流变学特性，减低血浆黏稠度，降低血细胞比容，减轻血流阻力，解除血液的高凝状态，改善血液微循环，防止肺动脉血管血栓形成，减轻肺动脉高压，从而最终达到治疗慢性肺心病的目的，将为中药在治疗慢性肺源性心脏病等方面的基础及应用提供思路。研究结果表明扶阳平喘汤治疗慢性肺源性心脏病在临床使用中未发现明显不良反应及毒副作用，患者的依从性好，适合在临床上推广运用。

慢性肺心病多以咳喘、咳痰、心悸、发绀、水肿为主症，故多把其归在“肺胀”“喘证”等范畴。其是由于长期慢性咳喘气逆反复发作，以致引起脏腑功能失调，病邪侵袭肺脏，肺气亏虚，肺失宣降，津液输布失常，继而影响脾、肾，病位在肺、脾、肾三脏。其病理因素为水停痰凝，气虚气滞，痰瘀互结，病性属本虚标实，从气阴两虚发展为阳虚为病之本；痰浊、血瘀为病之标。余天泰老师在多年临床实践中发现，当代社会损阳伤阳因素甚多，认为随着时境的变迁，社会生活环境的改变，以及体质因素、寒邪作祟、嗜食生冷、工作烦劳、房事太过、作息无常、恣用苦寒、滥用激素、滥用抗生素、慢性病上升等 10 多种因素，国人体质和疾病谱业已发生很大变化，而“阳衰阴盛”是当前包括肺心病在内的多数疾病所呈现的重要病变机理和发展趋势，“阳衰阴盛”病证已不在少数。中老年人，年过半百，肾气渐衰，不能鼓舞心阳，而致心气不足或心阳不振，津液失布，则痰凝瘀阻，痰浊久留，痰瘀交阻，而致肺气不敛。故本病多以心肾阳虚、痰瘀痹阻为主，早期多表现气虚痰阻为主，中后期随着疾病的发展而涉及肺、肾、心，多出现气虚及阳，出现阴阳两虚、痰瘀夹杂或瘀血内阻的病变。应用扶阳化痰平喘法时，当以扶阳为本，以温为通，以通为补，通补兼施，相得益彰。总之，肺心病证候多端，病机复杂，但总不离“阳微正虚”之宗，治疗当根据病情缓急，或扶阳为主，祛邪为辅，或祛邪为主，扶阳为辅，灵活运用。因此，扶阳治疗必须贯穿于肺心病整个病程中。俟阳气恢复，则寒可祛，痰可化，血可行，气可顺，实邪既去，气道通畅，临床应能有所建功。

四、余天泰老师阳虚型慢性肺心病学术思想

1. 阳气是人体的根本

扶阳学派（俗称火神派）十分重视阳气在疾病的发生发展及康复中的作用，因而诊治疾病时注重顾护阳气。中国传统文化和古代医学向来重视阳气，民国扶阳大家祝味菊先生感慨认为：“重阳之说，由来久矣。”儒家思想认为：阳是主生的，阴是主杀的。一年中春、夏、秋三季为生，只有冬一季是杀。所以天之道，以阳为生养万物之道，是正道；阴是杀万物，所以邪道。阳气是天地之正气，阴是天地之邪气，故而邪气必须服从正气。有了这个思想，在社会生活当中，阳占主导地位，阴在从属地位。医圣张仲景深谙重阳之理，其经典著作《伤寒论》十分重视顾护阳气，因而临床中干姜、桂枝、附子使用的频率极高，在实践中极其重视阳气，堪称重阳典范，感言“若五脏元真通畅，人即安和”。

2. 阴常不足，阳常有余

元代朱丹溪经过临床实际体会提倡“阴常不足，阳常有余”的论说。他所指的阴是精血，阳是指气火，即由于精血亏损所产生的虚火。他认为精血是生命活动的物质基础，不断消耗，易损难复，故阴常不足。如不注意保养精血，嗜酒纵欲，伤戕过度，则阳气易亢，虚火妄动，故阳常有余。阴虚阳亢，则百病丛生。故主张保重精血以维持身体阴阳的相对平衡，这是他在临床上偏重滋阴法的理论根据。这依据主要与当时的时代、地域气候和当地人的生活习惯有关。朱丹溪生活在元朝中叶，社会相对稳定，他主要面对的是能

吃饱的重体力劳动者（农民），再加上浙江地区的气候温热不冷，最常见的证候是阴虚内热、肝阳上亢等，所以才有“阴常不足，阳常有余”的论断。余天泰老师临床总结后认为：现在这个社会，随着时境的变迁，现代人体质的变更，我们应与时俱进。福建南平市为山中之城，空气潮湿，寒湿证很多。“阳衰阴盛”是当地多数疾病的重要病变机理和发展趋势（当地人爱吃辣椒就是佐证），治疗上以扶阳祛寒为主要治疗手段。以扶阳而不是补阳或壮阳。动为阳，静为阴。气机乖戾，阴阳皆郁，郁而化火，久则阳伤，阳不足焉。动静皆一体，阴阳亦一体，分而亦连，阳伤而次阳发之，渐入于阴，阴即伤也，久之阴阳俱损。然阳伤在先，阴损在后，其治也宜先复其阳气，再图愈其阴损。

3. 余天泰老师对阳虚型慢性肺心病病机的认识

余天泰老师认为慢性肺心病患者，年老体弱，素体亏虚；闽北地寒，易感寒邪；冷饮横行，折伤中阳；工作烦劳，内耗阳气，起居无常，不敛阳气；房劳过度，肾阳亏虚；长期久病，反复感染，滥用抗生素及激素，恣用苦寒之药，戕伐阳气。故该病以阳气虚为主，同时多因先后天诸多因素致机体正气亏虚，导致机体抗病能力不足，寒热诸邪乘虚侵袭肺系所致。病变首先在肺，进而侵及心、脾、肾等脏。病理性质多为本虚标实，但有偏实、偏虚之不同，且临床多以标实为急，感邪则偏于实，平素偏于本虚。本病病因还与外感六淫、水饮、痰湿、瘀血相关。

4. 余天泰老师对慢性肺心病阳虚型治法的探讨

余天泰老师认为慢性肺心病病机复杂，病程迁延不愈，本虚标实明显，所以在治疗上要处处顾护阳气，扶阳要贯穿于疾病治疗的全过程，在扶阳的基础上要重视对痰饮、水湿、瘀血的处理，做到标本兼治，同时要顾护后天脾胃。余天泰老师认为肾阳为元阳之所在，肾阳的充足是脾阳、心阳健运的基础。机体倘若肾阳亏虚，则脾阳不温，心阳不振，则痰浊、瘀血、水饮内生发为肺胀，因此扶阳的核心是扶肾阳。脾为后天之本，主运化，其运化功能主要表现在运化水谷精微，脾虚则运化失常，导致津液不能正常输布，而导致水饮内停，聚为痰浊。多余的液体在肺和肾的协同作用下，下输膀胱而排出体外，以保持体内水液代谢的平衡。若通调失职，皆可导致水液停聚。水饮为阴邪，非阳不化。

基于上述理论，因而余天泰老师在判断疾病时总以阴阳为纲，突出阴阳总纲地位，善辨阴火识假热；在临证立法上以扶阳为要务，主张扶阳抑阴，用阳化阴，常采用温潜、温敛、温散、温清、温下、温滋、温补等诸多方法治疗，在用药上擅用姜、桂、附等温阳通阳药物。特别是在急性发作期，重用附子力主扶阳为主，祛邪为辅。在临床实践中多以附子、肉桂等补肾阳要药为君药，配以干姜、黄芪、桂枝等助脾阳、心阳药物，以达到心、脾、肾“三阳开泰”，而阴霾自散的功效。余天泰老师认为矛盾的解决既要重视内因，但也绝对不能忽视外因，而且内外因之间是相互影响的。只一味强调阳虚的内因单一扶阳，而对痰浊、瘀血、水饮等实邪客观存在的事实不顾，治疗必然是缓不济急；而单纯力主祛痰化瘀逐饮等治标，而没有充分认识到阳虚内因的重要性进行扶阳，则治疗必然是事倍功半或者徒劳无功。因此在肺心病急性发作期治疗过程中，扶阳大法与祛痰化瘀、祛邪攻邪之法是互用互补、相得益彰的，扶阳能为祛痰化瘀逐饮提供充足的动力，并杜绝实邪的化生之源，以祛除病根，达到治疗最终目标。在临床上亦重用桂枝、茯苓、白术等温阳健脾利水化瘀以祛邪，达到“邪去正自安”。余天泰老师认为“气”乃万物之本源，是与人之生命休戚相关的物质，临床诊疗疾病过程中，辨明气机失调之所在和失调之程度，并采取相应的有效措施使气机恢复正常，乃医者之要务。因此，在临证中十分注重调理气机。在治疗肺胀的经验方中，采用了多种调理气机的治疗方法。主要有：①益气扶阳：采用黄芪、炙甘草为臣药，取其健脾益气，补气以助扶阳，益气以活血化瘀。②理气祛邪：用砂仁调理中焦气机。③升降制衡：石菖蒲的升散与姜半夏的沉降之性相伍，加强燥湿化痰、醒脑开窍的功效。

由于阳虚的本证突出，因此在治疗用药时主张采用重剂，量大才能效宏，认为在选方用药上，量与效之间的关系是客观存在的，虽说四两能拨千斤，但用量不足，病重药轻，则是无异于杯水车薪。因此，强调在临床治疗，尤其是重症时，主张该出手时就出手，看准了就应当毫不犹豫地重拳出击，快速高效扶助阳气，稳、准、狠地打击病邪。在应用附子、干姜、桂枝等扶阳要药，往往从常量开始，循序渐进，逐次加量，直至达到获得满意效果为止。对附子的用法通常采用 20g 以上先煎半小时，30g 以上先煎 1.5 小时，60g 以上先煎 2 小时，临床上基本没有出现不良反应。

5. 个人对扶阳思想的理解体会

扶阳学术思想强调阳气的重要性，故在诊疗疾病中应处处注重顾护阳气，避免滥用苦寒伤阳伐阳药物，而不应该在附子的使用剂量上一较高下。用药应恰到好处，中病则止，而不是一味地加大剂量。当然对于重症患者该重拳出击时则不能犹豫，前贤已有不少成功案例。但是，是药三分毒，虽然通过增加煎煮时间、增加甘草剂量可以减轻毒性，但不能完全避免个别患者因体质特殊可能出现毒副反应的现象。且中药药典对其剂量有明确的规定，在临证选方用药时不可忽略。

气贵在流通，而气与阳，密切相关。气之运行赖阳之温煦，阳之布达倚气运输。故在扶阳的同时，须注意气机的调达。如临床中，尚有见身寒肢冷等症者，在扶阳的基础上，加用柴胡、枳壳、厚朴、紫苏梗等解郁理气之品甚效，较之单纯温扶阳气为佳。

脾胃为后天之本。阳气禀于先天，充养于后天。因此在临床上还必须重视后天之本的作用。不忘顾脾护胃，可在扶阳方中加用炒白术、山药、砂仁等补脾健胃，以“补土燠火”，使脾胃健运，生化正常，阳气充养有源，才能使机体内的阳气充足且绵绵不绝。运用扶阳法，重在辨证，其中舌脉甚为重要，尤其是舌象，可视为金标准。大凡舌淡红、淡胖、边有齿痕或舌黯或紫，苔润不燥者，即可大胆使用。事物是辨证的，对待扶阳法也应如此。临床上不能一味扶阳，避免剑走偏锋。如我们在实际应用中，常配磁石以监制附子之刚烈；对有热化之虞者，伍用芩、连之类，以温清并用；见有阴损迹象时，加生地黄、熟地黄等，以温滋同施等。

该方是余天泰老师的经验方，临床用于阳虚型肺胀。此方中附子辛、甘、大热，有毒，归心、肾、脾经；气雄性悍，走而不守，通行十二经，可上振心阳、下补肾阳、中温脾阳为回阳救逆之要药。干姜、细辛温肺化饮。同时附子走而不守，干姜守而不走，两药相合，温补肺肾阳气，使全身阳气得复，临床上属阳衰阴盛之证皆可使用，效果显著，是临床扶阳药物中所不能替代之品。蜜麻黄辛温，归肺、膀胱经，有宣肺平喘、利水消肿之功；补骨脂补肾加强助阳之力，肉桂温补下元，纳气平喘，同时摄纳浮阳。附、桂同用为君，温补肾阳，摄纳浮阳，使阳气归原并壮大。蜜麻黄宣肺平喘，姜半夏、白芥子降气化痰，石菖蒲醒神开窍，茯苓利水渗湿，炒白术、砂仁健脾燥湿共同为臣。黄芪、炙甘草入中焦有温中健脾，补益气血的功效；与附子、肉桂相配合，辛甘化阳，增强化生阳气的功能，益气助阳为佐。炙甘草兼制约附子之毒性为使。诸药相合，肺肾之阳得复，痰饮得化，脾胃得健，水湿得除，诸症自愈。

慢性肺心病病程长，中医认为久病伤阳。肾阳在衰老过程占主导作用，随着社会的进步，人口老龄化速度加快，人群中由于自然规律变化，必然先出现肾阳亏虚，命门火衰的生理改变。入选人群的年龄决定了体质阳虚的普遍存在。已经有众多的临床研究表明，在慢性肺源性心脏病急性发作期，阳虚水泛是最主要的病机，是临床上最常见的证型。南平属闽北山区，地气相对寒冷潮湿，寒湿之邪易损伤阳气，地区的环境因素对体质也必然存在影响，造成病人体质和疾病病机以阳虚更突出。

根据临床的现代医学指标分析认为扶阳平喘汤具有降低动脉血二氧化碳分压，提高动脉血氧分压，降低血细胞比容、血浆黏度、血小板黏附率和血沉水平，因此，初步推断扶阳平喘汤治疗阳虚型慢性肺心病的作用机制可能是通过降低动脉血二氧化碳分压，提高动脉血氧分压，纠正组织缺氧状态，改善肺通气和换气功能，改善心功能；通过改善血液流变学，减低血黏稠度，降低血细胞比容，减轻血流阻力，解除血液高凝状态，改善微循环，防止肺动脉血栓形成，减轻肺动脉高压，最终达到治疗阳虚型慢性肺心病的目的。我们在临床应用观察中未见明显不良反应及毒副反应。

（陈琦辉）

第六节　潜阳封髓丹加味治疗慢性肺源性心脏病的临床探析

慢性肺源性心脏病（CPHD）是由慢性支气管肺疾病、胸廓疾病或肺动脉血管疾病引起肺循环阻力增加，肺动脉压力增高，进而引起右心室肥厚、扩大，甚至发生右心衰竭的心脏病。我国在慢性支气管炎或肺气肿基础上发生的肺心病者约 80%，病程时间长，容易因感染等因素诱发，严重影响生活质量，属于临床难治病。笔者在跟师的过程中，总结余天泰老师使用常规西医联合潜阳封髓丹加味治疗 CPHD 患者，疗效显著，现报告如下。

一、资料及方法

1. 一般资料

病例来源于 2015 年 1 月至 2017 年 12 月南平市人民医院肺

病科住院符合 CPHD 诊断的患者 60 例，根据随机数字表法分为观察组和对照组各 30 例。对照组中男 18 例，女 12 例，平均年龄 68.30 ± 10.30 岁，平均病程 15.28 ± 7.50 年；观察组中男 17 例，女 13 例，平均年龄 67.28 ± 10.15 岁，平均病程 15.60 ± 7.40 年。两组均有 29 例为慢性阻塞性肺疾病导致的肺心病，1 例为支气管扩张症导致的肺心病。两组性别、年龄、平均病程、疾病谱分布情况均无统计学差异（$P > 0.05$），具有可比性。

2. 西医诊断标准

参照中华中医药学会肺系专业委员会《慢性肺源性心脏病中医诊疗指南（2014）》，制定入组标准：①病史。慢性呼吸系统疾病病史，主要是慢性支气管炎、慢性肺气肿、肺结核、支气管扩张和胸廓疾病等病史。②症状。有咳嗽、咳痰，进行性气促的临床症状。③体征。有肺气肿或肺动脉高压体征。④心电图检查。肺型 P 波（V_1、V_2 导联 P 波高尖，Ⅱ、Ⅲ、aVF 导联 P 波直立高尖，电压 > 0.25mV）。⑤超声心动图检查。右心室流出道内径 ≥ 30mm；右心室内径 > 20mm；肺动脉压力大于 30mmHg。⑥排除其他心脏疾病。

3. 中医辨证标准

参照中华中医药学会肺系专业委员会《慢性肺源性心脏病中医诊疗指南（2014）》和《中医病证诊断疗效标准》辨证。主症：胸满，喘促，动则加剧，咳痰白黏或泡沫，心悸，乏力，面浮肢肿，夜不能卧，口干咽痛，面红如妆，自觉发热，汗出，神疲，怕冷，面唇青紫，舌质淡或紫暗，舌苔白润，脉沉细。次症：痰白，耳鸣，咳时遗尿，腰膝酸软，苔腻，脉弦细。诊断：①胸满或喘促，动则加剧。②心悸，动则加剧。③面红如妆。④畏冷、自觉发热。⑤口干咽痛。⑥咳痰白黏或泡沫。⑦肢肿。⑧舌质淡、苔白，脉沉细或虚弦。具备①、②、③、④四项，加⑤、⑥、⑦、⑧中两项。

4. 纳入标准

①符合上述西医诊断和中医证型标准。②为 CPHD 稳定期患者。③同意并签署知情同意书。

5. 排除标准

①合并急性心肌梗死，先天性心脏病，严重肝、肾疾病或血液性疾病。②合并肺部肿瘤。③不能配合完成诊疗者。

6. 研究方法

（1）对照组：常规基础治疗。包括中心吸氧、抗感染、抗炎、祛痰平喘、强心、降低肺动脉高压、纠正电解质紊乱治疗等。

（2）观察组：在对照组基础上，加用潜阳封髓丹治疗，方剂为：黄柏 30g，砂仁 20g（后入），肉桂 8g（后入），沉香 5g（后入），附子 24g（先煎），龟板 20g（先煎），龙骨 30g（先煎），牡蛎 30g（先煎），补骨脂 15g，炙甘草 10g。统一采用南平市人民医院中药煎药机（北京东华医疗设备有限公司）煎煮，1 剂 / 日，一次性真空封袋为 2 袋，每袋 250ml，每次 1 袋，早晚餐后 1 小时服用。2 组均以 7 日为 1 个疗程，治疗 1 疗程后开始评价药物疗效。

7. 疗效判定标准

（1）按照《中药新药临床研究指导原则》采用尼莫地平法测定。疗效指数 = 治疗前后积分之差 / 治疗前总积分 ×100%。总有效率 = 痊愈率 + 显效率 + 有效率。痊愈：疗效指数＞ 90%；显效：60%＜疗效指数≤ 90%；有效：30%＜疗效指数≤ 60%；无效：疗效指数≤ 30%。

（2）评价指标。采用《生活质量评价量表 SF-36》评分，对健康和日常活动的 10 个方面进行计分，计算治疗前后总分，分数越高，生活质量越好。据临床主要症状：胸满、气喘、心悸、肢肿、口干、睡眠六方面评分；分为无、轻、中、重度 4 级，以 0、3、6、9 分进行记录，计算治疗前后各项症状总分。肺功能指标：包括呼气峰值流速（PEF）、用力肺活量（FVC）和第一秒用力呼气容积（FEV1），均采用肺功能仪（德国生产，型号 Power Cube）由同一个技师进行测定。

8. 统计学方法

所有数据运用 SPSS 20.0 统计软件进行分析，计量资料服从正态分布用 t 检验的方法，不服从正态分布用秩和检验；计数资料用 χ^2 检验的方法。

二、结果

1. 两组治疗前后《生活质量评价量表 SF-36》总分比较，见表 4-6-1。

表 4-6-1　两组治疗前后《生活质量评价量表 SF-36》总分比较（$\bar{x} \pm s$）

组别	治疗前	治疗后
对照组	3.35±1.08	5.32±1.25[1)]
观察组	2.88±1.06	5.50±1.35[1)2)]

注：与治疗前比较，1）$P < 0.05$；与对照组比较，2）$P < 0.05$。

2. 两组治疗前后临床症状评分比较，见表 4-6-2。

表 4-6-2　两组治疗前后临床症状评分比较（$\bar{x} \pm s$）

组别	对照组		观察组	
	治疗前	治疗后	治疗前	治疗后
胸满	5.43±0.36	2.51±0.41[1)]	5.45±0.37	1.31±0.32[1)2)]
气喘	5.61±0.45	1.72±0.49[1)]	5.71±0.39	0.56±0.26[1)2)]
心悸	4.38±0.42	1.57±0.50[1)]	4.35±0.35	0.57±0.33[1)2)]
肢肿	4.85±0.42	0.82±0.45[1)]	4.91±0.31	0.55±0.27[1)2)]
睡眠	4.92±0.42	1.90±1.44[1)]	4.83±0.52	0.84±0.19[1)2)]
口干	6.94±0.20	1.46±0.22[1)]	6.98±0.30	0.78±0.36[1)2)]
总积分	20.83±1.16	9.51±2.01[1)]	22.68±2.13	1.28±0.53[1)2)]

注：与治疗前比较，1）$P < 0.05$；与对照组比较，2）$P < 0.05$。

3. 两组治疗前后肺功能的比较，见表 4-6-3。

表 4-6-3　两组治疗前后肺功能指标比较（$\bar{x} \pm s$）

组别	时间	呼气风流速（L/分）	用力肺活量(L)	第一秒用力呼气容积(L)
对照组	治疗前	100.05±2.11	1.12±0.89	1.08±0.41
	治疗后	160.00±3.37[1)]	1.51±0.55[1)]	1.38±0.32[1)]
观察组	治疗前	98.51±2.37	1.13±0.78	1.07±0.32
	治疗后	180.42±1.33[1)2)]	1.61±0.47[1)2)]	1.45±0.36[1)2)]

注：与治疗前比较，1）$P < 0.05$；与对照组比较，2）$P < 0.05$。

4. 两组疗效比较，见表 4-6-4。

表 4-6-4 两组疗效比较（n，%）

组别	n	痊愈	显效	有效	无效	总有效率
对照组	30	8（26.67）	10（33.33）	6（20.00）	6(20.0）	80.00
观察组	30	10（33.33）	12（40.00）	7（23.33）	1(3.33）	96.67[1)]

注：与对照组比较，1）$P < 0.05$。

三、总结

通过临床研究可以发现，联合潜阳封髓丹进行治疗 CPHD 生活质量评分，胸满、气喘、心悸、口干、睡眠、咳嗽等临床症状的改善，肺活量及呼气峰流速的改善均高于常规西医治疗组，可见中医药在这方面的治疗上疗效肯定，有优势，值得推广。CPHD 主要症状是胸满，短气喘息，动则加剧，心悸心慌，咳嗽是慢性肺系疾病迁延所致，临床上后期亦常见口干、咽痛，牙龈肿胀，面红如妆，心烦、汗出、自觉发热不适、肢肿，临床上容易误诊为阳虚水泛证，使用真武汤治疗后疗效欠佳。余天泰老师认为此系符合火神派之祖郑钦安的“阴火”之论，亦称之为“龙雷火、无根火、阴火、虚火”，他认为阴火本质为“发而为病，一名元气不纳，一名元阳外越，一名真火沸腾，一名肾气不纳，一名气不归源，一名孤阳上浮一名虚火上冲”。阴盛而虚阳外越上浮是导致阴火上潮的主要原因。他取类自然界中地气蒸腾，形成乌云蔽日，遮蔽了阳光，再者雨下，此为阴盛阳衰，阴盛则雨；太阳一出，阴云消散，足以证明阴盛则雨，阳盛而雨停这种现象来衍义这个理论。在《医理真传・内伤说》曰：“再观于地气上腾，而为黑云遮蔽日光，雨水便降，即此可悟虚火（阳虚之火，即阴火证）之症，而知为阳虚阴盛无疑矣。”余天泰老师在此理论基础上，结合肺心病患者的临床表现认为此类病症常为老年患者，真阳渐衰，长期久病，更加阳气耗伤；风扇、空调使用，易产生寒邪，耗伤阳气；夜间症状明显，作息无规律，易伤阳气。该类患者疾病急性发作期，常见痰黄，反复使用抗生素及激素，更伤阳气。以上诸多因素导致肺心病患者脾肾阳气亏虚，阴盛水泛更甚者，出现虚阳上越，阴火上炎而非仅仅为水泛之实证。此病病性见阳虚阴盛，虚阳浮越，在下无以蒸腾气化，阴水内盛，形成阴盛格阳、上盛下虚之象，本为阳虚，标为阴盛。临床上常见胸满或喘促，心悸，动则加剧；面红如妆，神疲，怕冷，面唇青紫，舌质淡或紫暗，舌苔白润，脉沉细等阳虚之症。阳虚为本，阳无以制阴，阴盛于下，逼迫虚阳上浮，故见上为虚火之象而见口干、咽痛、牙肿、自觉发热、汗出等虚火、阴火之象。故口干、口渴但喜热饮，二便正常；脉象为沉细无力或虚弦，而非滑数。余老师认为此证进食寒凉食物或使用寒凉药物，反而耗伤阳气，不适加重，常见舌淡润胖大，非实热证，为上有假热、下有真寒之证。与其补阳不如潜阳温下，故使用潜阳封髓丹纳气归肾、扶阳抑阴，引火归原。方中黄柏：砂仁：炙甘草比例当为 3 ： 2 ： 1。砂仁能宣阴邪，纳气归肾，配伍甘草之甘，辛甘能化阳；附子大热，补真阳、壮君火也。龟板通阴助阳，甘草补中伏火，黄柏色黄入脾，调和水火之枢纽，味苦入心合龟板、甘草之甘而化阴。与其余药物相合，暗合三才之义，阴阳合化，交会中宫，则水火既济，使真火伏藏，肾根得固。同时加用肉桂引火归元；沉香潜阳归肾；补骨脂固肾平喘；龟板、龙骨、牡蛎取其有情之品，阴阳之灵，二物相合，阴阳互根，诸药相合，共奏潜阳封髓之功。因而潜阳封髓丹更加缜密，更有利于扶阳抑阴，引火归原，更适宜于阴火诸证。故临床上当谨守病机，不可拘泥于成法，当善用古方，方可取得良效。

（吴慧毅）

第七节　余天泰教授调气法治疗冠心病的经验

余天泰教授在治疗冠心病等老年慢性病过程中擅长运用“分阶段调气法”，取得较好临床效果。老师对气的认识来自《灵枢》《周易》。《灵枢·决气》认为中医学气的分类众多，虽六气各有部主（肾主精、肺主气、脾主津液、肝主血、心主脉），但六名（精、气、津、液、血、脉）皆归“一气”。《周易·系辞上》云“易有太极，是生两仪，两仪生四象，四象生八卦”，“太极”就是一、是气，一分为二，一气分阴阳。人体之气按一定规律，以三焦、血脉为通道，调畅不息地运转，即为气机。气的正常、气机调和是维持机体的代谢平衡、生理功能正常，以及身体健康的关键。而枢机是维持气机升降出入正常的关键。余老师认为人以气为本，任何气的虚损、气机失调、枢机不利均可导致疾病的出现，气一失调则变生百病，正如《素问·举痛论》所说的“百病生于气”。虽气的病理众多、调气方法各异，但“一气”总领阴阳，“一气”调，则阴阳自和，则如《灵枢·通天论》曰：“阴阳和平之人，其阴阳之气和，血脉调。”在临证中调气法贯穿治疗内伤杂病的过程中，认为治百病当以调气为要，治疗冠心病亦当如此，一调气（阳）的虚损，二调气机，三调病理产物痰瘀水。老师认为冠心病的发生、发展，离不开心气、心阳，以及“心主血脉”与“心为阳中之太阳”的功能失常。

首先为心气、宗气的失常。现代医学认为，心脏能不停地进行有节律的收缩和舒张活动，是由构成心脏的心肌本身的特性所决定的，而心肌生理特性，又是以心肌细胞生物电现象为基础的。老师认为心的功能，首先应是在心气（阳）的主导下，实现心主血脉的功能，即实现解剖结构心—血管循环及电生理功能。心气、宗气充沛调和是心脏的动力来源。《素问·经脉别论》对于脏腑、经络脉气流经、归属及其生理有精辟的论述，然正如《灵枢·邪客》所云“宗气……以贯心脉，行呼吸焉……”，《灵枢·刺节真邪》云“宗气不下，脉中之血，凝而留止”，虽然气的分类众多，但在此阶段，心气、宗气的虚损与中气、元气密切相关，心气宗气根于先天，充养于后天，结合于自然清气，贯心脉以助心行血，下蓄丹田以资元气。心系病证的始动病机在于心气、宗气的失常，导致主血脉、贯心脉以助心行血的功能失常。“而实一气贯之”（《医学衷中参西录》），故在调心气的虚损，实可调和、调养“一气”。“调”字在《说文解字》中释为“和也”，老师认为调法蕴含在调养、补益“一气”之中重视阴阳二气，先天、后天之气和营卫之气，重视温养升提。常常选用桂枝人参汤，桂枝（脉气流经归于肺），合柴胡（散精于肝）、黄芪善于补气升阳，以及养心汤，升陷汤，补中益气丸，肾气丸。适当加入运转枢机以及引经升提之药物如少阳之柴胡、阳明之升麻升举阳气，能升能降之桂枝等药物。

其次是主血脉的失常。现代医学认为，冠心病是由冠状动脉发生粥样硬化引起管腔狭窄或闭塞，所以动脉粥样硬化是病情发展的关键因素。《内科学》指出，各种动脉硬化的共同特点是血管内皮、中膜的病理改变，血管内皮损伤在动脉粥样硬化发生中起到始动因素和关键作用。近年研究提示，血管外膜集神经、内分泌、免疫功能于一体，是血管组织中结构和功能复杂的重要组成部分，全程参与血管损伤和修复的全过程。老师认为这个过程符合中医学营卫的功能与特性，营卫调和是脉道通利的基础，故营卫失调是血脉病变的始动因素。《灵枢·决气》曰“壅遏营气，令无所避，是谓脉”，《灵枢·痈疽》曰“夫血脉营卫，周流不休”，《灵枢·本藏》曰“经脉者，所以行血气而营阴阳”，《伤寒论·辨脉法》所谓“营卫不通，血凝不流”，这是对血脉的阐述，以及营气生理功能的高度概括，同时表明了气运行血脉的重要作用，也道出了营卫二气失调，在动脉粥样硬化中占重要作用。虽然这个过程是渐进的、缓慢的及不易察觉的，但容易出现血行涩滞、津液停滞，导致气机郁滞，此阶段是初始阶段，也是最容易忽视的阶段。故《难经·十四难》曰“损其心者，调其营卫”为其治疗常用方法，桂枝、芍药即为常用药对。在疾病恢复期重视机体康复，选用桂枝汤、小建中汤、黄芪建中汤、黄芪桂枝五物汤等。

如果说营卫失调是最容易忽视的阶段，那么气机失调引起痰阻、血瘀、津停等病理产物则是冠心病发病的基础。“食气入胃，散精于肝，淫气于筋。食气入胃，浊气归心，淫精于脉，脉气流经，经气归于肺，肺朝百脉，输精于皮毛。毛脉合精，行气于府，府精神明，留于四脏”，“饮入于胃，游溢精气，上输于脾，脾气散精，上归于肺，通调水道，下输膀胱，水津四布，五经并行”，老师认为《素问·经脉别论》这两段话，不仅说明了气的生成、代谢过程及其生理功能，同时表明气的失常必然影响气、血、津液敷布及新陈代谢失常，引起痰阻、血瘀、津停等病机，王孟英亦有“百病皆由气滞”之说。结合《难经·六十六难》云“三焦者，原气之别使也，主通行三气，经历五脏六腑”，同时表明了对“气”的重要来源地、气机枢纽、气机通道——中焦的重视。在冠心病的治疗过程中老师尤其重视调和气血、调畅中焦气机与化解病理产物。脾胃不仅是水谷之气的生化来源，也是心体现正常功能条件所需的气、血的重要来源，而且三焦是气机通道，中焦是枢机升降的关键，同时也是生痰之源；营卫、心气、宗气本源于元气，充养于水谷之气。《读医随笔卷一》中说：“脾具坤静之德，而有乾健之运，故能使心肺之阳降，肝肾之阴升，为上下升降的枢纽。”脾通过气的升降出入运动，以及居中央，灌四旁，主运化而散精，以调节气机和转输布散精微两种重要途径完成了枢机的重要角色。《素问》云：“少阳为枢。”少阳枢机具有疏通、调节表里内外的作用，同时具有疏泄气机的重要作用。“食气入胃，散精于肝”，提示气的输布、气机调畅由肝主疏泄来实现，正如明代薛己所言“肝气通则心气和，肝气滞则心气乏”。同时《素问·刺禁论》云“肝生于左，肺藏于右”，通过肝气、肺气升降，辅佐君火，推动血行，调控阴阳之气的升降出入。故老师强调中焦气机调畅对于水、湿、痰、饮治疗具有重要意义，而气滞痰阻正是本阶段的病机体现，疏调中焦气机升降出入，祛除痰阻，理气化痰亦成为关键。正如《锦囊秘录》：“故善治痰者，不治痰而治气，气顺则一身津液亦随气而顺，更不治痰而补脾，脾得健运而痰自化矣。”常用理气化痰法，自拟方“胸痹汤”（半夏厚朴汤合瓜蒌、薤白、柴胡、桂枝），或瓜蒌薤白类方。“胸痹汤”方中半夏、厚朴、茯苓、瓜蒌、薤白化痰散结；半夏、厚朴主入脾胃经，散结降逆，制约肝气之逆，调节脾胃升降；厚朴、紫苏梗、柴胡使肝气得降，宗气、脾气得升，则气机升降出入得以调和；桂枝温通心肺之阳，能升（升陷、升阳气）能降（平冲降逆）。老师认为宗气、心气虚损，气机郁滞贯穿于冠心病始终，也是冠心病的始动病机。不论是文献综述、临床病证结合现况调查分析、中医证候分析，还是冠脉造影结果与中医证型的对比研究均提示：瘀阻心脉，是贯穿于冠心病全过程的病理基础；气（阳）虚、气滞、痰浊、血瘀占着较大的比例，存在复杂的恶性循环及相互兼夹的复杂病理状态。心血瘀阻是冠心病的转折点。其与心气、宗气、中气、元气均有密切的关系。《灵枢·刺节真邪》曰“宗气不下，脉中之血，凝而留止”，《医林改错》曰“元气既虚，必不能达于血管，血管无气，必停留而瘀”，《灵枢·经脉》日：“手少阴气绝，则脉不通，脉不通，则血不流”。故益气活血、理气活血亦成为关键。选方上常用人参汤合失笑散、血府逐瘀汤，而调节气机之升降出入之柴胡、升麻、桂枝、桔梗、牛膝、厚朴亦不可少。此外温阳理气、化痰活血联合应用亦不可少，如老师自拟方“君安汤”（主方：附子、桂枝、黄芪、炙甘草、降香、枳实、姜半夏、石菖蒲、薤白、五灵脂、生蒲黄）等。

最后，出现“心为阳中之太阳”的功能失常。老师认为冠心病的发生始终带上年龄的烙印，《灵枢》云“六十岁，心气始衰，苦忧悲，血气懈惰，故好卧”，说明心（阳）气虚损是老年冠心病发病的重要因素之一。因不良的生活习惯、规律等危险因素，导致气的虚损、气机失调，故半百而衰者也常有，“阳衰阴盛”病证不在少数。在气机失调，痰浊瘀血阻滞情况下，阳气阻遏，日久致阳气虚损。《黄帝内经》曰“诸血者，皆属于心”，《金匮要略》曰“血不利则为水”，说明心血瘀阻是冠心病的病机之一，也是阻遏心之阳气的重要病机之一。说明无论是冠心病发展初期阶段的心气、宗气、中气、元气的虚损或气机失调，还是中、后期心、肺、脾、肾阳气的互根互化失常，均会出现痰浊、瘀血、水饮病理产物阻滞血脉，产生复杂病变机理。正如《医理真传》曰：“阳者阴之主也，阳气流通，阴气无滞，自然百病不作。阳气不足，稍有阻滞，百病丛生。”而冠心病出现胸痹心痛症状时总离不开“阳微阴弦”的病机；出现气喘、水肿时总离不开“五脏阳以竭”的病机，均体现心阳（气）、心主血脉的重要功能失常。《灵枢·阴阳系日月》云“心为阳中之太阳”，此为心的特性：心居上焦，胸中为阳，其性属火，故为太阳，心阳充沛才能温运一身之血脉。而《灵枢·根结》云“太阳根于至阴，结于命门”，心阳指根结于肾阳。《素问·生气通天论》云“阳气者，若天与日，失其所则折寿而不彰。故天运当以日光明。是故阳因而上，卫外者也”，强调阳气在人体生命活动中的重要性。冠心病一旦发展到心阳虚损阶段，则会出现心、肺、脾、肾阳气俱虚的状态，则出现如《素问·阴阳应象大论》所述“五脏阳以竭”，包含痰浊瘀血阻遏阳气、气津不行，阳气衰竭阴津不化。心阳虚衰是心气宗气虚衰、气机阻滞、心脉瘀阻发展到中后期复杂阶段，是冠心病发展到“心水（心衰）”阶段的重要病机。心阳虚不能温运一身之血脉，“血不利则为水”；肺“气主洵之”失常，不能调节气的升降出入及全身津液敷布；肺朝百脉失常，不能助心行血，水液不行，聚津成饮；脾阳不足，心阳失去后天之温煦、滋养，子病犯母，水饮内停；肾阳虚，心阳无根，温煦、推动功能失常，阳气调节枢纽失常，水火不济、心肾不交，水邪泛滥，则上凌心肺、中阻脾胃（肠）、外溢肌肤，则进入冠心病终末阶段。此时临证“功夫全在阴阳上打算”，在真武汤基础上，运用较大剂量的姜、桂、附，配合活血、化痰、利水治法，有时需要快速高效扶助阳气，稳准狠地打击病邪。正如祝味菊先生所说：“克奏平乱祛邪之功者，阳气之力也。夫邪正消长之机，一切以阳气盛衰为转归。”

综上所述，老师认为心的功能，首先应是中医气（阳）的主导下，实现西医心血管循环及电生理功能；心气、宗气充沛调和是心脏的动力来源和循环系统的前提；营卫和调是脉道通利的基础；心气的虚损与宗气、中气、元气密切相关，心气（阳）根于元气（阳），充养于后天，而且三焦是气机通道，中焦是枢机的关键。中焦气机失调，痰浊、瘀血、水饮病理产物形成，气滞痰阻、瘀阻心脉，是贯穿于冠心病全过程的病理基础。瘀阻心脉是冠心病的转折点。而冠心病出现胸痹心痛症状时总离不开“阳微阴弦”的病机；气喘、水肿时总离不开“五脏阳以竭”的病机，均体现心阳（气）、心主血脉的重要功能失常。根据冠心病气机失调，分阶段调气治疗，一调气（阳）的虚损，二调气机，三调病理产物痰、瘀、水。或采取升提宗气、补益心气、温阳行气，或调和营卫，或健运中焦以补中气、元气，以益宗气、心气；疏调中焦气机升降出入，或理气化痰、活血化瘀、通阳散结以畅气机，或温阳益气以强心用，或活血化瘀、利水通阳以通心脉分阶段治疗。以上方法均属于调气法范畴，调气法始终贯穿于冠心病治疗过程中。

（王可文）

第八节　扶阳益气、祛痰化瘀法治疗冠心病不稳定型心绞痛的临床疗效观察

冠心病不稳定型心绞痛属于中医“胸痹”范畴。指导老师余天泰教授认为冠心病患者阳气亏虚、血瘀痰浊常并存，并认为在胸痹的发作期常规中医治疗中，标实固然突出，但阳气亏虚的本证却没有得到足够重视，提出扶阳治疗必须贯穿于冠心病治疗整个病程中，尤其是在发作期，力主扶阳为主，祛邪为辅。在临床诊疗上采用扶阳益气、祛痰化瘀法，取得较好疗效。本研究在余天泰老师指导下运用扶阳益气、祛痰化瘀法治疗胸痹，通过观察治疗组与对照组治疗前后各项临床疗效指标，用统计学方法进行评价，分析其可能的作用机理，以期能为扶阳益气、祛痰化瘀法治疗不稳定型心绞痛提供循证依据。并对导师辨证论治、临床用药特色等学术思想进行分析。结果报告如下。

一、临床资料

1. 一般资料

病例均来源于 2010 年 9 月至 2011 年 6 月期间，南平市人民医

院心内科住院病人 67 例。采取随机对照试验方法，制备随机卡密封后备用。将符合纳入标准的受试对象按进入临床的先后顺序对应随机卡信封的序号，拆开信封内的分组方案实施临床治疗。两组在性别、年龄、平均病程等情况均无统计学差异（$P > 0.05$），具有可比性。

2. 西医诊断标准

参照 2007 年中华医学会心血管病学分会制定的《不稳定型心绞痛和非 ST 段抬高心肌梗死诊断与治疗指南》，不稳定型心绞痛分为：①静息性心绞痛。②初发心绞痛。③恶化劳力型心绞痛。④变异性心绞痛。临床上符合上述诊断标准之一者列入实验。除外其他原因所致的心绞痛，如主动脉瓣狭窄、肥厚型心肌病。所有患者常规行静息心电图检查；胸痛发作时争取心电图检查，或缓解后立即复查。心绞痛分级诊断标准：根据加拿大心血管病学会分级标准。

3. 中医证型辨证

①阳气虚衰证：主症为胸闷痛、气短，心悸，汗出肢冷；兼症为畏寒肢冷，腰酸无力，下肢浮肿；舌、脉象为舌淡白或紫黯，脉沉细或沉微欲绝。②心血瘀阻证：主症为刺痛有定处，面晦唇青；兼症为爪甲发青，发枯粗糙；舌、脉象为舌质紫暗或见瘀斑或舌下脉络紫胀，脉涩或结、代。③痰阻心脉证：主症为闷痛痞满，口粘乏味，纳呆脘胀；兼症为头重身困，恶心呕吐，痰多体胖；舌、脉象为苔腻或黄或白滑，脉滑或数。

诊断依据：主症两项以上加兼症一项以上，舌、脉象不一致者，以脉象为准。入选患者必须符合三个证型中任一个或多个证型。中医症状轻重分级计分标准：对胸痛、胸闷、心悸、气短、腰膝酸软、胸脘痞闷、肢体困重、舌脉等指标根据无（0）、轻（1）、中（2）、重（3）进行计分。

4. 纳入标准

①符合冠心病不稳定型心绞痛诊断标准及中医胸痹证候诊断标准的患者。②符合中医阳气亏虚、血瘀痰阻证型患者。③能坚持完成治疗的患者。同时符合以上条件患者，纳入观察病例。

5. 排除标准

①稳定型心绞痛、急性心肌梗死及其他心脏疾病。②心功能Ⅳ级，属急性心力衰竭患者。③冠心病患者拒绝单纯内科治疗，要求行介入及外科手术治疗者。④合并传染性疾病、精神病患者。⑤拒绝中医药治疗者。

6. 剔除和脱落标准

①常见脱落原因：不良事件；违背试验方案；失访；被研究者终止；其他（应

填写具体原因）。②脱落病例的处理：应尽可能与受试者联系，询问理由并记录最后一次用药时间，完成所能完成的评估项目。因过敏反应、不良反应、治疗无效而退出时，应根据受试者实际情况，采取相应的措施。③病例中止标准：试验中，依从性差，影响有效性和安全性评价的患者。不宜继续接受试验者：发生严重不良事件、并发症及特殊生理变化者。试验中自行退出者。因其他原因疗程未结束退出试验、失访或死亡的患者。资料不全，影响有效性和安全性判断者。

7. 治疗方法

急性发作时两组均可加用硝酸甘油治疗，每5分钟1次，直到心绞痛缓解为止。疗程中，尽量避免使用除硝酸甘油以外的其他治疗心绞痛的药物，并记录可能出现的不良反应。

（1）对照组：患者口服阿司匹林肠溶片，100mg/次，1日1次；酒石酸美托洛尔，6.25~25mg/次，1日2次；单硝酸异山梨酯，10~20mg/次，1日2次；阿托伐他汀，20mg，1日1次；低分子肝素5000单位，皮下注射，1日2次。疗程4周。

（2）治疗组：在对照组基础上加用自拟扶阳益气祛痰化瘀汤，由制剂室统一煎制。方药组成：制附子15g（先煎半小时），桂枝12g，炙黄芪30g，石菖蒲10g，姜半夏15g，薤白10g，三七10g，降香10g，生蒲黄10g，延胡索10g，五灵脂10g，枳实10g，炙甘草10g，1日1剂，煎两次取汁300ml，早晚两次温服，疗程4周。

8. 观察方法及观察指标

（1）一般资料：①病人性别、年龄、病史、冠心病危险因素等情况。②中医临床表现。③心绞痛发作、硝酸甘油片用量情况。④心电图。

（2）疗效性指标：①中医临床表现：每周记录1次，按单项症状记分标准进行记分。②心绞痛发作：每周心绞痛发作次数（次/周）、程度、持续时间（分/次）。③硝酸甘油消耗量（片/周）。④常规心电图：治疗前及治疗一、二、四周后检查。

（3）安全性检测：①一般体检项目。②查血、尿、粪常规，肝功能、肾功能，在治疗前后各查1次。③不良反应评价：服药后出现不良反应症状，必须如实记录症状发生时间、名称、特点、处理措施等，并分析其原因，如症状严重需停药，采用相应处理措施。

按与所试药物的关系：肯定有关、很可能有关、可能有关、很可能无关、肯定无关五级评价，前三者计为不良反应计算不良反应发生率。

9. 疗效评定标准

（1）心绞痛症状疗效标准：①显效：治疗后心绞痛症状分级降低两级，原Ⅰ、Ⅱ级者心绞痛基本消失，不用硝酸酯类药物。②有效：治疗后心绞痛分级降低一级，硝酸酯类药物减少一半以上。③无效：治疗后症状和硝酸酯类药物用量无改变，或虽有减少但未达有效程度者。④加重：治疗后心绞痛发作次数、程度及持续时间增加，硝酸酯类药物用量增加。

（2）硝酸甘油停减率：停药，治疗后完全停服；减量，治疗后硝酸甘油减药率≥50%；不变，治疗后硝酸甘油减药率＜50%；加重，治疗后硝酸甘油用量增加。停减率 =（停药例数 + 减量例数）/ 总例数 ×100%。

（3）心电图疗效判定标准：①显效：心电图恢复“大致正常”或达“正常心电图”。②有效：治疗后降低 ST 段回升≥ 0.05mv 以上，但未达正常水平，主要导联倒置 T 波变浅（达 25% 以上者），或 T 波由平坦变直立。③无效：与治疗前心电图大致相同；或缺血改变更严重。

（4）中医证候疗效判定标准：以疗效指数（n）判定中医证候总疗效。疗效指数（n）=（治疗前积分 − 治疗后积分）/ 治疗前积分 ×100%。显效：$n \geq 70\%$；有效：$70\% > n \geq 30\%$；无效：$n < 30\%$；加重：$n < 0$。

10. 数据管理和统计分析

结束临床实验后，汇总所有资料，采用 SPSS 17.0 统计分析包建立数据库统计分析。计数资料比较采用卡方检验；二组间比较采用 Mann-Whitney U 秩和检验；计量资料根据情况采用 t 检验等，计量资料以 $\bar{x} \pm s$（均值 ± 标准差）表示。

二、研究结果

1. 两组患者治疗前心绞痛分级（Ⅰ、Ⅱ、Ⅲ）比较，见表 4-8-1。

表 4-8-1 两组患者治疗前心绞痛分级（Ⅰ、Ⅱ、Ⅲ）比较（n，%）

	例数	Ⅰ级		Ⅱ级		Ⅲ级	
		n	（%）	n	（%）	n	（%）
治疗组	35	9	25.7	19	54.3	7	20
对照组	32	8	25	19	59.4	5	15.6

注：经秩和检验，两组患者治疗前心绞痛病情比较无显著性差异（$P > 0.05$），具有可比性。

2. **治疗后两组中医证候疗效比较，见表 4-8-2。**

表 4-8-2　两组患者治疗后中医证候疗效比较（n，%）

组别	例数	显效例	有效例	无效例	总有效率
治疗组	35	14（40.00）	19（54.29）	2（5.71）	33（94.29）
对照组	32	10（31.25）	15（46.88）	7（21.87）	25（78.13）

注：经秩和检验，两组患者治疗后中医证候疗效比较（$P < 0.05$）。

治疗后两组中医证候疗效比较：治疗组总有效率 94.29%，对照组总有效率 78.13%，两组疗效有显著性差异（$P < 0.05$）。

3. **两组治疗前后症状积分的变化，见表 4-8-3。**

表 4-8-3　两组治疗前后症状积分的变化（$\bar{x} \pm s$）

组别	例数	治疗前积分	治疗后积分
治疗组	35	15.27 ± 2.68	7.14 ± 2.77
对照组	32	15.18 ± 2.62	8.75 ± 2.04

注：经 t 检验。

症状积分比较：组内自身比较，两组治疗前后症状积分均有明显降低，有显著性差异（均 $P < 0.01$）；治疗后两组间比较，有显著性差异（$P < 0.05$）。

4. **治疗后两组心绞痛疗效比较，见表 4-8-4。**

表 4-8-4　两组患者治疗后心绞痛疗效比较（n，%）

组别	例数	显效	有效	无效	加重	总有效率
治疗组	35	14（40.00）	19（54.29）	2（5.71）	0	33（94.29）
对照组	32	13（40.63）	12（37.50）	7（21.87）	0	25（78.13）

注：经秩和检验。

治疗后比较：治疗组总有效率 94.29%，对照组总有效率 78.13%，两组疗效有显著性差异（$P < 0.05$）。

5. 两组硝酸甘油停减率情况比较，见表 4-8-5。

表 4-8-5　两组硝酸甘油停减率情况比较（n，%）

组别	例数	停减	不变	停减率
治疗组	35	34（97.14）	1（2.86）	34（97.14）
对照组	32	28（87.50）	4（12.50）	28（87.50）

注：经 χ^2 检验。

治疗后比较：治疗组停减率 97.14%，对照组停减率 87.50%，两组疗效有显著性差异（$P < 0.05$）。

6. 治疗后两组心电图疗效比较，见表 4-8-6。

表 4-8-6　两组患者治疗后心电图疗效比较（n，%）

组别	例数	显效例	有效例	无效例	总有效率
治疗组	35	16（45.71）	15（42.86）	4（11.43）	30（88.57）
对照组	32	12（37.50）	11（34.38）	9（28.12）	23（71.88）

注：经秩和检验。

治疗后心电图疗效比较：治疗组总有效率 88.57%，对照组总有效率 71.88%。两组疗效有显著性差异（$P < 0.05$）。

7. 安全性检测结果

治疗前后对所有入选患者检查血、尿、粪常规及肝功能、肾功能，进行分析。结果两组治疗前后无明显差异（$P > 0.05$），未发现指标明显异常者。试验全程未发生严重不良反应。提示扶阳益气祛痰化瘀中药有良好用药安全性。

三、讨论

通过该研究表明，自拟“扶阳益气祛痰化瘀汤”在改善中医证候方面、中医症状积分、心绞痛疗效、硝酸甘油停减疗效评价、心电图疗效评价、中医疗效探讨分析方面，有显著性差异，治疗组明显优于对照组。

老师认为《黄帝内经》所阐述的“肾气”实际上是指肾阳，肾阳的盛衰变动主导了人的生长发育、衰老、死亡全过程。由于肾阳在衰老过程占主导作用，随着社会的进步，人口老龄化增加，人群中由于自然规律变化，必然先出现肾阳亏虚，命门火衰的生理改变。入选人群的年龄决定了体质阳虚的普遍存在。胸痹患者，众多的临床研究表明，心阳虚衰、痰浊瘀滞是胸痹最主要的病机，是临床上最常见的证型。

入选病人均为南平地区居民，南平属闽北山区，地气相对寒冷潮湿，寒湿之邪易损伤阳气，地区的环境因素对体质也存在必然影响，造成病人体质和疾病病机都是阳虚更突出。从疾病发病的主要病机及入选人群的体质学特点，采用扶阳益气祛痰化瘀法治疗胸痹符合中医辨证论治的规律，因此能取得较好效果。

《灵枢·本脏》指出“邪在心，则病心痛”。指出胸痹的病位在心。医圣张仲景在《金匮要略》云“夫脉当取太过不及，阳微阴弦，即胸痹而痛，所以然者，责其极虚也”，明确指出“阳微阴弦”的病机为上焦阳气亏虚，下焦阴寒气盛，病性为本虚标实。目前中医学术界对本病病因病机的看法已取得基本共识，认为病因主要有：①寒邪内侵；②恣食肥甘厚味；③情志失节；④劳倦内伤；⑤年老体衰。这些病因综合作用产生阳气虚衰、胸阳不振、痰浊瘀阻、痹阻心脉病机而发病。近年来不少研究对冠心病进行辨证分型分析，也表明心阳虚证是冠心病主要证型，是胸痹发生的基本内在原因。胸痹心痛的基本病机本虚标实，本虚为心阳气虚衰。心阳虚产生多种病变，最容易产生痰浊、血瘀等病理产物，阳虚生内寒，寒主收引，血液运行不畅凝聚成瘀；心阳不振，不能助脾运化，水湿运化失常，聚而成饮成痰。痰瘀一经形成，往往缠绵难愈，且因病程迁延，痰瘀互化纠结，导致心脉痹阻，不通则痛，同时又使本已不足的心阳更加虚衰，因实致虚，形成恶性循环，导致胸痹成为临床上的顽疾。

四、余天泰老中医学术思想、辨证论治、用药探讨

1. 学术思想

重“阳”理念：老师认为阳气的作用在生命全过程中都有体现。阳气是生命的根本和生命活动的动力，在人体的生、长、壮、老、已，以及健康、疾病等方面起主导作用。同时阳气是人体正气的主导和关键所在，阳气的充沛、运行正常是机体的康健和精神状态正常的前提，因此，阳气受损与失常，乃疾病或死亡之根源。

当代疾病存在“阳常不足，阴常有余”的体质及病理普遍现象。余老师认为：由于社会的发展变化，无论是人群的体质还是疾病的病机都发生巨大的变化，“阴盛阳衰”是当前诸多疾病，尤其是慢性疾病人群所呈现的体质和重要病变机理。当今时代造成“阳常不足，阴常有余”，主要有社会环境变化、生活方式改变、医源性三大方面原因，造成了机体阳气的不断消耗，导致人体阳气亏虚的体质及大部分慢性疾病表现为阳气亏虚为主要矛盾，成为现阶段的医学主流。

2. 辨证论治，用药特色

扶阳的核心是补肾阳，扶阳与祛邪互用互补，扶阳以温通为法，注重调理气机。主要有：①益气扶阳，采用黄芪、炙甘草为臣药，取其健脾益气，补气以助扶阳，益气以活血化瘀。②理气祛邪：采用延胡索行气以化瘀止痛；枳实破气以祛痰消滞；降香降气以化瘀；③升降制衡：桂枝的升散与降香的沉降之性相伍，温通心气而降化瘀血；薤白配枳实，辛开苦降，开宣胸阳且下泄痰浊，从而达到升清降浊，邪去正安，气机升降制衡。

扶阳结合多种治疗方法，治法丰富，余老师认为慢性疾病中阳虚多占主导因素，但往往有兼证，单纯采用姜、附、桂温法扶阳，其效果往往难以全面，必须和其他治疗方法有机结合才能更好发挥作用。因此临床中余老师常采用温潜、温敛、温散、温清、温下、温滋、温补等诸多方法治疗，效果颇佳。如扶阳益气祛痰化瘀法治疗胸痹中重用黄芪、炙甘草，就采用的是温补方法。

善于用经方，强调方证对应，药证对应，如扶阳益气祛痰化瘀法治疗胸痹的主方组成中就有医圣治疗胸痹的经典方“枳实薤白桂枝汤”。

非峻剂不能起沉疴，扶阳法主张用药量大效宏，在应用附子、干姜、桂枝等扶阳要药，一般遵循如下原则：从常量开始，密切观察药效及毒副作用，采用循序渐进，逐次加量方法，直至获得满意效果。

3. 扶阳益气祛痰化瘀汤主方用药方解

该方是余老师的临床经验方。方中附子辛、甘、大热，归心、肾、脾经，药性刚雄，走而不守，通行十二经，上助心阳、中温脾阳，下补肾阳，为“回阳救逆第一品药”。火神派宗师郑钦安认为“凡人一身全赖一团真火，真火欲绝，故病见纯阴，仲景深通造化之微，知附子之力能力补先天欲绝火种，用以为君”，为临床扶阳所不可或缺。桂枝辛、甘、温，归心、肺、膀胱经，温通经脉，助阳化气。附、桂同为君药，使肾阳得补，心阳得助，胸阳得振，心脉条畅。炙黄芪、炙甘草健脾益气，使脾阳得运，以杜绝痰浊水饮化生之源，且与附、桂相伍，又辛甘化阳，有助其扶阳益气；姜半夏、石菖蒲辛温通散，化痰泄浊，开窍宣痹；

三七、延胡索、五灵脂、生蒲黄、降香起行气活血，化瘀止痛之功，共为臣药。佐以薤白、枳实辛开苦降，通阳散结，行气导滞，宣开气机。炙甘草解附子之毒、调和诸药兼为使药。诸药合用，以达到心、脾、肾三阳得运，痰浊瘀血得化，胸中气机得畅，心脉通畅而心绞痛缓解的效果。

现代医学研究发现薤白、半夏、蒲黄等动物实验均有降低外源性脂类吸收和促进脂类代谢、排泄的作用，能降低血脂，及抗动脉粥样硬化的作用。附子对非特异性免疫具有促进作用，桂枝、黄芪均有抗炎症，改善血管内皮功能的作用。附子、黄芪、三七、延胡索、五灵脂、降香、枳实等均有扩张冠状动脉作用，降低冠状动脉阻力，能够缓解冠脉痉挛，从而增加冠脉血流量，达到降低心脏前、后负荷，改善心肌缺血，减少心肌的耗氧量作用。三七、石菖蒲、炙甘草动物实验研究均发现其具有抗心律失常作用，薤白、蒲黄、炙甘草能够提高心肌细胞耐缺氧的能力。三七、薤白、蒲黄发现其有较强的抗血小板聚集作用，蒲黄、五灵脂、降香具有增强纤维蛋白溶解作用，利于抑制血栓形成。由于扶阳益气祛痰化瘀法主方中的药物现代药理研究表明对冠心病不稳定型心绞痛发病重要的机制、环节均具有一定作用，因而能有效缓解不稳定型心绞痛的发作，改善心肌缺血心电图改变。

（程坚）

第九节　扶阳祛痰化瘀汤治疗冠心病稳定型心绞痛的临床疗效观察

冠心病近些年来发病率和死亡率逐渐上升，稳定型心绞痛依旧是冠心病中最常见的类型。中医药在治疗该病方面具有其独特的优势。

冠心病心绞痛在中医学属于“胸痹”“心痛”的范畴，病位在心，涉及肝、肾、脾诸脏，其病机有虚、实两个方面，虚为阳衰、阴伤、气虚，肝、脾、肺、肾亏虚，心脉失养。实为寒凝、血瘀、痰浊、气滞，胸阳痹阻，阻滞心脉；病机转化可因虚致实，亦可因实致虚。痰踞心胸，胸阳痹阻，病延日久，每可耗气伤阳，向心气不足或阴阳转化；阴寒凝结，气失温煦，非唯暴寒折阳，日久寒邪伤及阳气，向心阳虚衰转化；瘀阻脉络，血行滞涩，瘀血不去，心血不生，留瘀日久，心气、胸阳不振。此三者皆因实致虚。心气不足，鼓动无力，易致气滞血瘀；心肾阴虚，水亏火炎，炼液为痰；心阳虚衰，阳寒外寒，寒痰凝络。此三者皆因虚致实。余老师根据多年的临床经验观察，发现阳虚、血瘀、痰浊常并存，并总结出治疗此证的扶阳祛痰化瘀汤，验证于临床，疗效可靠。

本研究通过扶阳祛痰化瘀汤治疗稳定型心绞痛的临床疗效来观察治疗组与对照组治疗前后的症状改善情况、心绞痛缓解情况、硝酸甘油停减情况及心电图改变等，应用统计学对比做出客观的评价；并探讨其可能的作用机理，以期能为中医药的推广提供科学依据。

一、余老师学术思想探讨

1. 阳常不足，阴常有余

余老师认为：阴阳有余不足自古就有争论，不管其结论如何，均与该医学家之所处时代、地域环境、当时居民体质、饮食起居、生活习惯、疾病谱构成和流行状况，以及个人学识、行医经历和感悟等密切相关。中国古代哲学和中医学向来重视阳气，故祝味菊先生感言：“重阳之说，由来久矣。”早在《易经》就明确指出：“大哉乾元，万物资始，乃统天；至哉坤元，万物资生，乃顺承天。”乾者，阳也，万物之始赖此，统领天道者也；坤者，阴也，万物之生赖此，顺从天道也。很显然，这充分体现了“阳”为主导，“阴”为从属的重视阳气思想。《黄帝内经》中突出阳气在人体的重要性，强调“阳主阴从”思想，如《素问·阴阳应象大论》说：“阳生阴长，阳杀阴藏。”《素问·生气通天论》云：“阳气者若天与日，失其所则折寿而不彰。故天运当以日光明。是故阳因而上，卫外者也。”“凡阴阳之要，阳密乃固，两者不和，若春无秋，若冬无夏，因而和之，是谓圣度。”医圣张仲景堪称重阳典范，其不朽名著《伤寒杂病论》之所以冠以“伤寒”，意在示人阳气至重而易伤，应时时顾护阳气，因而书中姜、桂、附的使用频率极高。

现代名医祝味菊先生，对张仲景、张景岳等重阳学说推崇备至。通过长期的临床实践和大量的观察研究，祝味菊深深地体会到，现代人无论在体质方面，还是患病之后，总是“宜温者多，可清者少”，此乃“今人体质，纯阳者少，可温之证多，而可凉之证少”。缘由“秦汉体格，去古已远，今人禀赋更薄，斫伤更甚，虚多实少，彰彰然也。大凡壮实之人，能受清药；虚怯之体，只宜温养。吾师治医三十年，习见可温者十之八九，可清者百无一二”“吾非不用寒凉也，特以今人体质浅薄，宜温者多，可清者少。温其所当温，不足为病。浅薄之流，讥吾有偏，非知我者也”。之所以这样，是因为“吾人仆仆终日，万事劳其形，百忧感其心，有动必有耗，所耗者阳也。物质易补，元阳难复，故曰阴常有余，阳常不足”。基于上述认识和体会，祝味菊先生提出了“阳常不足，阴常有余”的著名论断。

余老师认为“阴盛阳衰”却是当前多数疾病所呈现的重要病变机理和发展趋势。因此深入研究“阳常不足，阴常有余”之理论，究其原因不外以下十端：体质因素、寒邪作祟、嗜食生冷、工作烦劳、房事太过、作息无常、恣用苦寒、滥用激素、滥用抗生素、慢性病。由是观之，损阳伤阳因素甚多而这些因素又是现实生活中实实在在地客观存在着的，无怪乎如今“阳衰阴盛”病证已不在少数。以临床所见，阳虚阴盛者十居七八，阴虚火热者仅十之二三，的确是“宜温者多，可清者少”。

2. 余老师对稳定型心绞痛病因病机的认识

余老师认为，胸阳痹阻为胸痹之主要病机。本病的发生多与寒邪侵袭、饮食失宜、情志失调、年老体虚等因素有关：①寒邪侵袭：寒为阴邪，易伤阳气，同时，素体阳虚者，又易感寒邪，寒凝气滞，痹阻胸阳，而成胸痹。《类证治裁》曰：“胸痹胸中阳微不运，久则阴乘阳位，而为痹结也。”②饮食失宜：饮食不节，尤其恣食生冷，过食肥甘，损伤脾胃之阳，运化失司，阻遏脾气，聚湿生痰，痰郁胸中，胸阳不振而成胸痹。③情志失调：情志不畅，气机失调，郁闭胸阳，胸阳不运，而发为胸痹。④年老体虚：年老之人，肾气亏虚，肾阳虚不能上济胸阳，胸阳不足，发为胸痹。

阳微阴弦为胸痹病机之关键。《金匮要略·胸痹心痛短气病脉证并治第九》曰：“阳微阴弦，即胸痹而痛，所以然者，则其极虚也，今阳虚知其在上焦，所以胸痹心痛者，以其阴弦故也。”尤在泾认为：“阳主开而阴主闭，阳虚而阴干之，即胸痹而痛，痹者闭也。”

可知上焦阳虚为主要病机所在。心、肺同居上焦，阳虚多从气虚转化而来，肺主气、司呼吸、主肤表，肺气虚则卫表不固，呼吸之气不足则胸闷，喘憋。心主血脉，心阳不足，阳气失于推动温煦，血液运行不畅，不通则痛。心主血脉功能不足，亦影响肺朝百脉作用。且胸阳不足，阴寒之邪易乘虚而入，导致寒凝气滞，胸阳不展，血行不畅，导致血瘀。心阳失于温煦脾肾之阳，致脾肾之阳不足，脾主运化，肾主水液功能失调，导致痰湿内生，水液内停。反之，脾肾阳虚，亦可致心阳不足。总之，肺气虚则卫表不固，心脾肾阳虚则水液代谢障碍，痰湿内停，郁于肌表经络。临床虚实兼夹为多见，阳虚可兼见痰饮，瘀血，寒凝。

3. 治法探讨

余老师治疗稳定型心绞痛特色之处为灵活运用扶阳之法。扶阳之法，主要针对痰饮、瘀血等原因所致的阳气闭阻，气机不畅而设。此类病症多偏阳气不足，而治用扶阳，不用温补或不专于温补，以阳气为主，则阴邪自散而阳气恢复。张仲景在治疗胸痹心痛时亦运用扶阳之法。叶天士在《临证指南医案》“胸痹门”中总结其治法说，“仲景每以辛滑微扶其阳”，方以瓜蒌薤白桂枝汤为代表。现将余老师扶阳法之运用总结如下。

（1）温化痰饮以扶阳。脾主运化，脾阳虚则运化无权，津液不归正化，水湿内停；脾为生痰之源，脾失健运，水谷不化精微，聚为痰浊。肾主水液，水得温则行，得寒则凝，肾阳虚则水液运行失常，导致水湿内停。肺居上焦，主通调水道，下输膀胱，若通调失职，可致水液停聚，发为痰饮。《金匮要略》曰：“病痰饮者，当以温药和之。”叶天士在《临证指南医案》“痰饮门”中说：“仲景五饮互异，其要言不烦，当以温药和之，通阳方法，固无容疑惑。”痰饮为阴邪，易阻胸阳，痰饮既成，气机更加不畅，故主以温药和之，即以辛温扶阳行消开导治之。

（2）活血化瘀以扶阳。心主血脉，心阳虚失于推动温煦，鼓动无力，血液运行不畅，痹阻心脉，发为本病。《金匮要略》曰“血不利则为水”，故多活血利水之法兼用以扶阳。

（3）散寒以扶阳。寒为阴邪，易伤阳气，素体阳虚者，又易感寒邪，寒凝气滞，痹阻胸阳，营血运行失畅，而成胸痹。治疗多注重温经散寒以扶阳。

综合以上古代文献记载及当代临床应用观察，阳虚血瘀痰阻是冠心病心绞痛的主要病机，心阳虚为本，血瘀痰浊为标，心阳虚是本病的核心。因此，扶阳祛痰化瘀法是冠心病心绞痛的重要治法。扶阳祛痰化瘀汤选药以扶阳为主，辅以祛痰化瘀药，融汇扶阳和祛痰、化瘀于一方，对治疗本病具有普遍性指导意义。

本方即是在余天泰老师的指导下，根据冠心病阳虚血瘀痰阻心脉这一病机特点而立法组方用药的。

（1）扶阳祛痰化瘀汤组成。制附子 15g（先煎半小时），桂枝 15g，薤白 10g，生蒲黄 10g，五灵脂 10g，石菖蒲 10g，姜半夏 15g，枳实 10g，降香 10g，炙黄芪 30g，炙甘草 10g。

（2）扶阳祛痰化瘀汤对中医的疗效评价。在改善中医证候方面，治疗组显效 11 例，有效 27 例，无效 7 例，总有效率 84.44%；对照组显效 6 例，有效 23 例，无效 16 例，总有效率 64.44%，$P=0.026<0.05$，有显著性差异，治疗组明显优于对照组。治疗组中医单项症状疗效明显优于对照组，其中胸闷、气短、畏寒肢冷、肢体浮肿、胃脘痞闷有显著性差异（$P<0.05$），胸痛、心悸、腰酸无力无显著性差异（$P>0.05$）。中医症状积分比较：治疗组前后积分分别是：14.27 ± 3.88、7.64 ± 3.78，对照组前后积分分别是：14.18 ± 3.85、8.58 ± 4.04。治疗组与对照组治疗前比较，经独立样本 t 检验，$P>0.05$，两组治疗前无差异。治疗组与对照组治疗后比较，经独立样本 t 检验，$P>0.05$，两组治疗后，无显著性差异。治疗组治疗前后比较，经配对 t 检验，$P<0.01$，具有显著性差异；对照组治疗前后比较，经配对 t 检验，$P<0.01$，对照组治疗前后比较有显著性差异。提示扶阳祛痰化瘀汤有助于提高中医方面的疗效。

上述结果表明，运用扶阳祛痰化瘀汤方治疗稳定型心绞痛疗效显著。

（3）扶阳祛痰化瘀汤对心绞痛疗效的评价。本研究病例选择全部来自南平地区，阳虚者较多可能与地域有关。从地域考虑，南平属南方山中之城市，地气寒冷潮湿。寒邪易损伤阳气，寒为阴邪，最易伤阳。寒在表则伤卫阳，寒邪直犯中焦则伤中阳，寒凝下焦则伤元阳；寒性收引凝敛，寒邪伤人，则致气血痹阻、经脉不畅，引发肿痛诸症，即《素问·举痛论》所谓：“寒气入经而稽迟，泣而不行，客于脉外则血少，客于脉中则气不通，故卒然而痛；寒凝津液，寒遏阳气，阳气不达，气化失司，津液凝结而为痰为饮。”津液属阴类，得阳气温煦乃行，遇寒则凝，故《金匮要略》谓：“病痰饮者，当以温药和之。”湿气盛而侵犯人体时谓之湿邪。湿为长夏主气，但一年四季可见。湿邪易遏伤阳气。湿为阴邪，伤人致病易于阻遏阳气之布达，同时，又能损伤阳气，故有“湿胜阳微”之说。以后可选择在不同地域及不同性质的人群中进行对比研究，以消除此方面的影响。运用扶阳祛痰化瘀汤和常规西药组（治疗组）治疗稳定型心绞痛 45 例，常规西药组（对照组）治疗稳定型心绞痛 45 例，治疗 4 周后，心绞痛疗效治疗组总有效率 91.11%，对照组总有效率 66.67%，治疗组疗效优于对照组，检验有统计学差异（$P < 0.05$）。提示扶阳祛痰化瘀汤有助于提高稳定型心绞痛的疗效。

（4）扶阳祛痰化瘀汤对稳定型心绞痛的硝酸甘油停减疗效评价。两组硝酸甘油停减情况：治疗组停减 39 例，不变 6 例；对照组停减 28 例，不变 17 例，$P=0.008 < 0.05$，检验两组有统计学差异，治疗组停减率 86.67%，对照组停减率 62.22%，治疗组明显优于对照组。提示扶阳祛痰化瘀汤有助于提高硝酸甘油停减率。

（5）扶阳祛痰化瘀汤对稳定型心绞痛的心电图疗效评价。治疗组心电图的疗效：显效 15 例；有效 22 例，无效 8 例；对照组心电图的疗效：显效 9 例，有效 16 例，无效 20 例，$P=0.002 < 0.05$，检验两组具有统计学差异性，治疗组总有效率 82.22%，对照组总有效率 55.56%，治疗组明显优于对照组。提示扶阳祛痰化瘀汤有助于提高稳定型心绞痛的心电图疗效。

（6）扶阳祛痰化瘀汤对血脂水平情况的疗效评价。治疗组治疗前后血清总胆固醇（TC）水平分别为 5.16 ± 0.32、4.75 ± 0.29；三酰甘油（TG）水平分别为 1.50 ± 0.35、1.56 ± 0.26；低密度脂蛋白（LDL）水平分别为 3.69 ± 0.58、2.38 ± 0.38；高密度脂蛋白（HDL）水平分别为 1.08 ± 0.07、1.18 ± 0.08；对照组治疗前后血清总胆固醇（TC）水平分别为 5.05 ± 0.46、4.96 ± 0.28；三酰甘油（TG）水平分别为 1.49 ± 0.26、1.49 ± 0.21；低密度脂蛋白（LDL）水平分别为 3.59 ± 0.67、2.59 ± 0.35；高密度脂蛋白（HDL）水平分别为 1.11 ± 0.08、1.11 ± 0.09。两组治疗前后血脂水平变化比较，结果显示：两组治疗前 TC、TG、LDL 及 HDL 水平均无显著性差异，与组内自身对比，治疗组治疗后 TC 和 LDL 水平较治疗前均有明显降低，HDL 水平明显升高，有显著性差异（均 $P < 0.01$），TG 水平无明显差异（$P > 0.05$）；对照组治疗后 TC、TG 及 HDL 水平较治疗前均无显著性差异（均 $P > 0.05$），LDL 水平有显著差异（$P < 0.01$）。两组间治疗后血脂水平对比，治疗组 TC 和 LDL 水平均低于对照组，HDL 水平明显高于对照组，有显著性差异（均 $P < 0.01$），但两组间 TG 水平无显著性差异（$P > 0.05$）。临床研究发现，血清中 HDL 水平与冠心病的发生显著负相关，推测其保护作用就是能将外周组织中的脂质逆向转运回肝脏进行代谢。最近研究发现，除了胆固醇逆向转运外，HDL还具有抗氧化、抗炎和纤溶的性质，并且在LDL和TG升高时HDL与冠心病的负相关更明显。因此，扶阳祛痰化瘀汤能够减少动脉粥样硬化的发生率。

二、扶阳祛痰化瘀汤治疗阳虚痰浊血瘀型稳定型心绞痛可能的机制探讨

1. 扩张血管，缓解冠脉痉挛，增加冠脉血流量，降低心肌耗氧量，增强心肌收缩力

根据现代药理学研究，扶阳祛痰化瘀汤中的附子、降香、蒲黄、五灵脂、枳实均有扩张冠状动脉作用，明显增加冠脉血流量，降低冠脉阻力，增加冠状循环的血流量。通过扩张周围血管，减少回心血流量，降低心室容量、心排血量及减少心脏前负荷和心肌的耗氧量，从而可以缓解心绞痛的情况。本课题研究表明：扶阳祛痰化瘀汤联合西药常规治疗组的缓解心绞痛疗效情况及中医证候疗效情况明显优于单纯西药常规对照组，两组治疗前后的心电图疗效比较也显示治疗组较对照组疗效好，提示扶阳祛痰化瘀汤可能通过扩张冠状动脉而提高冠脉血流量，减少心肌耗氧量，从而缓解心绞痛。

2. 降低血脂水平，抗动脉硬化

根据现代药理学研究，扶阳祛痰化瘀汤中的薤白、蒲黄、炙甘草均有降血脂及抗动脉粥样硬化的作用。冠状动脉粥样硬化最重要的危险因素便是脂质代谢异常。大量的临床研究及流行病学调查均提示低密度脂蛋白水平与冠心病的危险呈正相关。近些年来，流行病学荟萃分析证明处于1.7~4.5mmol/L的高三酰甘油与增加的冠心病危险有关。本研究发现，扶阳祛痰化瘀汤治疗组能明显降低胆固醇（TC）、低密度脂蛋白（LDL），与对照组有显著性差异；HDL显著升高，与对照组有显著性差异（$P < 0.05$），说明扶阳祛痰化瘀汤可有效降低血清总胆固醇、低密度脂蛋白，推测扶阳祛痰化瘀汤可能通过降低血脂水平，发挥抗动脉粥样硬化作用。

3. 抗凝、抑制血小板聚集

根据现代药理学研究，扶阳祛痰化瘀汤中的薤白有抗血小板聚集的作用，长梗薤白提取物对各种诱聚剂引发的血小板聚集有强大的抑制作用，并对已聚集的血小板仍有解聚作用；蒲黄能直接分解纤维蛋白，不依赖纤溶酶系的存在进而起到抗凝的作用；五灵脂具有增强体外纤维蛋白溶解作用；炙甘草中的异甘草素具有抗血小板聚集作用，在体外的作用强度相当于阿司匹林。甘草叶中富含黄酮的组分对胶原蛋白或二磷酸腺苷（ADP）诱导的血小板聚集具有较强的抑制作用，对后者的抑制作用比阿司匹林强大 17.7 倍。降香、枳实都具有明显的抑制血小板聚集、抗血栓形成的作用。本研究显示，扶阳祛痰化瘀汤联合西药常规治疗组在缓解心绞痛、改善中医证候等方面均明显优于西医常规治疗组，推测扶阳祛痰化瘀汤可能通过抑制血小板聚集，防止血栓形成，因而可能有助于防止冠状动脉阻塞性病变和病情的发展。

综上所述，本课题应用传统医学理论，融理、法、方、药于一体，并结合现代医学理论，辨病与辨证相结合，筛选出治疗稳定型心绞痛的最佳药物，以达到改善临床症状，提高患者生存质量，改善预后，为中西医结合治疗稳定型心绞痛开辟一条新思路和方法。

三、结论

本课题经过临床观察研究，证明扶阳祛痰化瘀汤治疗稳定型心绞痛具有显著的疗效，是一种理想药物。扶阳祛痰化瘀汤配合西药常规治疗可以明显缓解阳虚痰浊血瘀型稳定型心绞痛患者临床症状、体征，改善中医证候，其疗效明显优于西药常规治疗组。扶阳祛痰化瘀汤配合西药常规治疗能一定程度上降低血清总胆固醇（TC）、低密度脂蛋白（LDL）和三酰甘油（TG）水平，提高高密度脂蛋白（HDL）水平。

纵观全方，扶阳祛痰化瘀治则贯穿始终，组方严谨，配伍精当，是治疗阳虚痰浊血瘀型稳定型心绞痛的有效方药。且使用安全、价格低廉、无明显副作用，值得进一步临床研究。

（夏俊丽）

第十节 理气化痰法治疗冠心病稳定型心绞痛的临床观察

冠状动脉粥样硬化性心脏病是目前人类重要死亡原因之一。稳定型心绞痛是冠心病的最常见临床表现，以及严重影响生活质量和寿命的主要因素之一，其治疗的主要目的包括预防心梗、缓解心绞痛症状和改善生活质量。笔者总结余老师使用理气化痰法治疗冠心病稳定型心绞痛报告如下。

一、资料及方法

1. 一般资料

病例收集于福建省南平市人民医院 2014 年 4 月至 2015 年 4 月心内科住院病房符合冠心病稳定型心绞痛诊断的患者 60 例，采取随机对照试验方法 1 ∶ 1 分配，分为胸痹汤治疗组 30 例和常规西药治疗对照组 30 例，按随机数字表法编号 1~60 随机卡装入信封密封。符合稳定型心绞痛病例纳入标准的患者，按入院时间顺序随机抽取随机卡信封，单号为胸痹汤治疗组，双号为常规西药治疗对照组病例。两组在性别、年龄分布、病程、病情等方面无明显差异，具有可比性。

2. 西医临床诊断标准

（1）稳定型心绞痛临床诊断标准：①稳定型心绞痛发生部位、性质、持续时间、诱发因素及缓解方式。部位：心前区或胸骨后，可有放射痛，发作部位往往固定；性质：轻者只描述轻微闷痛、乏力、气短等不适，症状明显者可有绞榨、憋闷、窒息感；持续时间：一般不会超过 15 分钟；诱发因素及缓解方式：多与劳力负荷或情绪激动有关，休息或含服硝酸甘油，症状可较快缓解。②稳定型心绞痛体征：大部分无明显体征变化，可有随胸痛出现心率加快和血压增高。③心绞痛发作时静息心电图可出现相邻 2 个或以上的导联 ST 段下移≥ 0.1mv 和 T 波倒置≥ 0.2mv。24 小时动态心电图表现如有与症状相一致 ST–T 变化。（心电图机：日本光电工业株式会社

12 导联同步心电图机，型号 ECG-9130P。动态心电血压二合一分析系统：深圳安科高技术股份有限公司，型号 CB-2301-A）。④心肌损伤标记物水平正常范围，肌钙蛋白 I（cTnI）< 0~0.02 μg/ml。cTnI 在 0.02~0.3 μg/ml 范围应连续监测。⑤根据 2010 年中华医学会心脏病学分会《CCTA 专家共识》：冠脉 CT 血管造影提示局限性向心性和偏心性狭窄；狭窄程度属于分级 Ⅰ ~ Ⅲ患者；根据 CT 值属于非钙化斑块：软斑块（CT 值较小 42 ± 10Hu）；易损斑块（纤维斑块 CT 值 72 ± 21Hu），设备标准（螺旋 CT：GE 公司，optima CT660 128 层螺旋 CT）。

（2）心绞痛分级诊断标准（加拿大心血管病学会分级标准），见表 4-10-1。

表 4-10-1　加拿大心血管学会（CCs）心绞痛严重度分级

分级	标准
Ⅰ级	一般体力活动（如步行和登楼）不受限，仅在强、快或持续用力时发生心绞痛
Ⅱ级	一般体力活动轻度受限，快步、饭后、寒冷或刮风中、精神应激或醒后数小时内发作心绞痛。一般情况下平地步行 200m 以上或登一层以上受限
Ⅲ级	一般体力活动受限明显，一般情况下平地步行 200m，或登一层楼引起心绞痛
Ⅳ级	轻微活动或休息时即可发生心绞痛

（3）心功能分级标准（NYHA 分级标准），见表 4-10-2。

表 4-10-2　纽约心脏病学会（NYHA）的心功能分级标准

分级	标准
Ⅰ级	患者患有心脏病，但日常活动量不受限，一般活动不引起疲乏、心悸、呼吸困难或心绞痛
Ⅱ级	心脏病患者的体力活动受到轻度限制，休息时无自觉症状，但平时一般活动下可出现疲乏、心悸、呼吸困难或心绞痛
Ⅲ级	心脏病患者体力活动明显受限，小于平时一般活动即引起上述的症状
Ⅳ级	心脏病患者不能从事任何体力活动，休息状态下也出现心衰的症状，体力活动后加重

3. 中医辨证标准

（1）参照《胸痹心痛中医诊疗指南》痰阻心脉证、气滞心胸证证候诊断标准。主症：①劳力负荷或情绪波动时胸痛发作。②胸闷重而心痛轻。次症：①胸骨后闷重堵塞感。②胸胁胀满。兼症：①情志抑郁可诱发或加重。②气短。③时欲太息，得嗳气或矢气则舒。④身重困倦。⑤脘痞纳呆、咳吐痰涎。⑥舌脉象：苔白腻，或白滑，或薄腻，脉弦滑。中医临床诊断：主症 1 项 + 舌脉象；或次症 1 项

+兼症1项或以上+舌脉象。

（2）胸痹心痛轻重分级计分：胸痹心痛按《中药新药临床研究指导原则》《中药新药治疗冠心病心绞痛的临床研究指导原则》轻重程度标准，分为0~3级计分。中医症状轻重分级及计分标准量化表见表4-10-3。

表4-10-3 中医症状轻重分级及计分标准量化表

症状	0分	1分（轻）	2分（中）	3分（重）
心前区或胸骨后疼痛	一般体力活动不诱发	稳定型心绞痛发作频率低；疼痛程度轻；每次持续时间低于10分钟；每周疼痛发作2~3次，走上坡路、或登3层楼梯可诱发，休息可缓解，一般不需要含服硝酸甘油	稳定型心绞痛发作频率增高；疼痛程度加重；每次持续时间10~15分钟；每周疼痛大于3次，走平路稍快步速即可诱发，休息可缓慢缓解，需要及时含服硝酸甘油才能缓解	稳定型心绞痛反复高频率发作，每日多次发作；疼痛程度严重、呈绞痛或压榨样疼痛；每次持续时间15~30分钟；稍活动如走平路缓慢步速，甚至洗脸、刷牙、如厕、穿衣等日常生活活动即可诱发，休息不能缓解，需要及时连续含服硝酸甘油才能缓解
胸闷、胸骨后堵塞感	一般体力活动不诱发	胸闷轻	胸闷重不适，可伴胸骨后堵塞感	憋闷、窒息感
心慌、心悸	一般体力活动不诱发	可伴心慌、心悸，阵发性或持续性，但程度较轻	心慌、心悸呈阵发性或持续性，程度加重。含服硝酸甘油可缓解	心悸、怔忡持续不能缓解，加重胸痛症状
嗳气、叹息	无	嗳气或叹息后较快缓解	嗳气或叹息后逐渐减轻	嗳气或叹息后不能改善
气短	无	一般活动后气短	走上坡路气短	休息时亦气短喘促
胸脘痞闷	无	症状轻，偶尔出现	症状时轻时重，间断出现	症状明显，持续存在，不易缓解
情志抑郁	无	症状轻，调节快	症状较轻，开导可以改善	症状较重，影响病情

4. 病例纳入标准

①符合冠心病稳定性心绞痛诊断标准的患者：包括心肌缺血症状；心电图变化；超敏 C 反应蛋白升高；根据 2010 年中华医学会心脏病学分会《CCTA 专家共识》：冠脉 CT 血管造影提示局限性向心性和偏心性狭窄；狭窄程度属于分级Ⅰ～Ⅲ患者；根据 CT 值属于非钙化斑块：软斑块（CT 值较小 42±10Hu）；易损斑块（纤维斑块 CT 值 72±21Hu）；设备标准：螺旋 CT，GE 公司，optima CT660 128 层螺旋 CT。②符合胸痹心痛、气滞痰阻证型中医辨证标准，及中医症状轻重分级及计分标准 1~2 分轻重程度分级标准。③能坚持治疗的冠心病稳定型心绞痛患者。④血糖升高无糖尿病酮症酸中毒、高渗状态、高渗综合征、乳酸酸中毒等；血脂明显升高：如三酰甘油升高无急、慢性腹痛等胰腺炎倾向。⑤签署知情同意书。

5. 病例排除标准

①急性冠脉综合征、急性心肌梗死、急性肺栓塞及肥厚型梗阻性心肌病、主动脉瓣狭窄等所致的胸痛，以及心脏外其他系统疾病所致胸痛者。②急性心衰肺水肿、慢性心衰急性加重达纽约心功能Ⅳ级患者。③心绞痛分级诊断标准Ⅳ级伴随以下情况者：有血流动力学不稳定者；恶化劳力型心绞痛；变异型心绞痛，胸痛超过 6 小时，可能存在心内膜下心肌梗死；或室壁运动明显减弱、射血分数降低明显，提示可能冠脉狭窄严重；冠脉 CT 血管造影提示冠脉狭窄弥漫性、狭窄程度Ⅳ级或完全闭塞等高危因素需要介入治疗者；冠脉 CT 血管造影提示冠脉狭窄Ⅲ级，有易损斑块，需要冠脉造影进一步明确冠脉病变以判断是否及时行介入或外科手术治疗者。有导致严重心动过缓（＜40 次 / 分）、病态窦房结综合征、Ⅱ度Ⅱ型以上房室传导阻滞需要介入治疗、临时起搏或永久性起搏的患者。伴随快速型心律失常患者，肺部啰音新发或加重者；X 线肺瘀血明显，或肺水肿。④合并传染性疾病、精神病患者。严重肝肾功能损害，糖尿病酮症酸中毒、高渗状态、高渗综合征、乳酸酸中毒等。⑤拒绝中医药治疗者。

6. 剔除及终止病例标准

①虽符合纳入标准而纳入后未曾按试验方案规定服药，影响有效性判断者。②胸痹汤与对照组治疗过程中，中药汤剂和（或）西药服药依从性差，影响有效性判断者。③胸痹汤与对照组过程中由于自身因素或不可抗力因素而终止治疗或失访者。④资料不全，影响有效性判断者。

7. 研究方法

（1）对照组：根据《慢性稳定型心绞痛诊断与治疗指南》建议予控制三大

危险因素：高血压、高血脂、糖尿病，包括抗血小板聚集、β 受体阻滞剂、他汀类降胆固醇药物、肾素－血管紧张素－醛固酮受体拮抗剂已经成为冠心病的标准治疗。当心绞痛发作频率增多、程度加重时皮下注射低分子肝素钙抗凝 1 周。方案：阿司匹林肠溶片，100mg，1 日 1 次；不能耐受者改用硫酸氢氯比格雷片，75mg，1 日 1 次。阿托伐他汀钙片，20mg，睡前一次。酒石酸美托洛尔片，6.25~25mg，1 日 2 次。盐酸贝那普利片，5~10mg，1 日 1 次；不能耐受咳嗽等副作用者，改用缬沙坦胶囊 80mg，1 日 1 次。单硝酸异山梨酯片，20mg，1 日 2 次。低分子量肝素钙注射液 5000IU，皮下注射 1 日 2 次。每一例患者入组均根据病情选择合理的治疗方案。

（2）治疗组：常规西医治疗措施同对照组，合用“胸痹汤”，由中药制剂室统一煎制。方药组成：姜半夏 15g，厚朴 15g，茯苓 20g，生姜 10g，紫苏梗 15g，柴胡 15g，瓜蒌 30g，薤白 30g，桂枝 10g。1 日 1 剂，每剂水煎两次，取药汁 300ml，分早晚两次温服。

（3）急性发作时两组均可加用硝酸甘油治疗，每 5 分钟 1 次，直到心绞痛缓解为止。治疗过程中尽量避免使用除硝酸甘油以外的其他治疗心绞痛的药物。结合 2012 年中华医学会心血管病学分会发布的《非 ST 段抬高急性冠状动脉综合征诊断和治疗指南》及 2012 年人民卫生出版社出版《心血管疾病防治指南和共识 2012》建议抗缺血治疗 β 受体拮抗剂（可联用非二氢吡啶类钙拮抗剂缓释制剂；若不能耐受，可予非二氢吡啶类钙拮抗剂缓释制剂替代 β 受体阻滞剂）；可使用硝酸甘油含服或静脉滴注缓解症状，缓解后撤除静脉硝酸甘油或单硝酸异山梨酯治疗。并记录可能出现的不良反应，如过敏、消化道反应等。

两组患者分别治疗 21 天。两组观察期间，均不用中成药，其他合并症如高血压、糖尿病、感染等则对症治疗。

8. 观察指标

（1）安全监测指标：一般情况、临床症状，血常规、空腹及餐后 2 小时血糖、糖化血红蛋白、肾功能、肝功能、电解质、心肌酶、血脂全套、凝血系统、脑钠肽前体、肌钙蛋白、超敏 C 反应蛋白检测，及心电图、心脏远达片、心脏彩超、冠状动脉 CT 血管造影等临床资料。

（2）治疗中监测指标：①监测生命征，如心绞痛发作时是否伴有心率、心律、血压的波动。②血、尿、粪三大常规。③监测肝肾功能，防止药物不良反应，如半夏是否对肝肾功能有损害，监测肝功能、心肌酶，阿托伐他汀钙是否对肝功能有损害；监测低密度脂蛋白＜1.04mmol/L时要减少他汀剂量。

（3）疗效观察指标：①详细观察并记录心绞痛性质、持续时间、诱发因素及缓解方式的变化。显效：治疗后心绞痛症状分级降2级，治疗前评估Ⅰ、Ⅱ级者心绞痛基本消失，一般体力活动、情绪激动不诱发。有效：治疗后心绞痛分级降低1级，治疗前评估Ⅰ级者心绞痛基本消失。日常体力活动稍受限制。情绪激动可发作，但程度明显减轻。无效：治疗后心绞痛症状分级较治疗前无变化，或改善不明显。心绞痛性质、持续时间、诱发因素及缓解方式无明显变化，或仅轻度改善。加重：治疗后心绞痛症状分级较治疗前加重。硝酸甘油含服及静脉使用剂量，并计算硝酸甘油停减率：治疗后心绞痛未再发作，无需硝酸甘油治疗；治疗后心绞痛程度明显减轻、持续时间明显缩短，发作次数减少，硝酸甘油用量明显减少，50%≤硝酸甘油停减率＜100%；治疗后心绞痛性质、持续时间、诱发因素及缓解方式无明显变化，或仅轻度改善，硝酸甘油用量无改变或减少不明显，0≤治疗后硝酸甘油停减率＜50%；治疗后心绞痛程度加重、持续时间延长、硝酸甘油治疗心绞痛缓解缓慢，或不能缓解，需要硝酸甘油用量增加，甚至反复、持续应用才可缓解。各病例患者个体硝酸甘油停减率=（治疗前用药剂量－治疗后用药剂量）/治疗前用药剂量×100%，用来计算个体硝酸甘油停减率。②详细观察中医证候变化情况，并按中医证候记分标准逐项记录积分，每周统计一次中医证候总积分。结合《中药新药治疗冠心病心绞痛的临床研究指导原则》制定：中医证候积分减少率（%）=（治疗前积分－治疗后积分）/治疗前积分×100%。显效：70%≤中医证候积分减少率≤100%。有效：30%≤中医证候积分减少率＜70%。无效：0＜中医证候积分减少率＜30%。加重：证候积分增多。③常规检测治疗前心电图，动态监测治疗1、2、3周患者心电图变化情况。若病情变化随时监测心电图。结合《中药新药治疗冠心病心绞痛的临床研究指导原则》制定。显效：治疗后心电图恢复至与冠脉CT血管造影主要病变部位相符合的病变导联的基础心电图ST-T水平，或既往缓解期ST-T水平，甚至达到“大致正常”或“正常心电图”。有效：心绞痛发作时心电图ST段降低、T波倒置与冠脉CT血管造影主要病变部位相符合，该病变导联的ST段水平治疗后回升0.05mv以上，但未恢复到基础心电图或既往缓解期ST段水平；在该病变导联倒置T波基础上变浅达25%以上，或T波由平坦变直立，但未达到基础心电图或既往缓解期T

波水平。无效：心绞痛发作时心电图 ST 段降低、T 波倒置与冠脉 CT 血管造影主要病变部位相符合，治疗后 ST-T 与心绞痛发作时未见改善；或 ST 段较治疗前压低 0.05mv 以上；在该病变导联 T 波由直立变为平坦、平坦变为倒置或倒置加深达 25% 以上，以及出现新发的心律失常。④超敏 C 反应蛋白：作为炎症、动脉硬化的介导和标志物，也是冠脉粥样硬化炎性活动的指标，参与动脉硬化的形成和不稳定斑块的破裂过程。标准范围 0.58~1.13mg/L。小于 1mg/L，为相对低危；1~3mg/L，为中危；大于 3mg/L，为高危。记录治疗前后变化情况。⑤ LDL、非高密度脂蛋白胆固醇（NON-HDL-C）治疗后是否达到理想目标值。2013 年 ACC/AHA《治疗血胆固醇降低成人动脉粥样硬化心血管病（ASCVD）风险指南》：建议提出一级预防的 LDL 理想目标值 < 2.59mmol/L，NON-HDL-C < 3.37mmol/L；在风险低的人群与个体可选接近理想的 LDL 水平 3.37mmol/L 和 NON-HDL-C < 4.14mmol/L；二级预防的理想 LDL 水平为 < 1.81mmol/L。ACC/AHA 指南也提出，LDL < 1.04mmol/L 时要减少他汀剂量。⑥血糖：空腹血糖 ≥ 5.6mmol/L，随机血糖 ≥ 7.8mmol/L，或糖化血红蛋白 ≥ 5.7%，进行口服葡萄糖耐量试验检测进一步明确是否存在糖尿病。糖尿病患者血糖控制目标：空腹 3.9~7.2mmol/L，非空腹 ≤ 10.0mmol/L，糖化血红蛋白 < 7.0%。⑦血压：是否控制达标。控制目标 < 140/90mmHg，或若为糖尿病或慢性肾病患者，则 < 130/80mmHg。

9. 统计方法

采用美国 SPSS 18.0 统计软件对数据分析处理，若为计量资料，则采用均数 $\bar{x} \pm s$ 表示，符合正态分布者用 t 检验，不符合正态分布用秩和检验。计数资料采用 χ^2 检验，等级资料采用 Wilcoxon 秩和检验。

二、研究结果

1. 两组一般资料比较，见表 4-10-4。

表 4-10-4　两组患者的一般资料比较

组别	例数	年龄	性别		病程	高血压		糖尿病		高胆固醇血症	
			男	女		有	无	有	无	有	无
治疗组	30	72.10±8.64	14	16	7.54±4.29	28	2	6	24	28	2
对照组	30	71.83±8.09	13	17	6.88±4.04	27	3	5	25	27	3
P 值		0.902	0.795		0.542	0.640		0.739		0.640	

注：经 χ^2 检验，两组性别，以及高血压、糖尿病、高胆固醇血症水平无统计学差异（$P > 0.05$）；经 t 检验，两组年龄、病程差异无统计学意义（$P > 0.05$），具有可比性。

2. 两组患者治疗前心脏情况比较，见表 4-10-5。

表 4-10-5　治疗前两组心脏情况比较（n，%）

组别	例数	心绞痛严重度分级			心功能分级			脑钠肽前体
		Ⅰ级	Ⅱ级	Ⅲ级	Ⅰ级	Ⅱ级	Ⅲ级	
治疗组	30	9(30.00)	14(46.67)	7(23.33)	2(6.67)	21(70.00)	7(23.33)	641.33±444.73
对照组	30	13(13.30)	12(40.00)	5(16.67)	2(6.67)	22(73.33)	6(20.00)	608.10±435.40
P 值		0.545（双侧 0.827，确切 1.008）			0.951（双侧 0.658，确切 0.800）			0.789

注：经 χ^2 检验，两组心绞痛严重度分级、心功能分级例数分布比较无统计学差异（$P > 0.05$），具有可比性；经秩和及 U 检验，两组患者治疗前心绞痛严重度分级、心功能分级分布比率比较，差异无统计学意义（$P > 0.05$），具有可比性。

3. 两组治疗前心脏远达片、心电图诊断要素比较，见表 4-10-6、表 4-10-7。

表 4-10-6　两组治疗前心脏远达片情况、心电图诊断要素比较

组别	例数	心脏远达片增大情况				平均 ST 段压低水平
		无增大	轻度	中度	重度	
治疗组	30	4（13.33）	10（33.33）	14（43.33）	3（10.00）	0.083±0.047
对照组	30	5（16.67）	11（36.67）	10（33.33）	4（13.33）	0.087±0.043
P 值		0.875（双侧 0.770，确切 0.829）				0.977

注：经 χ^2 检验，两组心脏远达片增大情况比较，差异无统计学意义（$P > 0.05$），具有可比性；经秩和及 U 检验，两组治疗前平均 ST 段压低水平比较，差异无统计学意义（$P > 0.05$），具有可比性。

表 4-10-7　两组患者冠脉 CT 血管造影程度、病变支数比较（n, %）

组别	例数	冠脉 CT 血管造影病变支数			冠脉 CT 血管造影病变程度		
		1 支	2 支	3 支	50%~60%	60%~70%	70%~75%
治疗组	30	16（53.33）	12（40.00）	2（10.00）	9（30.00）	14（46.67）	7（23.33）
对照组	30	17（56.67）	10（33.33）	3（13.33）	11（36.67）	13（43.33）	6（20.00）
P 值		0.814（双侧 0.827，确切 1.000）			0.855（双侧 0.827，确切 1.000）		

注：经 χ^2 检验，两组冠脉 CT 血管造影程度、病变支数比较，差异无统计学意义（$P > 0.05$），具有可比性。

4. 中医证候积分及疗效比较，见表 4-10-8、表 4-10-9。

表 4-10-8　两组治疗前后中医证候积分的变化（$\bar{x} \pm s$）

组别	例数	治疗前证候积分	治疗后证候积分
治疗组	30	13.23±3.03	3.80±3.16
对照组	30	13.27±3.27	6.57±1.87
P 值		0.961	0.000

注：经秩和检验，两组患者治疗前中医证候积分比较，差异无统计学意义（$P > 0.05$），具有可比性。两组间积分经秩和检验；同组间前后证候积分比较经配对 t 检验。

表 4-10-9　两组患者治疗后中医证候疗效比较（n，%）

组别	例数	显效	有效	无效	加重	总有效率 (%)
治疗组	30	18（60.00）	10（33.33）	2（6.67）	0	28（93.33）
对照组	30	7（23.33）	17（56.67）	6（20.00）	0	24（80.00）
P 值		0.013				

注：疗效例数经 χ^2 检验，有效率经秩和检验。

5. 两组治疗后心绞痛疗效比较，见表 4-10-10。

表 4-10-10　两组治疗后心绞痛疗效比较（*n*，%）

组别	例数	显效	有效	无效	加重	总有效率 (%)
治疗组	30	19（63.33）	9（30.00）	2（6.67）	0	28（93.33）
对照组	30	8（26.67）	17（56.67）	5（16.67）	0	25（83.33）
P 值			0.019			

注：经秩和检验。

两组治疗后心绞痛疗效比较，结果显示，治疗组总有效率 93.33%，对照组总有效率 83.33%，对比两组疗效，差异有统计学意义（$P < 0.05$）。

6. 两组硝酸甘油停减率情况比较，见表 4-10-11。

表 4-10-11　两组硝酸甘油停减率情况比较（*n*，%）

组别	例数	停药	减量	不变	增多	停减率 (%)
治疗组	30	20（66.67）	8（26.67）	2（6.67）	0	28（93.33）
对照组	30	11（36.67）	15（50.00）	4（13.33）	0	26（86.67）、
P 值			0.031			

注：经秩和检验。

结果显示，治疗组停减率 93.33%，对照组停减率 86.67%，两组疗效差异有统计学意义（$P < 0.05$）。

7. 两组治疗后心电图疗效比较，见表 4-10-12。

表 4-10-12　两组治疗后心电图疗效比较（*n*，%）

组别	例数	显效	有效	无效	加重	总有效率 (%)
治疗组	30	12（40.00）	15（50.00）	3（10.00）	0	27（90.00）
对照组	30	9（30.00）	14（46.67）	7（23.33）	0	23（76.67）
P 值			0.034			

注：经秩和检验。

胸痹汤治疗组心电图总有效率 90.00%，对照组心电图总有效率 76.67%。两组治疗后心电图疗效对比，$P=0.034 < 0.05$，差异有统计学意义。

8. 两组治疗前后LDL、NON-HDL-C疗效比较，见表4-10-13、表4-10-14。

表 4-10-13　两组治疗前后 LDL 比较

组别	例数	治疗前 LDL	治疗后 LDL	*P* 值
治疗组	30	4.10±1.07	2.11±0.51	0.000
对照组	30	4.11±1.00	2.54±0.66	0.000
P 值		0.965	0.005	

注：两组间治疗前比较经秩和检验，两组间治疗后比较经成组 *t* 检验，同组间比较经配对 *t* 检验。

两组治疗前LDL比较，差异无统计学意义（$P > 0.05$），具有可比性。两组治疗前后LDL变化比较，结果显示，与组内自身比较，两组治疗前后LDL均有明显降低，差异有统计学意义（$P < 0.05$）；两组治疗后LDL比较，差异有统计学意义（$P < 0.05$）。

表 4-10-14　两组治疗前后 NON-HDL-C 比较

组别	例数	治疗前 NON-HDL-C	治疗后 NON-HDL-C	*P* 值
治疗组	30	4.96±0.97	2.70±0.62	0.000
对照组	30	5.02±1.02	3.22±0.64	0.000
P 值		0.797	0.002	

注：两组间比较经秩和检验，同组间比较经配对 *t* 检验。

9. 两组治疗前后超敏C反应蛋白疗效比较，见表4-10-15。

表 4-10-15　两组治疗前后超敏 C 反应蛋白比较

组别	例数	治疗前	治疗后	*P* 值
治疗组	30	2.39±1.31	1.09±0.56	0.000
对照组	30	2.37±1.32	1.77±1.04	0.000
P 值		0.952	0.018	

注：两组间比较经成组 *t* 检验，同组间比较经配对 *t* 检验。

10. 两组治疗前后血压比较，见表 4-10-16。

表 4-10-16　两组治疗前后血压比较

组别	例数	收缩压			舒张压		
		治疗前	治疗后	*P* 值	治疗前	治疗后	*P* 值
治疗组	30	159.73±14.40	129.13±6.70	0.000	79.53±17.03	67.87±8.98	0.000
对照组	30	158.80±16.41	132.73±7.80	0.000	81.80±16.97	73.53±10.67	0.000
P 值		0.816	0.021		0.608	0.030	

注：两组间比较经秩和检验，同组间比较经配对 *t* 检验。

11. 两组治疗前后血糖比较

经规范降糖治疗后两组血糖控制理想，但因两组糖尿病患者病程、入院前规范治疗情况、药物方案选择等因素，样本量少，治疗前后血糖比较无法予统计学计算差异。

12. 安全性检测结果

治疗前后对胸痹汤治疗组及对照组所有入选患者分别进行生命体征监测，血、尿、粪常规，肝功能，肾功能等检查，进行分析。结果显示两组治疗前后无明显差异（$P>0.05$），未发现有指标明显异常者。试验过程中未见有严重不良反应发生。说明胸痹汤有良好的用药安全性。

三、讨论

在现代医学诊疗指南指导下，介入和冠脉旁路移植术治疗是现代冠心病治疗的重要方法，但药物治疗仍是慢性稳定型心绞痛的基础治疗。稳定型心绞痛属于中医"胸痹心痛"范畴。随着冠脉造影检查的广泛应用，证实主要病机为心脉痹阻，中医学《胸痹心痛中医诊疗指南》也相应发布指导辨证分型及治疗方案，中医药治疗在关注局部病变的同时，更要关注整体及长期预后，有着现实的意义。本研究结果显示，胸痹汤有助于缓解稳定型心绞痛临床症状、改善中医证候群；在减少硝酸甘油用量，甚至停用硝酸甘油用量方面效果明显；在改善主要病变部位急性短暂的冠脉缺血相对应的心电图 ST-T 方面疗效，对于规范运用西药治疗的基础上有明显的加强作用；胸痹汤有助于降低稳定型心绞痛 LDL、NON-HDL-C 水平，并较对照组更接近一级预防的理想目标值；有助于降低稳定型心绞痛超敏 C

反应蛋白水平，降低超敏C反应蛋白危险分层；有助于稳定型心绞痛患者血压水平控制达标（具体参数见研究结果分析）。

余老师认为冠心病始终打上年龄的烙印，病程长，临床常见多种证候兼夹的复杂状态，但其贯穿始终的依然是气的失调，气（阳）的虚损、气机失调导致痰瘀水等病理产物的形成，心脉痹阻。提出“百病当以调气为要，扶阳是调气的核心，而扶阳过程中须分阶段调气”的学术思想。治疗冠心病当以调气为要，一调气的虚损（益气、温阳），二调气机（理气、通阳），三调病理产物痰瘀水（化痰、瘀、水），分阶段调气法始终贯穿在冠心病治疗过程，具有鲜明的特色。

气滞痰阻是稳定型心绞痛发展过程的一个重要阶段，老师以经验方“胸痹汤”疏调中焦气机升降出入、祛除痰阻、理气化痰，用于治疗冠心病、胸痹心痛，中焦气机不畅、气滞痰阻，所致胸闷、气短、胸骨后轻度堵塞感的患者，先期临床治疗每获佳效，体现了分阶段调气的特色。

四、余老师对本病的学术思想和临床经验

1. 余老师治疗内科疾病的学术渊源与学术思想

余老师学术渊源集家学、学院派、经典著作、扶阳学派等各名家学说及民间中草药医疗于一体。并采众家之长，临证研究、实践，尤其是对《伤寒论》经方、扶阳学说研究达到了一定的深度，逐渐形成以调气法治疗内科疾病的学术思想。

2. 余老师治疗内科疾病的学术思想——治疗百病当以调气为要

余老师对气的认识来自《灵枢》《周易》。认为中医学气的分类众多，虽六气各有部主，但六名皆归“一气”，“一气”总领阴阳，“一气”调，则阴阳自和。余老师认为人处天地之气中，人体生命的规律是融合于自然规律之中，以气为本，任何气的虚损、气机失调、枢机不利均可导致疾病的出现，气一失调则变生百病，并重视调气法治疗内伤杂病，认为治百病当以调气为要。在临床治疗中善用经方，强调方证对应，药证对应。尤其是对《伤寒杂病论》推崇备至，时时注意阳气的顾护与温通，达到“若五脏元真通畅，人即安和”（《金匮要略·脏腑经络先后病》）。

3. 扶阳法为调气法的一个重要阶段

对于疾病发展至气机失调的阳虚阶段，余老师对郑钦安、祝味菊先生的学术观点十分推崇，并发展形成自己调气法的扶阳学术。余老师撰写的系列文章，均在阐述其本阶段的重“阳”学术思想，认为气主要指阳气，阳气是生命的根本和生命活动的动力，同时也是人体正气的主导和关键所在，阳气的充沛、运行正常是机体的康健和精神状态正常的前提，体现于生命的生、长、壮、老、已全过程。阳气受损与失常，乃疾病或死亡之根源。故扶阳是阳虚证阶段治疗的大法。余老师认为其中舌脉甚为重要，尤其是舌象，可视为金标准，大凡舌淡红、淡胖、边有齿痕，舌黯或紫，苔润不燥，甚至水滑者，即可大胆扶阳。余老师认为扶阳的核心是补肾阳，不忘后天脾土之重要，重视后天之本、阳气充养之源，才能使机体内的阳气充足且绵绵不绝。扶阳包括温阳与通阳，扶阳贵在与祛邪互用互补、辅以温通为法、注重调理气机。故扶阳法为调气法的一个重要阶段。

4. 随证治之，分阶段调气是关键

余老师强调，临床上不能因为强调扶阳的重要性而忽略另一面、一味地扶阳，应避免剑走偏锋；临床上并不是所有的疾病、证候都有阳虚，或者阳虚并不是主要、重要矛盾时，一定要根据张仲景的原则“随证治之”，分阶段调气法尤为重要。

5. 调气法范畴

余老师认为虽气的病理及气机失常众多、调气方法各异，但“一气”总领阴阳，“而实一气贯之”，调和、调养、温调“一气”，“一气”调，则阴阳自和。具体体现在理气化痰、活血化瘀、活血利水、温阳利水等攻邪之法，都属于调气法范畴，分阶段而调之是关键。故调气法贯穿治疗内伤杂病的过程中。

总之，百病当以调气为要。阳气是生命的根本和生命活动的动力，气机调和是维持机体的代谢平衡、生理功能正常，以及身体健康的关键之一，枢机是维持气机升降出入正常的关键，故扶阳是调气的核心，而扶阳过程中须分阶段调气的学术思想贯穿治疗内伤杂病的过程中。在冠心病、稳定型心绞痛治疗领域特色尤其鲜明。

6. 余老师冠心病诊疗的学术思想

余老师重视调气法治疗内伤杂病，认为治百病当以调气为要，治疗冠心病亦当如此。余老师多年临证总结认为，冠心病心绞痛的病机，主要体现在心气、心主血脉与“心为阳中之太阳”的功能失常。心的功能，首先应是中医气（阳）的主导下，实现西医心血管循环及电生理功能。心气、宗气充沛调和是心脏的动力来源；在心气、宗气失常，导致主血脉、贯心脉以助心行血的功能失常阶段，

采取调养、补益"一气"之中重视阴阳二气，先天、后天之气、营卫之气，重视温养升提。其次，营卫和调是脉道通利的基础；营卫和调是脉道通利的基础，营卫失调是血脉病变的始动因素，根据营卫的功能与特性，予"损其心者，调其营卫"为大法。再者，三焦是气机、阴阳升降出入，以及津液输布的通道，中焦是枢机的关键。中焦气机失调，与痰浊、瘀血、水饮相互影响、相互加重，痹阻心脉，体现在冠心病心绞痛整个病理进程；瘀阻心脉是冠心病的转折点；重视三焦气机，尤其中焦气机、阴阳之气的升降出入，故在施以化痰散结、活血化瘀中，突出调和中焦、肝、脾、心、肺、气机，阴阳升降出入之药物。最后，在气机失调，痰浊瘀血阻滞情况下，阳气阻遏，日久致阳气虚损，出现"心为阳中之太阳"的功能失常。故冠心病出现胸痹心痛症状时，总离不开"阳微阴弦"，即上焦心阳不足、下焦阴寒至甚的病机。心阳虚衰，是心气宗气虚衰、气机阻滞、心脉瘀阻发展中后期复杂阶段，冠心病一旦发展到心阳虚衰阶段，出现气喘、水肿等症状，是发展到以"五脏阳以竭"为重要病机的"心水（心衰）"阶段。此时出现心、肺、脾、肾阳气俱虚的状态，则进入冠心病终末阶段，临证"功夫全在阴阳上打算"，以扶阳为冠心病调气之大法，"一切以阳气盛衰为转归"。故治疗冠心病当以调气为要，一调气的虚损（益气、温阳），二调气机（理气、通阳），三调病理产物痰瘀水（化痰、瘀、水），分阶段调气法始终贯穿在冠心病治疗过程。

7. 调气法在冠心病中的应用经验

余老师认为冠心病的发生、发展，离不开心气、心阳，以及"心主血脉"与"心为阳中之太阳"的功能失常。并从心气、宗气的失常，代表方桂枝人参汤；心主血脉的失常，损其心者，调其营卫，代表方桂枝汤，及其类方小建中汤、黄芪建中汤、黄芪桂枝五物汤等；气机失调、三焦气血水火通道失常，理气化痰散结经验方"胸痹汤（半夏厚朴汤合瓜蒌薤白类方为主方）"；益气活血、理气活血亦选方上常用人参汤合四逆散或失笑散、血府逐瘀汤；温阳理气、化痰活血，自拟方"君安汤"（主方：附子、桂枝、黄芪、炙甘草、降香、枳实、姜半夏、石菖蒲、薤白、五灵脂、生蒲黄）等；心为阳中之太阳的功能失常导致阳微阴弦、血不利则为水、五脏阳以竭的心水（心衰）阶段，阳微阴弦以瓜蒌薤白类方为主方，血不利则为水以当归芍药散为主方，心脾阳虚以桂枝人参汤合苓桂类方（苓桂术甘汤、五苓散等）。“五脏阳以竭”其核心是扶肾阳，在真武汤基础上，擅长运用较大剂量的姜、桂、附扶阳的基础上，配合活血、化痰、利水，分阶段调气法始终贯穿在冠心病治疗过程（详见《余天泰教授调气法治疗冠心病的经验》）。

8. 余老师治疗气滞痰阻证的经验方

余老师强调中焦气机调畅对于水、湿、痰、饮治疗的重要意义，本研究针对气滞痰阻阶段的病机体现，以经验方“胸痹汤”疏调中焦气机升降出入，祛除痰阻，理气化痰为主。胸痹汤方药组成：以半夏厚朴汤为主方 + 瓜蒌、薤白、柴胡、桂枝组成。组方如下：姜半夏 15g，厚朴 15g，茯苓 20g，生姜 10g，紫苏梗 15g，柴胡 15g，瓜蒌 30g，薤白 30g，桂枝 10g。胸痹汤组方以半夏厚朴汤为主方，出自《金匮要略·妇人杂病脉证并治第二十二》“妇人咽中如有炙脔，半夏厚朴汤主之”，在此基础上加上瓜蒌、薤白、柴胡、桂枝。老师对本方应用有独到的见解及临床经验。方中半夏化痰散结，降逆和胃为君药；厚朴主入脾胃经，“温中益气，消痰下气（《神农本草经》）”，助半夏以散结降逆，制约肝气之逆，调节脾胃升降，且具有“兼入血分，破宿血”“多用则破气，少用则通阳”；茯苓甘淡渗湿，助半夏以化痰，共为臣药；同时瓜蒌、薤白共佐半夏行气化痰、通阳散结，柴胡佐半夏，转输津液使“上焦得通，津液得下（《伤寒论》小柴胡汤）”，同时津行则气行，气行则血行；生姜辛温散结，与厚朴共制半夏毒；紫苏梗易紫苏叶，具有芳香行气，宽胸理气共为佐使药；厚朴、紫苏梗、柴胡使肝气得降，宗气、脾气得升，则气机升降出入得以调和。桂枝甘草汤为温心阳之方，其中桂枝温阳化气之力强，合薤白通阳散结，有“病痰饮者当以温药和之”之意。总之胸痹汤从气机、痰浊、阳气三方面入手调理，姜半夏、瓜蒌、薤白、茯苓、生姜化痰散结力强；半夏、厚朴主入脾胃经，散结降逆，制约肝气之逆，调节脾胃升降；厚朴、紫苏梗、柴胡使肝气得降，宗气、脾气得升，肝脾和调，则气机升降出入调和，理气之力功著；桂枝、薤白温阳化气、温化痰浊、通阳散结；桂枝温通心肺之阳，能升（升陷、升阳气）能降（平冲降逆）。诸药共用，共奏理气化痰、温阳化气、通阳散结之功效。

笔者发表的《半夏厚朴汤方证应用辨析》一文中，分别论述余老师从《金匮要略·妇人杂病脉证并治第二十二》《金匮要略·水气病脉证并治第十四》，追溯到《千金要方》《黄帝内经素问·咳论篇第三十八》《黄帝内经素问·气交变大论第六十九》经典中，前后条文贯穿，明晰半夏厚朴汤方证是“胸胁下满，如结胸状”“胸中痛，气上冲胸”“胸满，心下坚”前提下，出现“咽部不适”一种状态。咽部症状由“介介如梗状”“炙脔”“炙肉”，发展至“咽肿喉痹”，甚至“心痛暴喑”的严重程度，与现代临床心绞痛、心肌梗死所表现胸痛之外的胸骨后堵塞感、濒死感比较相近。其病机是“犯胃气及上二焦”，出现“阳损阴盛”，中上二焦阳损则气滞，中焦阴盛则痰凝。并从经络走向说明咽喉为脾胃、肺肾气机升降的基本要素，同时咽喉亦为少阳三焦气机、水火升降枢机之要冲。从古代名家应用中可以看到，半夏厚朴汤及其加味方剂古代已经用于心痛的治疗。余老师在日常门诊及住院的病人的临证中，用胸痹汤治疗胸闷、气短或活动后气促的病人，或南平市人民医院体检中心发现的无症状性心肌缺血，出现舌体淡，苔白腻，脉弦滑，主要病机为气机不畅，气滞痰凝的病人，或异病同治，用于治疗胸痹心痛中焦气机不畅、气滞痰阻，所致的胸闷、气短、胸骨后轻度堵塞感的病人，先期临床治疗冠心病，胸痹、气滞痰阻证，每获佳效。从症状缓解、心电图恢复或改善方面均取得较好的疗效。而本研究进一步确定胸痹汤治疗冠心病稳定型心绞痛，具有较好临床疗效，为理气化痰法的应用提供确切的依据及重要的参考。并在临床治疗中，证实本方不仅用于慢性咽炎、癔病、郁证等治疗疗效较好，在心血管疾病治疗中同样取得较好疗效，临床可运用于多系统病证，全在于辨证论治。

9. 胸痹汤治疗稳定型心绞痛的现代医学机制可能性探讨

从临床疗效、现代药理、中医病因病机、理法方药，推测理气化痰法主方胸痹汤可能具有抑制炎症因子超敏 C 反应蛋白水平，有稳定、延缓、阻止动脉粥样硬化斑块，甚至破裂的作用；抗血小板聚集、抗凝、抑制血栓形成、保护血管内皮功能、有效防治动脉粥样硬化；调脂、降低血清中 TC、LDL 的含量，降低动脉脂质斑块，保护肝细胞免受损伤和促进肝脏中脂质代谢；具有钙拮抗、利尿作用，多靶点降压作用；具有增加心肌收缩力的作用。

综上所述，本课题在余老师学术思想指导下，结合调气法在冠心病中的应用经验、临证特色方药，采用理气化痰法中西医结合治疗冠心病稳定型心绞痛，取得较单纯西医治疗组更好的疗效。对理气化痰法在治疗稳定型心绞痛的作用，应用中医传统理论和现代医学科研方法进行分析，为理气化痰法在稳定型心绞痛应用提供科学依据。同时通过对余老师学术理论、临床用药的探讨研究，为如何传承、发展全国名老中医学术经验进行实践、探索，希望中医作为祖国文化的瑰宝，在现代科技日新月异发展的今天能够与时俱进。

（王可文）

第十一节　温心阳养肝血治疗冠心病并失眠症的临床观察

冠心病是一种身心疾病，反复发作的心绞痛等各种症状会使患者产生不同程度的心理压力，甚至部分患者合并焦虑和（或）抑郁，常伴有失眠表现。失眠是指睡眠功能障碍综合征，入睡或睡眠维持困难的临床表现，睡眠的质量差，严重影响患者白天的活动。研究表明，通过改善患者的睡眠障碍，对稳定患者的病情和提高生活质量有着直接或间接的影响。目前运用于临床的安眠西药，可能产生宿醉现象、记忆损伤等，长期口服易于产生耐药性及依赖性。南平市人民医院心内科进行了45例运用温补心阳滋养肝血法之桂枝甘草龙骨牡蛎汤合酸枣仁汤治疗心阳不振并肝血亏虚证的冠心病伴失眠症的临床研究，疗效颇佳，现报告如下。

一、资料与方法

1．一般资料

选取在南平市人民医院心内科住院及门诊的冠心病合并失眠症（辨证为心阳不振并肝血亏虚证）患者90例，研究时间从2016年1月起至2017年1月。采用非随机同期对照研究法，尊重患者服药意愿及取得患者同意并签署同意书后，分为中药治疗组与西药对照组各45例。治疗组患者45例，其中男20例，女25例，年龄61~81岁（平均72.8 ± 12.2岁），冠心病史1~20年（平均5.2 ± 0.5年），失眠病史0.5~3年（平均1 ± 0.5年），平均3~7次/周；对照组患者45例，其中男21例，女24例，年龄62~80岁（平均73.2 ± 11.2），冠心病史1.5~19年（平均 4.5±0.8 年），失眠病史 0.5~2.5 年（平均 1.2±0.6 年），平均 4~7 次 / 周。两组性别、年龄、病程等方面经统计学检验，无统计学差异（$P > 0.05$）。

2. 诊断标准

两组冠心病诊断参照《实用心脏病学》，失眠症诊断参照《中国精神障碍分类与诊断标准》，并参照匹兹堡睡眠质量指数量表自评问卷（PSQI）评分≥ 7 分，中医诊断“不寐”及“胸痹”参照《中药新药临床研究指导原则》（1993 年版和 2002 年版）。

3. 纳入标准

①年龄 61~81 岁。②符合西医诊断标准。③符合中医“胸痹”及“不寐”诊断，以心阳不振并肝血亏虚证为主证。④同意中医药治疗的。

4. 病例排除标准

①新近发生的急性心肌梗死、急性脑血管意外、急性左心衰竭、严重恶性心律失常、严重的肝肾功能衰竭及呼吸衰竭除外。②合并传染性疾病、严重精神障碍、恶性肿瘤患者除外。③无合并冠心病的患者除外。④胸痹以血瘀、寒凝、痰热、气滞为主证的患者除外。⑤不愿接受中医中药治疗的患者除外。

5. 治疗方法

对照组：予以西医规范化治疗，包括病因治疗，去除诱发因素，积极控制可逆的高危因素，规律生活，健康饮食等；同时根据患者的具体病情及适应证选用抗凝、抑制血小板聚集、调脂稳定斑块、硝酸酯类、β 受体阻滞剂、钙拮抗剂药物等；加用右佐匹克隆睡前服，起始 1mg，必要时增加至 2~3mg，疗程 30 天。

治疗组：选择心阳不振肝血亏虚证胸痹病伴不寐患者，参照对照组常规治疗，不予安眠西药。加用桂枝甘草龙骨牡蛎汤合酸枣仁汤为主方治疗，方剂组成：桂枝 5g，炙甘草 10g，龙骨 30g，牡蛎 30g，酸枣仁 30g，知母 10g，茯苓 15g，川芎 10g。阳虚显著者加入肉桂 5g，心阳浮越者加用磁石 20g，血虚明显者加用熟地黄 15g、白芍 15g、当归 10g，气阴亏虚明显者加用党参 15g、麦冬 10g、五味子 10g，大便稀溏则减少酸枣仁和知母的剂量。1 日 1 剂，煎煮两次汤液合并混匀，两次煎煮药液合约 300ml，早、晚餐后 30 分钟各温服 150ml，疗程 30 天。

6. 观察指标

（1）疗效标准。两组病人心绞痛症状改善率比较：根据《中药新药临床研究指导原则》进行疗效评价。显效：疗程结束后心绞痛发作次数和程度改善≥ 70%，硝酸甘油使用率减少≥ 70%，常规心电图缺血改变恢复正常或大致正常；有效：疗程结束后心绞痛发作次数和程度改善≥ 30%，硝酸甘油使用率减少≥ 30%，常规心电图缺血改变恢复≥ 50%；无效：疗程结束后心绞痛发作次数和程度同治疗前或多于治疗前，硝酸甘油使用量无减少，常规心电图缺血改变无改善甚至恶化。两组患者失眠疗效比较：参照《中药新药临床研究指导原则》进行临床疗效评价。显效：治疗 1 个疗程（30 天）后，每日睡眠总时间恢复正常或夜间睡眠总时间≥ 6 小时，睡眠程度深，醒后日间精力饱满；有效：睡眠质量好转，睡眠时间增加≥ 3 小时，睡眠深度增加，日间精力改善；无效：治疗后睡眠质量无改善，睡眠时间无增加，日间精力差。两组患者匹兹堡睡眠质量指数（PSQI）评分比较：参照匹兹堡睡眠质量指数量表分别对治疗后 15 天和 30 天进行总分评价。

（2）安全性观测。治疗前后治疗组和对照组至少各查一次血常规、血糖、血脂、肝功能、肾功能、心肌酶、肌钙蛋白。

7. 统计学处理

数据采用 SPSS 21.0 软件对资料进行统计分析；计数资料采用 χ^2 检验；计量资料，服从正态分布，用 t 检验，不服从正态分布，用秩和检验。

二、结果

1. 治疗后两组心绞痛改善疗效比较

从心绞痛次数、含服硝酸甘油频度、心电图变化指标两组疗效比较显示有统计学差异（$P < 0.05$）。见表 4-11-1。

表 4-11-1 两组心绞痛疗效比较（n=90）

组别	n	显效	有效	无效	总有效率 2)（%）
治疗组	45	21	20	4	91.1 1)
对照组	45	17	17	11	75.5

注：与对照组比较，1）$P < 0.05$，2）总有效率 =（显效例数 + 有效例数）/n × 100%。

2. 治疗后失眠疗效比较

从睡眠时间、深度、日间精力指标疗效两组比较未显示统计学差异（$P > 0.05$）。见表 4–11–2。

表 4-11-2　失眠疗效比较（n=90）

组别	n	显效	有效	无效	总有效率[2)]（%）
治疗组	45	19	22	4	91.1[1)]
对照组	45	18	22	5	88.8

注：与对照组比较，1）$P > 0.05$，2）总有效率 =（显效例数 + 有效例数）/n × 100%。

3. 治疗后睡眠质量（PSQI）评分疗效比较

分别比较两组治疗 15 天和 30 天的 PSQI 评分，统计学显示组内治疗前后比较有统计学差异（$P < 0.05$），组间比较治疗 15 天 PSQI 评分未显示有统计学差异（$P > 0.05$），治疗 30 天 PSQI 评分显示有统计学差异（$P < 0.05$）。见表 4–11–3。

表 4-11-3　PSQI 评分疗效比较（n=90）

组别	n	治疗前	治疗 15 天	治疗 30 天
治疗组	45	14.12 ± 0.98	9.10 ± 0.68[1)2)]	5.56 ± 0.88[1)3)]
对照组	45	14.02 ± 1.10	10.50 ± 0.83[1)]	8.15 ± 1.47[1)]

注：与组内治疗前比较，1）$P < 0.05$，2）治疗 15 天后组间比较，$P > 0.05$，3）治疗 30 天后组间比较，$P < 0.05$。

4. 不良事件观测比较

安全性方面，治疗组和对照组比较均未发现明显的血常规、血糖、血脂、肝功能、肾功能、心肌酶及肌钙蛋白异常。不良事件总发生率，治疗组与对照组统计学比较有显著差异（$P < 0.05$）。见表 4–11–4。

表 4-11-4　不良事件观测比较（n=90）

组别	n	嗜睡	口苦口干	头晕	总发生率[2)]（%）
治疗组	45	0	1	2	6.6[1)]
对照组	45	3	5	4	26.7

注：与对照组比较，1）$P < 0.05$，2）总发生率 = 不良事件总例数 /n × 100%。

三、讨论

冠心病的发病机制目前已经比较明确。临床表现多见心绞痛、心肌梗死、心律失常、心力衰竭等。近年来在生物－心理－社会医学模式指导下，发现冠心病伴发心理障碍十分常见，而且发现心理障碍成为罹患冠心病的危险因素，常见焦虑、抑郁、A型行为模式、精神应激等。其可能的机制为下丘脑－垂体－肾上腺皮质轴失调，中枢神经系统功能失调和血小板、5－羟色胺或去甲肾上腺素功能的改变。而失眠是这些心理障碍的主要症状之一。失眠的改善有利于缓解心理障碍。临床中常运用心理疏导和药物治疗，常选择苯二氮卓类药物作为常规药物。而近年来右佐匹克隆片作为治疗失眠的新药和较少的副作用得到临床广泛运用，但其长期运用易产生耐药，突然停药有反跳现象。

中医学冠心病属于“胸痹”范畴，失眠称为“不寐”。医圣张仲景指出胸痹的病机和脉象特点乃“阳微阴弦”，认为胸痹是上焦阳气不足，下焦阴寒太盛。脏象学说认为，心主神志，主血主脉，体现为心阳充沛，血液充盈，脉道通利。若心阳不振，心血亏虚，脉道不畅，可见冠心病之心胸憋闷，心悸失眠等症。不寐总病机为阳盛阴衰，阴阳失交；虚证不寐多见心血不足，心胆气虚，心肾不交等。故胸痹病合并不寐治则当为调整脏腑阴阳气血，安神定志。桂枝甘草龙骨牡蛎汤来源于《伤寒论》，其功用为温补心阳，安神定悸。方中桂枝为温阳通脉之要药，与炙甘草合为温补心阳的经典药组（剂量比为1：2），重用生龙骨牡蛎潜阳敛阳，重镇安神。酸枣仁汤来源于《金匮要略》，功能养血安神，清热除烦。重用酸枣仁为君药，性味甘酸，入心经、肝经，能养心益肝，宁心安神，方中川芎、茯苓、炙甘草补脾合胃、养血活血、缓急安神，知母、茯苓除烦安神定悸。以上二方皆为仲景所创之名方，合方而用可取温通心阳，滋养肝血，潜镇安神之效。病人临床证候特点为：体瘦肤干，面白肢冷，易疲劳而自汗出恶风，胸闷痛，心悸而烦，夜不能寐，大便秘结，舌质淡，脉虚细或结代。临床运用须方证对应，随证加减。

现代药理研究表明，桂枝有强心、利尿功能，甘草能抗心律失常、抗利尿、降脂，龙骨、牡蛎能镇静、抗惊厥，牡蛎多糖具有抗血栓、降血脂作用，酸枣仁有镇静催眠及抗心律失常作用，能抑制血小板聚集，茯苓能利尿、镇静，并增强心肌收缩力，川芎嗪能扩张冠脉和脑血管，增加冠脉及脑组织血供，对中枢神经系统有镇静作用。现代药理研究认为桂枝甘草龙骨牡蛎汤的药性主要表现在生龙骨和生牡蛎，具有平肝潜阳、镇静安神、抗惊厥作用。有研究表明酸枣仁汤通过抑制 PCPA 失眠大鼠中脑胶质细胞的表达，从而发挥了治疗失眠作用；有动物实验表明酸枣仁汤能明显抑制小鼠的活动兴奋性，促进模型小鼠入睡，延长了睡眠时间，且表现有剂量依赖性。故从现代药理研究亦证实了桂枝甘草龙骨牡蛎汤和酸枣仁汤的镇静安眠的作用。

通过对本次临床观察进行数据统计和分析，表明在常规药物治疗基础上加用桂枝甘草龙骨牡蛎汤合酸枣仁汤治疗冠心病总体疗效优于对照组，改善冠心病症状疗效显著。短期治疗两组即可获得显著的疗效，但较长期的治疗 PSQI 评分显示中药治疗组优于对照组，中药组副反应更少。综上分析，在常规药物治疗基础上运用温心阳养肝血法治疗冠心病并失眠症总体疗效可靠，安全性较高，不良反应少，值得临床研究并推广应用。

（陈勋善）

第十二节　慢性心力衰竭患者扶阳法的干预作用

慢性心力衰竭也称充血性心力衰竭（CHF，简称“慢性心衰”），是各种心脏疾病导致心功能不全的一种综合征，临床表现为呼吸困难和乏力，体力活动受限。中医认为，本病总属本虚标实之证，其病因主要与外邪侵袭、过度劳倦、情志所伤、病后虚损等因素有关，该病病程较长，缠绵日久，久病伤阳，久病及肾，伤及心肾之阳，其本为心气、心阳亏虚为主，其标是气滞、血瘀、痰浊、水饮，临床表现多虚实夹杂。余老师多年临床经验，认为现代之人，十病九虚，虚弱之人，多为阳虚，故“宜温者多，可清者少”。在治疗方面，重在辨清标本缓急，扶阳治疗固其本，佐以行气、化浊、活血利水祛其标，本课题探讨扶阳法治疗心力衰竭的作用，以期为心力衰竭病人寻求新的治疗方法。

一、材料与方法

1. 一般资料

病例来源于南平市人民医院心内科门诊或者住院部2010年10月到2011年12月的患者，年龄在50~75岁共计70例。两组年龄、Boston积分、中医症状评分、脑钠肽均无统计学差异（P=0.624、0.593、0.054、0.464均大于0.05），均具有可比性。

2. 西医诊断标准

①慢性心衰诊断标准采用1985年Boston心衰诊断标准。②心功能分级标准采用1994年NYHA标准。

3. 中医诊断标准

中医证候诊断标准采用1993年制定的《中药新药治疗慢性心衰的临床研究指导原则》。心肾阳虚证：心悸、气喘不能卧、颜面及肢体浮肿，或者胸腹水、腹胀、形寒肢冷、便溏、尿少、舌胖大、质淡、苔薄白、脉沉细无力或者结、代。中医症状分级量化采用2002年制定的《中药新药临床研究指导原则》的标准。

4. 病例纳入标准

①符合慢性心衰诊断且心功能Ⅱ~Ⅲ级及中医证型诊断者，即可纳入本课题进行研究。②年龄在50~75岁。③就诊者知情的情况下愿意参加本课题研究。

5. 治疗方法

（1）对照组：常规西医治疗，包括强心：地高辛，0.125mg，1天1次；利尿：轻度液体潴留的患者选用氢氯噻嗪，12.5mg，1日2次，明显液体潴留的患者选用呋塞米针，静脉推注，20mg，1天1次，待液体潴留控制后以最少剂量维持治疗；卡托普利，25mg，1日3次；酒石酸美托洛尔缓释片25mg，1天1次；螺内酯，20mg，1天1次。

（2）治疗组：在对照组常规西医治疗基础上，另加用扶阳方君安汤，药物组成如下：制附子15g（先煎），桂枝10g，炙黄芪30g，瓜蒌10g，姜半夏20g，石菖蒲10g，降香10g，生蒲黄10g，五灵脂10g，枳实10g，炙甘草5g。每日一剂，每剂水煎两次，取药汁300ml，均等分密封装袋备用（共两袋），早晚分别温服一袋。两组受试对象分别观察治疗30天，记录受试者相关指标。

6. 观察方法

（1）疗效性观测：①临床症状、体征、脑钠肽。②心功能分级。③Boston

积分及中医症状积分。

7. 疗效评判标准

采用2002版制定的《中药新药临床研究指导原则标准》：①西医标准疗效按NYHA分级方法。②中医疗效标准：显效，主、次症基本或者完全消失，治疗后症状积分为0或者减少≥70%；有效，治疗后症状积分减少≥30%；无效，治疗后症状积分减少不足30%；加重，治疗后症状积分超过治疗前。

8. 数据统计分析

医学统计方法：计量资料采用 t 检验；计数资料采用 χ^2 检验；等级资料采用秩和检验。检验水准采用 $\alpha=0.05$ 为准。

二、研究结果

1. 病人的一般资料分析

表4-12-1 两组年龄、Boston积分、中医症状评分、脑钠肽比较

组别	例数/n	年龄	Boston积分	中医症状评分	脑钠肽（pg/ml）
治疗组	35	68.23±4.91	9.57±1.17	10.60±1.99	3263±2215
对照组	35	67.63±6.54	10.17±1.38	10.91±1.56	3776±2055

注：经 t 检验，两组年龄、Boston积分、中医症状评分、脑钠肽均无统计学差异（P=0.624、0.593、0.054、0.464，均大于0.05），均具有可比性。

表4-12-2 两组心功能、性别组成比较

组别	心功能Ⅱ级		心功能Ⅲ级	
	男	女	男	女
治疗组	4	6	15	10
对照组	7	5	14	9

注：经卡方检验，两组受试者性别构成及心功能构成无统计学差异（P=0.629、0.607，均大于0.05），两组具有可比性。

表 4-12-3　两组病因分布比较

组别	冠心病	高心病	扩心病	风心病	其他
治疗组	18	9	2	2	4
对照组	16	11	2	1	5

注：经秩和检验，两组病因分布方面相比较，无统计学意义（$P=0.19>0.05$），具有可比性。

2. 治疗后中医症状疗效比较

表 4-12-4　两组中医症状疗效比较

组别	例数 /n	显效	有效	无效	有效率（%）
治疗组	35	23	9	3	91.43
对照组	35	11	15	9	74.29

注：经秩和检验，两组中医症状疗效方面相比较，具有统计学差异（$P=0.005<0.05$）。

3. 治疗前后治疗组与对照组中医症状积分比较

表 4-12-5　两组治疗前后中医症状得分比较（$\bar{x}\pm s$）

组别	例数 /n	治疗前	治疗后
治疗组	35	10.60±1.99	2.71±2.57
对照组	35	10.91±1.56	4.51±3.15

注：经 t 检验，两组治疗后中医症状得分相比较，具有统计学差异（$P=0.011<0.05$）。

4. 治疗后心功能疗效比较

表 4-12-6　治疗组和对照组治疗后心功能疗效比较

组别	例数 /n	显效	有效	无效	有效率（%）
治疗组	35	25	7	3	91.43
对照组	35	14	12	9	74.29

注：经秩和检验，两组治疗后心功能疗效相比较，具有统计学差异（$P=0.001<0.05$）。

5. 治疗前后两组 Boston 积分相比较

表 4-12-7　两组治疗前后 Boston 积分比较（$\bar{x} \pm s$）

组别	例数 /n	治疗前	治疗后
治疗组	35	9.57±1.17	2.43±3.34
对照组	35	10.17±1.38	4.94±3.86

注：经 t 检验，两组治疗后 Boston 积分相比较，具有统计学差异（$P=0.005 < 0.05$）。

6. 治疗前后两组脑钠肽水平相比较

表 4-12-8　两组治疗后脑钠肽水平比较（$\bar{x} \pm s$）

组别	例数 /n	治疗前	治疗后
治疗组	35	3263±2215	890±955
对照组	35	3776±2055	2130±1376

注：经 t 检验，两组治疗后脑钠肽水平相比较，具有统计学差异（$P=0.00 < 0.05$）。

三、讨论

本方是由余天泰老师依据心力衰竭心肾阳虚型这一病机特点立法组方而成的，在临床上能明显缓解患者的自觉症状，增加患者的活动量，改善心脏功能，提高患者的生活质量。在中医症状方面，君安汤能更明显消除患者的自觉症状；在中医症状积分方面，具有统计学差异；在心功能疗效方面，能较好地改善心衰患者的心功能，进而提高患者的活动耐量；在 Boston 积分方面，表明君安汤对心力衰竭患者的疗效显著；在脑钠肽水平方面，具有调节体内神经体液因子的作用。

1. 扶阳学派学术思想探讨

扶阳学派俗称“火神派”，以注重阳气、擅用姜、附、桂为基本特点。扶阳学派的创始人郑钦安以《伤寒论》《黄帝内经》《易经》为宗旨，提出“一病有一病之阴阳”“万病总在阴阳之中”，强调人体是一有机整体，在临床实践辨证上以阴阳为总纲，是《黄帝内经》“善诊者，察色按脉，先别阴阳”的具体体现和发挥。识别阴阳为临床辨证用药最重要的核心。该阴阳至理可使临床医者提纲挈领，执简驭繁。人体的正常生理是以阳气为主导的阴阳二者相对平衡协调的结果，二者之间的关系关键在于阳气。“人身所恃以立命者，其唯此阳气乎；阳气无伤，百病自然不作，有阳则生，无阳则死”。何为人体的阳气，阳气乃人体生命的活力。人体的阳气存之则生，失之则死。可以说凡是对机体具有激发、推动作用之气及脏腑经脉的功能之气等皆属于阳气。在辨证立法用药上以扶阳为第一要务，主张扶阳抑阴，用阳化阴。在处方用药上擅用桂、附、姜等扶阳方药，别具一格。阳气为人体疾病善恶转化的关键因素，阳气不虚，则疾病向痊愈方向发展，否则病情进一步加重或者缠绵不愈。郑钦安先生认为：“桂、附二药力能补坎离中之阳，其性刚烈至极，足以消尽僭上之阴气。”

2. 余老师对慢性心力衰竭的认识

心力衰竭主要表现为心悸、气喘、浮肿、怕冷、食欲不振、少尿。心力衰竭主要以心气阳虚为本，以血瘀、痰浊、水饮为标，标本同病及虚实夹杂是心衰的基本病机。一旦阳气不足，布施乏力，水液内停，则为水、为痰、为瘀。生理状态下，心肾表现为互为相交、水火既济。心肾的关系在心力衰竭的病理演变过程中表现得最为密切。在心肾阳虚的情况下，心肾两脏相互制约，相互影响，从而心病及肾、肾病及心，最终导致心肾同病。随着环境的恶化与生活压力日趋加大，余老师认为绝大多数疾病的基本病机和发展趋势是“阴盛阳衰”，再加上反季节蔬菜的食用及抗生素的乱用，阳虚的病人尤为多见。余老师多年临床经验，认为现代之人，十病九虚，虚弱之人，多为阳虚，故“宜温者多，可清者少”，心力衰竭亦不例外。《黄帝内经》云“心为阳中之太阳”。故心阳的温煦推动作用，既是保证心脏本身发挥其生理功能的必要条件，又是心主血脉功能的主要动力。慢性心力衰竭的发生主要是因为心脏或其他脏腑病变累及心脏，使心之气阴不足或阳气虚损，鼓动血脉乏力，从而使血脉失于温通而内停为瘀、痰、水，而痰、水、瘀等病理性产物又进一步损伤心之阳阴，从而形成一系列的恶性循环。虚实之间可以相互夹杂或转化。治疗应从虚、瘀、痰三者着手，治当以扶阳祛瘀化痰。扶阳兼以祛瘀化痰是心功能不全的重要治法。扶阳方君安汤以扶阳为主，兼以祛瘀化痰药，聚扶正和祛邪于一体，对本病的治疗具有积极的指导作用。

3. 君安汤药物组成及方解

该方是余老师多年临床的成果，临床多用于治疗心脏疾病。方中附子辛、甘、大热，有毒，为扶阳诸药之首，凡属阳虚阴极之候，服之有起死之殊功，乃扶阳所不可或缺。桂枝，性温，味辛、甘，辛甘化阳，温通心脉，乃温通心阳之要药。附、桂配伍，相得益彰，扶阳效力更著。蒲黄、五灵脂、降香活血行气祛瘀，与附、桂相伍，通而不伤正，补而不助邪，通补兼施，标本兼顾，效力更彰；姜半夏、瓜蒌、石菖蒲燥湿化痰、降逆下气；枳实调节气机；黄芪与炙甘草甘温益气，与扶阳药物相伍，又辛甘化阳，扶阳益气，且黄芪兼有利水消肿之功，炙甘草尚有调和诸药之性。诸药配伍，扶阳祛邪，通补同施，痰瘀兼治，振奋胸阳，消痰散瘀，气机通达，心脉畅通而诸症缓解，乃至消除。君安汤治疗慢性心力衰竭可改善心肌供氧，增强心肌收缩力，减少容量负荷，抑制心肌重塑的影响，疗效显著，价格相对低廉，副作用小，值得深入研究和推广。

（李学龙）

第十三节　当归芍药散加味治疗血瘀水停型心力衰竭的临床观察

心力衰竭（以下简称“心衰”）是一种由各种心脏疾病最终引起心功能不全的临床综合征，多由冠心病和高血压病引起，其发病率及死亡率逐年上升。西医治疗本病多采用去除病因、消除诱因，并由利尿、扩血管、强心等治疗，更强调神经内分泌拮抗、改善心肌重构及心功能，但患者生存质量仍不能满意，再住院率较高。笔者结合中医药理论及临床经验，提出采用当归芍药散加味治疗本病，尤以辨证为血瘀水停型者显著，并进行临床观察，现总结报告如下。

一、研究方法

1．一般资料

选择符合心力衰竭西医诊断标准及中医辨证分型属于血瘀水停型的患者共计60例，采集其一般信息（包含姓名、性别、年龄、体重、病程、病情轻重、症状、体征、实验室检查、用药情况等）。全部病例均来自南平市人民医院心内科2016年5月至2017年5月就诊的住院患者，采用随机数表法将60例病例分为观察组30例，对照组 30 例，两组病例安全性指标（肝功能、肾功能、血常规）、各项评估量表积分均无差异（$P > 0.05$）。

2. 选择标准

纳入标准：①符合《中国心力衰竭诊断和治疗指南（2014 年）》诊断标准，有冠心病病史，典型心力衰竭症状（依据病史、心电图、超声心动图或冠状 CT 血管造影等）。② NYHA 心功能分级Ⅱ ~ Ⅲ级。③年龄 50~80 岁。④中医辨证分型属于血瘀水停型者。

中医辨证标准：根据《中药新药临床研究指导原则（试行）》及临床实际情况制定。主症：呼吸困难、下肢水肿；次症：胸痛胸闷、神疲乏力、咳嗽、咳白色泡沫痰；舌苔：舌淡，苔水滑，舌边尖有瘀点瘀斑；脉象：脉濡，脉弦涩。诊断血瘀水停证，主症需全部具备，次症至少具备一项，舌苔脉象需具备至少一项。

排除标准：①急性心力衰竭、急性冠脉综合征患者。②恶性肿瘤患者。③凝血功能障碍患者。④肝、肾功能异常患者。

3. 治疗方案

对照组：按《中国心力衰竭诊断和治疗指南（2014 年）》，给予规范的西药抗心衰及冠心病原发病治疗。实验组：给予当归芍药散加味治疗。药物组成：当归 10g，白芍 45g，川芎 15g，茯苓 15g，泽泻 20g，生白术 15g，生黄芪 30g，制附子 10g，丹参 15g，桂枝 15g。服用方法：水煎服，每日 1 剂，共取汁 450ml，分早晚 2 次，饭后半小时服用。加减：阳虚甚者，改制附子为 15g（先煎 1 小时）；气虚甚者，改生黄芪为 45g，并加党参 30g；血瘀甚者，加丹参为 30g，余皆随证加减。两组均以 2 周为一个治疗疗程，疗程间休息 2 天，治疗 2 个疗程后进行疗效判定。

4. 疗效评价

观测指标：①临床症状疗效比较。②患者 6 分钟步行试验及脑钠肽水平。③治疗 3 个月后的再住院率。疗效评价：疗效标准评定参照《临床疾病诊断依据治愈好转标准》制定。①治愈：症状完全消失。②显效：症状基本消失，且持续时间较短。③好转：临床症状及症状持续时间均有所减轻。④无效：治疗前临床症状均无变化。统计学处理：运用 SPSS 17.0 统计分析软件进行数据处理，其中计数资料用中位数或百分比表示，计量资料以均数 ± 标准差描述，正态计量资料组间比较采用 t 检验，计数资料采用卡方检验。统计所得，$P < 0.05$ 具有统计学差异，$P < 0.01$ 具有统计学显著差异，$P > 0.05$ 在统计学上无差异。

二、结果

1. 临床症状疗效比较，见表 4-13-1。

表 4-13-1　两组临床症状疗效比较

组别	例数	治愈	显效	好转	无效	总有效率
观察组	30	2（6.7%）	14（46.7%）	11（36.7%）	3（10.0%）	90.0%
对照组	30	0（0%）	8（26.7%）	13（43.3%）	9（30.0%）	70.0%

2. 治疗前后 6 分钟步行试验及 NT-Pro BNP 水平比较，见表 4-13-2。

表 4-13-2　治疗前后 6 分钟步行试验及脑钠肽水平比较

组别	例数	6 分钟步行试验（m）	脑钠肽（pg/ml）
观察组	治疗前	366.90±123.70	464.32±164.23
	治疗后	506.10±43.17	134.16±100.37
对照组	治疗前	340.44±112.12	459.31±152.35
	治疗后	438.45±57.31	229.44±135.08

3. 治疗 3 个月后再住院率分析

随访观察两组患者 3 个月，观察组患者中有 2 例因不能耐受西药副作用而自行停药导致心力衰竭加重及复发，再次入院治疗；有 3 例患者因心功能状况较差导致心功能不能有效控制，出现双下肢凹陷性水肿、端坐呼吸来院就诊，观察组患者再住院人数为 5 人，再住院率为 16.7%；对照组中有 4 例患者因不能耐受西药的副作用而自行停药导致心力衰竭加重及复发，再次入院治疗；有 4 例心功能极差患者，3 个月后再次因为心力衰竭住院治疗，对照组患者再住院人数为 8 人，再住院率为 26.7%。

4. 安全性评价

两组患者在试验期间均未发生明显不良反应事件，且肝功能、肾功能、血常规未见明显异常，证实两组治疗安全、可靠。

三、讨论

心力衰竭是绝大多数心脏病患者的最终归宿及主要的死亡原因之一。在我国冠心病和高血压是引起心力衰竭的主要原因。其治疗包括病因治疗，调节心力衰竭患者的代偿机制以及使用中医药综合治疗等。心力衰竭临床表现、病因病机及辨证论治属于祖国医学“水肿”“喘证”“胸痹”等范畴。胸痹心水是冠心病心力衰竭的贴切病名，以心阳不振、阳气阻遏为核心，心脉失于推动、温养，导致血瘀、水停是其主要病理机制。从整体的观念辨证论治出发，活血利水、温阳通脉，标本兼顾，恢复心阳、心气及主血脉的生理功能是治疗心力衰竭的核心。临床实践证实，运用当归芍药散加味治疗慢性心力衰竭，安全可靠，疗效满意。

当归芍药散出自于《金匮要略》，主要组成为当归、川芎、芍药、茯苓、泽泻、白术，具有养血调肝、健脾利湿的功效，主要用于血水互结、血瘀水停诸证。五脏阳以竭是胸痹心水病机的最好阐述，体现在心阳、心气与心主血脉当中，包含阳气衰竭和阳气阻遏。心阳虚衰则不主血脉，血不利则心阳阻遏，温煦气化失司，则为水、为瘀，且互生互化而加重。根据血不利则为水的相同病机，以及心“阳以竭（遏）”的本质病机，在《余天泰教授调气法治疗冠心病的经验》论述中，体现以当归芍药散为主方的五脏阳以竭（阻遏）、血不利则为水的心水阶段，笔者运用当归芍药散异病同治于心力衰竭的基础上，加桂枝温心阳以行血，血行则水行；加黄芪贯宗气助心行血、利水消肿；加制附子温肾阳、化寒水，同时防白芍、丹参苦寒之弊；加丹参加强活血通心脉以通阳，同时防止瘀水久化热之势。诸药合用，共奏活血化瘀利水、温阳益气通脉之功。对于临床中辨证属于血瘀水停型心力衰竭患者，切中病机，疗效显著。

现代药理研究亦证实，当归芍药散具有改善血管内皮功能、抗氧化、改善微循环血流速度、扩张血管内径、增加血流量、降低血黏度，以及提高红细胞变形能力。对于本研究正方当中单味药物，如茯苓、泽泻、桂枝、附子，在传统心力衰竭治疗强心、利尿、扩血管方面作用已有明确的药理及中西医专家共识。而且白芍、茯苓主要成分白芍总苷、茯苓素在抑制心肌重构、拮抗醛固酮受体，符合现代心衰的拮抗神经体液内分泌因素作用。

综上所述，运用当归芍药散加味治疗慢性心力衰竭，能明显改善心力衰竭患者的临床症状，改善生活质量，提高生存率，远期疗效显著。本方标本兼顾、攻补兼施，且因人制宜、一人一方，试验过程中未见毒副作用及不良反应事件，安全性良好，值得临床进一步推广应用。

（王可文）

第十四节　复元汤治疗心力衰竭心肾阳虚证疗效观察

心力衰竭病是各种心脏结构和功能性疾病导致心脏充盈及(或)射血能力受损而引起的一组复杂的心脏循环障碍综合征，是大多数心脏疾病的最终归宿和死亡的主要原因。近年中医药在治疗及辅助治疗慢性心力衰竭时有优势，可以明显改善患者心力衰竭症状，稳定病情，提高患者的生存质量。该病多表现本虚标实，以心肾阳虚证为本，在临床诊疗中笔者常采用余天泰老师自拟之复元汤治疗该证，取得满意疗效，现报告如下。

一、资料与方法

1. 一般资料

入选90例病例均为南平市人民医院心内科于2014年10月至2015年10月收治的住院患者。随机分为两组，对照组45例，男26例，女19例，年龄65~93岁，平均75岁；病程6个月至13年；原发病：冠心病30例，高血压性心脏病6例，肺源性心脏病5例，瓣膜性心脏病2例，原发性心肌病2例；NYHA心功能Ⅱ级12例，Ⅲ级25例，Ⅳ级8例。治疗组45例，男25例，女20例，年龄60~88岁，平均73.5岁；病程5月~12年；原发病：冠心病32例，高血压性心脏病3例，肺源性心脏病6例，瓣膜性心脏病3例，原发性心肌病1例；NYHA心功能Ⅱ级14例，Ⅲ级25例，Ⅳ级6例。两组病例在性别、年龄、病程、病因及慢性心力衰竭程度无显著性差异（$P > 0.05$），具可比性。

2. 西医诊断标准

参照中华医学会心血管病学分会、《中华心血管病杂志》编辑委员会制定的《中国心力衰竭诊断和治疗指南2014》，判断心力衰竭的程度：① NYHA心功能分级。Ⅰ级：活动不受限。日常体力活动不引起明显的气促、疲乏或心悸。Ⅱ级：活动轻度受限。休息时无症状，日常活动可引起明显的气促、疲乏或心悸。Ⅲ级：活动明显受限。休息时可无症状，轻于日常活动即引起显著气促、疲乏或心悸。Ⅳ级：休息时也有症状，稍有体力活动症状即加重，任何体力活动均会引起不适。如无需静脉给药，可在室内或床边活动者为Ⅳa级，不能下床活动并需静脉给药支持者为Ⅳb级。②6分钟步行试验：用于评定患者的运动耐力。6分钟步行距离小于150m为重度心力衰竭，150~450m为中度心力衰竭，大于450m为轻度心力衰竭。③血浆脑钠肽（BNP）测定：BNP < 35ng/L时排除慢性心力衰竭诊断。④以收缩期末及舒张期末的容量差计算左室射血分数（LVEF值），LVEF ≤ 50%为收缩期心力衰竭诊断标准。

3. 中医诊断标准

参照冠心病中医临床研究联盟、中国中西医结合学会心血管疾病专业委员会、中华中医药学会心病分会、中国医师协会、中西医结合医师分会心血管病学专家委员会制定的《慢性心力衰竭中西医结合诊疗专家共识》。心力衰竭的中医辨证分型：气虚血瘀证，气阴两虚血瘀证，阳气亏虚血瘀证。入选者符合阳气亏虚血瘀证。该型主证：气短、喘息、乏力、心悸。次症：①怕冷和（或）喜温。②胃脘、腹、腰、肢体冷感。③冷汗。④面色、口唇紫暗。⑤下肢水肿。舌脉：舌质紫暗（或有瘀斑、瘀点或舌下脉络迂曲青紫），舌体胖大，或有齿痕，脉细、沉、迟无力。具备主症2项，次症2项，结合舌脉，即可诊断。

4. 病例排除标准

①急性心肌梗死、急性肺水肿、甲亢性心脏病及严重肝肾功能衰竭引起的心力衰竭除外。②合并传染性疾病、精神疾病、肿瘤患者除外。③妊娠期或哺乳期妇女除外。④心功能Ⅰ级患者除外。⑤拒绝中医药治疗者除外。

5. 治疗方法

对照组：采用西医常规治疗，包括基本病因治疗，消除诱因，控制危险因素，充分休息、严格限盐等；根据个体病情及适应证，常规应用利尿剂、肾素－血管紧张素－醛固酮系统抑制剂（血管紧张素转化酶抑制剂、血管紧张素受体阻滞剂、螺内酯）、β受体阻滞剂和洋地黄类药物等。

治疗组：在西医常规治疗的基础上加用复元汤，由南平市人民医院中药房制剂室统一煎制而成，护士分发与病人定时口服。复元汤主要药物组成：制附子15g（先煎半小时），茯神20g，补骨脂15g，菟丝子15g，炒酸枣仁20g，磁石30g，炙甘草10g。结合患者兼夹痰、饮、瘀分别加用化痰、逐饮、化瘀中药。1日1剂，每剂水煎两次，煎取药汁共300ml，分为早、晚温服各150ml，疗程为

2~3 周。

6. 观察指标

（1）疗效标准。临床症状改善标准：参照《中药新药研究指导原则》。显效：心功能提高 2 个级别以上，但未达到 I 级标准；有效：心功能提高 1 级，而未达到 I 级状态；无效：心功能提高不足 1 个级别及慢性心力衰竭症状未能控制。6 分钟步行试验标准：显效，6 分钟步行距离提高 100m 以上；有效，6 分钟步行距离提高 100m 以下、50m 以上；无效，6 分钟步行距离提高 50m 以下。脑钠肽及左心室射血分数（LVEF 值）改善标准为参考指标。

（2）中医证候疗效判定标准。参照 2002 版《中药新药临床研究指导原则》中医证候疗效判定标准制定。显效：主、次症基本或完全消失，治疗后证候总积分下降≥ 70%；有效：治疗后证候总积分下降≥ 30%；无效：治疗后证候总积分下降≤ 30%。

（3）安全性观测。①一般体检项目。②查血常规、尿常规、粪常规、肝功能、肾功能、电解质、心电图，治疗前后至少各查 1 次。

7. 统计学处理

数据采用 WPS 表格存储；数据采用 R 3.3.1 统计软件进行统计分析，其中心功能疗效数据、6 分钟步行疗效数据采用 Pearson χ^2 检验，脑钠肽指标数据采用 Welch's t 检验，显著性水平取值 $\alpha=0.05$。

二、结果

1. 治疗后两组心功能疗效比较

表 4-14-1　两组心功能疗效比较（n=90）

组别	n	显效	有效	无效	总有效率（%）
治疗组	45	13	30	2	95.6[1)]
对照组	45	10	28	7	84.4

注：与对照组比较，1）$P < 0.05$。

2. 治疗后6分钟步行试验和脑钠肽指标比较

表 4-14-2 6 分钟步行试验疗效比较（n=90）

组别	n	显效	有效	无效	总有效率（%）
治疗组	45	15	28	2	95.6[1)]
对照组	45	11	28	6	86.7

注：与对照组比较，1）$P < 0.05$。

表 4-14-3 脑钠肽（pg/ml）指标比较（$\overline{x} \pm s$，n=90）

组别	n	治疗前	治疗后
治疗组	45	817.56±29.80	106.73±32.57[1)]
对照组	45	820.02±36.65	131.13±38.09[2)]

注：与治疗前比较，1）$P < 0.01$；与治疗前比较，2）$P < 0.01$。

3. 安全性指标观测

治疗组和对照组比较均未发现明显的血常规、肝功能、肾功能障碍。

三、讨论

现代医学认为慢性心力衰竭主要发病机制之一为心肌病理性重构。导致心力衰竭进展的两个关键过程，一是心肌死亡，二是神经内分泌系统过度激活所致的系统反应。切断这两个关键过程是心力衰竭有效预防和治疗的基础。心力衰竭的治疗目标不仅是改善症状、提高生活质量，更重要的是针对心肌重构的机制，防止和延缓心肌重构的发展，从而降低心力衰竭的病死率和住院率。现代心力衰竭的治疗存在临床症状易反复，患者活动耐量降低，生活质量明显下降，某些药物的副作用有可能加重心力衰竭的症状，特别是终末期心力衰竭病，利尿剂抵抗是常见的现象，当前新型抗心力衰竭药物在临床运用尚未普及，价格昂贵，对提高心力衰竭病人的生存期尚缺乏有力的循证医学证据。故此在临床实践中中医药治疗心力衰竭成为了新的研究方向之一，研究报道较多，有效性得到了比较肯定的评价。

祖国医学对心力衰竭病症状描述最早记载于《素问·痹论》，“心痹者，脉不通，烦则心下鼓，暴上气而喘……”“心胀者，烦心短气，卧不安……”，指出心痹可突然出现气急、喘促等心力衰竭症状。心力衰竭病名最早见于宋朝赵佶敕《圣济总录·心藏门》，“心力衰竭则健忘，心热则多汗……”，然其意义不同于今所云心力衰竭病。汉代张仲景提出心水说，在《金匮要略·水气病脉证并治》中说，“心水者，其身重而少气，不得卧，烦而躁，其人阴肿”指出了水肿及伴随症状。在《金匮要略·痰饮咳嗽篇》“水停心下，甚者则悸，微者短气”，指出心水病机为气虚兼痰饮，并提出了葶苈大枣泻肺汤、真武汤、猪苓汤等方剂，至今仍为中医治疗心力衰竭的常用方剂。后世医家对心力衰竭病多有发展。近期中国中西医结合学会心血管疾病专业委员会发表了《慢性心力衰竭中西医结合诊疗专家共识》，系统地阐述了心力衰竭病的病因、病机、证候特点及分阶段中医辨证论治法则。有利于更系统地指导临床和研究工作。

笔者师从余天泰教授多年，系认为病家多为“阳常不足，阴常有余”“阳气是六经病症传变的决定因素”。心力衰竭病人亦为阳气虚衰为本证，兼有痰饮、血瘀、水停之标证。治疗以时时顾护阳气为主，临床中以余老师自拟以复元汤为主方运用于治疗心肾阳气亏虚型的心力衰竭病，收效颇高。其功效能温肾扶阳，振奋元气。方中以附子为君，其性味辛、甘、大热，有毒，归心、肾、脾经，气雄性悍，走而不守，通行十二经脉，上助心阳、中温脾阳、下补肾阳，为“回阳救逆第一品药”。火神派宗师郑钦安认为“凡人一身全赖一团真火，真火欲绝，故病见纯阴，仲景深通造化之微，知附子之力能力补先天欲绝火种，用以为君”，为临床扶阳所不可或缺。补骨脂性苦、辛、温，归脾、肾经，补肾壮阳，纳气平喘；菟丝子性辛、甘、平，归肾、肝、脾经，补肾阳、益肾精，为平补阴阳之品；茯神性甘、淡、平，归心、脾、肾经，能利水渗湿，健脾宁心，驱邪扶正，为利水消肿之要药，上三者共为臣药，以温阳、健脾、利水。佐以磁石纳肾气，敛阳潜阳，能顾护真阴，镇摄浮阳，安神定志；酸枣仁益肝血养心阴，为安神要药；使用炙甘草补益心气，益气复脉，调和诸药。全方体现了平衡阴阳，以阳为主，养阴为辅，兼利水、强心、安神、定悸之功能，组方严密，用药精简，效显验良。

现代药理研究认为附子能兴奋 α、β 受体，通过激活反向钠钙交换体使细胞内的钙离子浓度增高以及激活钙调磷酸酶而产生强心作用，附子总生物碱可调节缺血心肌的能量代谢、信号传导机能、细胞修复和抗氧化酶等相关蛋白的表达，对缺血心肌产生保护作用。

同时能抗心律失常，对微血管的循环影响显著。菟丝子黄酮减轻心肌缺血的程度和范围，并有效改善心脏血流动力学、增加冠脉血流量、减少冠脉阻力，而使缺血心肌供血量增加；同时降低心肌耗氧，而使心肌能量消耗下降。补骨脂对心肌缺血有明显的保护作用。茯神具有利尿、镇静、增加心肌收缩力的作用。磁石能抑制中枢神经系统，具有镇惊、抗惊厥作用。炙甘草有抗心律失常，平喘，抗菌，抗利尿，对某些毒物有解毒作用，有类肾上腺皮质激素作用。综合以上药物现代药理研究发现，复元汤对心力衰竭病具有强心、利尿、抗心律失常等多个环节的作用，且作用于多靶点。

笔者根据以上理论基础，开展了该方的临床运用和研究，从研究获得的各类相关数据统计分析比较，结果显示，西药常规治疗联合中医辨证运用复元汤，能较显著改善心肾阳虚证心力衰竭病患者的心力衰竭症状，提高患者活动能力，改善患者生活质量，提高左室射血分数，降低脑钠肽，且无不良反应，安全性高，值得进一步推广运用。

（陈勋善）

第十五节　桂枝人参汤合肾气丸加味治疗阳虚血瘀水停型慢性心力衰竭40例

心力衰竭是一种复杂的多因素的临床综合征，我国心力衰竭患病率因人口基数多而显突出。现代医学在心力衰竭药物治疗和研究领域仍存在利尿剂抵抗、心力衰竭再住院率高、生活质量低等难点。关注心力衰竭患者的整体及长期预后，在西医规范药物治疗心力衰竭的基础上，结合中医整体观念、辨证论治，在缓解患者症状、提高活动耐力及生活质量方面疗效明确，使改善患者的长期预后亦成为可能，是我国防治心力衰竭的一大特色。笔者运用经方桂枝人参汤合肾气丸加味治疗阳虚血瘀水停证型的慢性心力衰竭，取得一定疗效，报告如下。

一、资料与方法

1．一般资料

病例来自南平市人民医院中医心病科 2015 年 10 月至 2016 年 10 月西医确诊

慢性心力衰竭、中医辨证阳虚血瘀水停证的住院患者，根据我国心力衰竭患病率，结合本市人口，及南平市人民医院每年心力衰竭病人住院病例数及中医证型特点，计算符合纳入标准的样本量80例，采取随机对照试验方法1 ：1分配为治疗组和对照组。两组年龄、病程、性别、心脏增大程度、心功能分级以及原发病因无统计学差异。

2. 临床观察标准

（1）西医诊断标准。根据慢性心力衰竭诊断、心力衰竭分期、心功能分级标准（NYHA 分级标准），原发病因明确。

（2）中医诊断标准。结合目前心力衰竭中医诊疗规范、研究指导原则、中西医结合诊疗专家共识，阳虚血瘀水停证候辨证。主症：①胸闷和（或）心痛痛有定处，心悸、烦躁，少气、气短或气促；②严重乏力，气短或活动后气促，甚则喘息咳唾，不能平卧，夜间尤甚；③跗肿大腹，或全身浮肿，小便不利。次症：①形寒倦怠，背凉肢冷，面白无华。②面部、口唇、肢体色暗或青、胁下痞块。③眩晕，咳白色清稀泡沫痰，腹胀，脘痞，呕恶清水，纳差，渴不欲饮或饮少量热水。舌象：舌质胖淡而暗，和（或）有齿痕，或有瘀斑、瘀点，舌下脉络迂（或瘀）紫，苔白滑。脉象：沉细，和（或）可见迟、促、结、代、涩、滑。主、次症各2项，结合舌脉象作为依据。

3. 纳入标准

①年龄50~90岁。②符合西医慢性心力衰竭、心力衰竭分期临床心衰阶段，NYHA分级标准Ⅱ、Ⅲ级诊断标准。③符合中医阳虚血瘀水停证型。④接受中西医联合治疗者。

4. 排除标准

①多脏器功能衰竭者。②过敏体质、多种药物过敏者。③凡能增加死亡率的因素：如心肌梗死、急性左心力衰竭等。④不愿合作者不予纳入研究范围。

5. 中止标准

①不按试验方案服药及检查依从性差，导致资料不全。②病情加重、安全指标监测严重异常。

6. 治疗方法及药物

（1）对照组：血管紧张素转化酶抑制剂（或血管紧张素受体阻滞剂）、β 受体阻滞剂小剂量开始逐渐达标准负荷量，醛固酮受体拮抗剂予常规标准剂量，及每一例患者入组均根据原发病情选择规范的药物治疗方案，并根据病情选择改善心力衰竭症状的传统药物行利尿、强心、扩张血管治疗。

（2）治疗组：西医常规规范化治疗措施同对照组，用桂枝人参汤合肾气丸加味。方药组成：桂枝 24g，制附子 12g（先煎 1 小时），干姜 18g，党参 30g，炒白术 18g，炙甘草 12g，生地黄 18g，山茱萸 9g，山药 9g，泽泻 18g，牡丹皮 9g，茯苓 15g，磁石 18g（先煎 1 小时），由南平市人民医院煎药房执行统一标准煎制 450ml，等分包装，1 日 1 剂，早晚温服。两组患者分别治疗 21 天。

7. 疗效评价指标

（1）中医证候疗效判定标准。①显效：治疗后症状消失，或证候积分减少≥ 70%。②有效：治疗后积分减少≥ 30%。③无效：治疗后积分减少不足 30%。④恶化：治疗后积分超过治疗前积分。

（2）心功能疗效评价标准。①显效：心功能提高 2 级，或心力衰竭基本控制。②有效：心功能提高 1 级，但不足 2 级。③无效：心功能提高不足 1 级。④恶化：心功能恶化 1 级或 1 级以上者。结合 6 分钟步行试验、脑钠肽水平控制情况共同评价。

8. 统计方法

应用美国统计软件 SPSS 18.0，对计量、计数、等级资料数据分别采用均数 $\bar{x} \pm s$、χ^2、Wilcoxon 秩和检验分析处理。

二、结果

1. 两组治疗后中医证候疗效，见表 4-15-1。

表 4-15-1　两组治疗后中医证候疗效比较（*n*）

组别	例数	显效	有效	无效	加重	总有效率（%）
治疗组	40	22	17	1	0	97.5
对照组	40	13	21	6	0	85
P 值				0.043		

注：χ^2 检验疗效例数。

两组均有疗效，在缓解症状、改善心功能方面治疗组优于对照组（$P < 0.05$）。

2. 两组治疗后心功能疗效，见表 4-15-2。

表 4-15-2 两组治疗后心功能疗效比较（n）

组别	例数	显效	无效	加重	总有效率（%）
治疗组	40	23	4	0	90.0
对照组	40	12	9	0	77.5

注：χ^2 检验疗效例数。

3. 两组患者治疗前后 6 分钟步行试验，见表 4-15-3。

表 4-15-3 治疗前后两组 6 分钟步行距离比较（$\bar{x} \pm s$）

组别	例数	治疗前（m）	治疗后（m）	P 值
治疗组	40	308.12 ± 16.80	557.25 ± 13.98	0.000
对照组	40	306.37 ± 15.59	479.75 ± 13.02	0.000
P 值		0.939	0.000	

注：经 t 检验。

4. 两组治疗前后脑钠肽水平比较，见表 4-15-4。

表 4-15-4 治疗前后两组脑钠肽疗效评价（$\bar{x} \pm s$）

组别	例数	治疗前（pg/ml）	治疗后（pg/ml）	P 值
治疗组	40	875.91 ± 61.20	132.40 ± 13.40	0.000
对照组	40	878.24 ± 68.81	207.26 ± 25.48	0.000
P 值		0.889	0.046	

注：治疗前两组经秩和检验；两组治疗后、同组间治疗前后比较经配对 t 检验。

5. 安全性观察结果

治疗前后监测血常规、尿常规、粪常规、凝血系统、血生化、甲状腺激素常规、脑钠肽、肌钙蛋白未发现明显不良安全事件。

三、讨论

西医学从心力衰竭发生发展的基本机制及关键过程为防治切入点，着重强调防止和延缓心室重构的发展，维持心功能，然而实际临床工作中其再住院率、死亡率仍然很高。中医学早在《黄帝内经》中就论述了冠心病心力衰竭的临床症状、水液代谢的生理病理机制以及与五脏的关系，以“五脏阳以竭”为总病机，奠定了理论基础。《伤寒杂病论》从临床密切相关角度进一步详细论述心力衰竭病证，由微者短气，到心水等五脏水病，以及六经辨证变证、坏病等论述，体现心力衰竭的逐步进展过程，并制定治疗原则及创制了经方。从经典对心力衰竭治疗的方向指导、后世医家的临证发挥到现代胸痹心水中医诊疗规范及慢性心力衰竭中医、中西医结合专家共识，从病因、病机、中西医结合分期分阶段证候分布特点不断完善，充分发挥中西医结合优势互补，从“防”到“治”全面管理慢性心力衰竭，可改善患者临床症状、提高生活质量、维持心功能、减少再住院率。

笔者跟余老师学习多年，余老师对调气法治疗冠心病、心力衰竭有自己的学术观点，认为心血管疾病终以“心水（心力衰竭）”为转归，以“五脏阳以竭”总病机着手，着重经方扶阳调气。师承老师的学术观点，笔者在临床中常用桂枝人参汤合肾气丸加味治疗阳虚水停型心力衰竭，取得一定疗效。方中桂枝扶心阳以化气为君。干姜守中土以温脾阳；附子心脾肾阳气皆温，三焦水道、气道得温而通行，走而不守，共为臣药。炙甘草、党参、炒白术、山药健中气以补心气，生地黄、山茱萸滋肾水以资心阳潜藏，茯苓、泽泻泄湿浊以利水道；心脉易阻、心阳易浮，牡丹皮色赤入血分活血通脉，入心经凉血清浮火，共为佐药。加入磁石为使药，潜心阳于肾水，而不浮越；守脾阳于中土，以资生化；纳肾阳于至阴，以稳根基。桂枝人参汤合肾气丸中，含桂枝甘草汤、理中丸、肾气丸三方，其宗旨即扶心阳的核心是补肾阳。桂枝甘草汤益心气温心阳；人参汤（即理中丸）温补脾阳，重视后天之本、阳气充养之源；《灵枢·根结》云“太阳根于至阴，结于命门”，命门之火以肾气丸为宗，同时温和三焦水邪从小便出，并可培土制水。以扶阳调气、温通气道为动力，和水通利小便为手段，阳气充足则经脉、水道、气道皆通，虽无活血化瘀之药物，温阳利水亦能达到活血的目的。现代药理研究表明：治疗组中桂枝、生地黄、山茱萸、茯苓具有显著的利尿、强心作用，干姜中姜醇兴奋心脏，附子煎剂、水溶性部分具有明显的强心及预防室颤作用，白术有利尿作用，炙甘草有抗心律失常作用，牡丹皮能降低心输出量、增加冠脉血流量。党参能改善冠心病心绞痛患者左室顺应性、增强心肌收缩力、保护心肌细胞线粒体和改善心肌能量代谢的作用。茯苓素可拮抗醛固酮受体。根据现有证据和专家共识明确以上大部分药物强心、利尿、扩血管、抑制心室重构作用，可供临床参考应用。同时药理表明在利尿强心之外，党参、白术、茯苓、泽泻、山药、山茱萸等在血压、血糖的调节，扩血管，以及抗凝、抗血小板聚集方面具有重要的作用，磁石具有抑制中枢神经系统镇惊作用。此外，在实验研究中还发现附子对缺血心肌产生保护作用、对微血管的循环影响显著。牡丹皮、桂皮油在调节冠脉和血液循环、扩血管作用明显。

综合上述药理研究及笔者的临床实践发现，桂枝人参汤合肾气丸加味在心力衰竭治疗中有强心、利尿、拮抗醛固酮受体、扩血管、抗心律失常综合作用，不但在缓解患者主观症状方面总有效率优于对照组，而且在脑钠肽水平、6 分钟步行试验、心功能评价客观指标比较中亦优于对照组，临证观察均有显著统计学差异，体现了中西医结合互补的优势。根据临床安全指标监测，未发现不良反应病例，初步认为治疗安全性较好，有待于更长期的临床观察以进一步明确。

（王可文）

第十六节　扶阳定悸汤治疗阳虚型冠心病室性早搏的临床疗效观察

冠心病并发室性早搏，属于祖国医学“心悸”“怔忡”的范畴。余老师通过多年的临床实践发现“阳衰阴盛”成为目前冠心病室性早搏的重要病变机理。早在中医学经典就有“心为阳中之太阳”（《黄帝内经》）的论述，也就是说心阳是心主血脉功能发挥的主要动力，是心主神志生理功能的必要条件。心阳虚弱，无力鼓动脉道，使脉气不能相续接而出现脉结代的表现，即现代医学所认为的冠心病心律失常。余老师提出现阶段心阳虚是导致冠心病心律失常发作的关键，因此针对本病的病因病机，以扶阳为大法治疗本病，临床自拟扶阳定悸汤，疗效满意。

一、材料与方法

1. 一般资料

病例均来源于2009年8月至2010年12月期间就诊南平市人民医院心内科住院及门诊患者60例观察，采用随机信封方式分组，两组在年龄、性别、病程等方面无统计学差异。

2. 西医诊断标准

①室性早搏的诊断标准（参照《实用内科学》第12版人民卫生出版社出版）。②冠心病诊断标准（采用1979年全国中西医结合防治冠心病、心绞痛、心律失常研究座谈会修订标准）。

3. 中医诊断标准

（1）主要参照《中药新药临床研究指导原则（第二辑）》中的《中药新药治疗心悸的临床研究指导原则》（2002年版）及《中医病证诊疗标准》而制定。临床表现主症：患者自觉心中跳动、惊慌不安、不能自主。兼症：气短、乏力、神倦、懒言等。脉象：可见促、代、结、数、疾等。中医阳虚型辨证分型主症：心悸、胸闷痛，畏寒肢冷。兼症：气短乏力、神倦懒言等。舌象：舌胖边齿印，苔白。脉象：脉弱细，脉沉细，脉结或促。具备主症及兼症，结合脉象、舌象即可诊断。舌、脉象尤以舌象为准。

（2）中医证候计分及轻重分级标准。参照《中药新药临床研究指导原则》中相关规定而拟定的，见表4-16-1。

表4-16-1　中医证候计分及轻重分级标准

主症	0分	2分	4分	6分
心悸	无	心中悸动，偶尔发作，可从事日常工作和生活	心悸时作，部分影响日常工作和生活	心悸频发，影响日常工作和生活
胸部闷痛	无	胸部闷痛偶发，每次持续时间数分钟，休息可缓解	胸部闷痛时作，每次持续数分钟至10分钟，需口含硝酸甘油	胸部闷痛频发，每次持续时间较长，影响日常活动，需多次口含硝酸甘油
畏寒肢冷	无	天气冷时畏寒肢冷，得温则可以缓解	无论何时畏寒肢冷，得温则可以缓解	无论何时畏寒肢冷，得温不缓解

续表

兼次症	0分	1分	2分	3分
气短	无	活动后气短	稍动即气短	平素亦感气短
乏力	无	自觉乏力，不影响工作和生活	经常感觉疲乏，勉强坚持工作	极度疲乏，难以坚持工作
精神疲倦	无	精神不振	精神疲倦，勉强坚持日常工作	精神萎靡不振，不能坚持日常工作
懒言	无	不喜多言	懒于言语	不欲言语

注：证候的病情分级标准重、中、轻以证候积分涵盖总分的1/3比例分级确定。

4. 纳入标准

①符合冠心病诊断标准，室性早搏诊断标准，Lown分级Ⅱ~Ⅲ级诊断标准。②具有心悸主症。③符合中医阳虚证诊断标准。④年龄在40~65岁之间并知情同意者。

5. 病例排除标准

①心功能Ⅳ级，属急性心力衰竭患者；由于肾、肝等重要器官功能衰竭导致慢性心力衰竭者；肺心病，老年瓣膜性心脏病，先天性心脏病，贫血性心脏病，甲状腺功能亢进性、甲状腺功能减退性心脏病；合并有肝、肾及内分泌系统、造血系统等严重原发性疾病；有精神异常及不愿合作者。②冠心病患者、病程较长的严重心律失常患者拒绝单纯内科保守治疗，要求行介入及外科手术治疗者。③妊娠或哺乳期妇女，过敏体质及对多种药物过敏者。④凡能增加死亡率的因素：如心源性休克、严重室性心律失常、梗阻型心肌病、缩窄性心包炎、心包压塞、肺栓塞、有明显感染者。⑤心率低于60次/分者；患有高血压者，血压未得到有效控制，大于180/110mmHg者。⑥未按规定服药，资料不全的患者，或者无法判断疗效的患者。

6. 研究方法

（1）对照组：在治疗原发病的基础上，患者口服酒石酸美托洛尔，12.5mg，1日2次，效果不明显者可加至25mg，1日2次。

（2）治疗组：在对照组治疗的基础上加服由南平市人民医院中药制剂室统一煎制扶阳定悸汤。方药组成：制附子15g（先煎半小时），干姜 10g，肉桂 10g，酸枣仁 30g（捣），茯神 20g，磁石 30g，炙甘草 10g。1 日 1 剂，取药汁 300ml，分早晚两次温服，每剂煎两次。以 4 周为疗程。治疗期间随时收集两组患者各项观察指标。

7. 统计学方法

数据采用 SPSS 21.0 软件对资料进行统计分析；计数资料采用 χ^2 检验；计量资料，服从正态分布，用 t 检验，不服从正态分布，用秩和检验。

二、研究结果

治疗组与对照组比较，在改善中医证候方面，治疗组总有效率 90.00%，对照组总有效率 70%，统计学计算有显著性差异，认为治疗组疗效比对照组明显。与对照组相比，治疗组中医单项症状疗效较好，在改善患者心悸、胸闷痛、畏寒肢冷、气短、乏力、神疲、懒言均具有统计学意义，有显著性差异（$P < 0.05$）。在减少室性早搏次数方面，治疗组总有效率 83.33%，对照组总有效率 80%，$P > 0.05$，无显著性差异，治疗组与对照组效果相当。

三、讨论

由于当今社会诸多损阳伤阳因素，冠心病心律失常之室性早搏从中医辨证来看亦以阳虚为多，心阳虚弱，无力鼓动脉道，使脉气不能相顺接而出现脉结代的表现，即现代医学所认为的心律失常。首先，在《黄帝内经·阴阳应象大论》说：“年四十，而阴气自半也，起居衰矣。”《千金翼方·养老大例》云：“人年五十以上，阳气日衰，损与日至。”说明中年之后，人体机能衰退，真阳逐渐不足，正气虚衰。而年龄是冠心病的危险因素，即说明在冠心病患者中，阳虚是其重要的病理因素。再者，病程迁延，病情缠绵，反复发作，加上失治、误治均可耗伤患者阳气，导致阳虚的加重。全身阳气不足，心阳亦受累。更有现代社会的上述因素，致心阳更虚。由于心之阳气不足，鼓动无力，故心悸、心慌诸症频现，或心肾阳虚，虚阳上越，扰动心神而致心悸等。故而，余老师提出“现阶段阳虚是导致心悸发作的关键”，据“老衰久病，补益为先”，提出以扶阳为大法治疗本病，自拟扶阳定悸汤，以求从整体之扶阳以复脉定悸。气虚之发展为阳虚，通过扶阳，可达到“见肝之病，知肝传脾，当先实脾”之功；阴虚者，通过扶阳以化阴，可阳中求阴；病痰饮者，更“当以温药和之”；兼瘀阻者，扶阳有温通之功，故以扶阳为大法可从整体上调节心悸患者的整体状况，以达到定悸复脉。该方是余老师的经验方，临床用于心悸（阳虚型）。方中用附子为主帅，其大辛、大热，有毒，药性刚雄，走而不守，通行十二经，上可助心阳之振兴，下能助肾阳之回复，是驱寒扶阳温里之要药，凡属阴盛阳衰之症皆可应用，急治缓图，效广力宏，乃临床扶阳所不可或缺。干姜，味辛，性热，可温中散寒，助阳通脉，守而不走，干姜与附子，两者相须，助阳散寒之力犹大。肉桂，辛、甘、热，其性剽悍，能走能守，引火归元。磁石，咸、寒，为潜阳安神之要药，能镇浮阳，安心神。附子与磁石相伍，温以壮其怯，潜以平其逆，引火归元，导龙入海。酸枣仁，甘、酸、平，养心以安神。茯神，甘、平，宁心安神。炙甘草，补中益气，温煦气血，与附、桂相伍，又辛甘化阳，扶阳益气，且炙甘草尚有监制附子之毒性作用。诸药合用，扶阳，则心阳气充足，鼓动有力，故心悸、心慌诸症消失；潜阳，则引火归元，导龙入海，上焦无浮阳之扰神，则心神自安，更有酸枣仁、茯神之养心、宁心安神，则心悸乃除。

β 受体阻滞剂是心律失常治疗中的常用药物，是唯一能被证明可以降低心脏性猝死的药物，但抗心律失常药物有致心律失常作用的说法仍深入人心，患者依从性低，因而长期应用受到限制。因而毒副作用少的稳心颗粒、参松养心胶囊等中药制剂有很大市场。但稳心颗粒、参松养心胶囊等多偏治气虚阴虚型，而目前临床所见，阳虚者不在少数，故积极开发治疗阳虚型的中药制剂很有必要。本研究治疗阳虚型的扶阳定悸汤是以天然药材为主要成分，具有扶阳潜阳、宁心安神、复脉定悸作用的方剂。本课题研究结果表明，汤药扶阳定悸汤治疗冠心病室性早搏能显著改善患者心悸、胸闷、气短、神疲、懒言等症状，跟对照组比较疗效显著，而且在一定程度上能提高患者的生活质量。安全性方面，两组患者未见明显的副作用。本方以扶阳为大法，从整体上调控患者的阳虚状况，恢复其阳气，改善患者的整体情况，而且该方无明显副作用、使用安全，因此本方值得临床推广，有进一步开发的临床价值，具有很大的发展空间。

（李军军）

第十七节　经方炙甘草汤治疗心悸的临床探析

心悸是指病人自感心前区悸动不安，惊慌恐惧，不能自我控制的一种病证。临床中医药的运用受到重视，中成药如稳心颗粒、参松养心胶囊、心宝丸等，说明其有效性是肯定的。但囿于剂型固定，适用人群及适应证有限。基于中医临床辨证论治的原则，故选择治疗心悸经方之炙甘草汤以研究之。鉴于此，南平市人民医院心内科于 2017 年 1 月至 2017 年 12 月选取了气血阴阳亏虚证心悸病运用炙甘草汤治疗进行了临床观察研究，报告如下。

一、资料与方法

1. 一般资料

病例均为南平市人民医院心内科于 2017 年 1 月至 2017 年 12 月收住院的患者，共 96 例。随机分为两组，两组病例在性别、年龄、病程及心律失常类型无显著性差异（$P > 0.05$），具有可比性。

2. 诊断标准

西医诊断标准参照《内科学》的心律失常诊断标准。中医诊断标准参照《中医病证诊断疗效标准》有关心悸的诊断标准。①患者自感心跳剧烈，时而发作时而停止，或有落搏感，甚则持续不断，精神紧张恐惧。②体质见消瘦肤枯，贫血貌，常伴有胸闷短气，头晕乏力，心烦寐差，甚则胸痛、喘促，汗出厥逆。③舌淡红少苔，可见结代、缓迟、数促等各种脉象。④多有心体劳倦，精神刺激，过饱过饥，过度饮酒，不当服药，天气骤变等诱发因素。⑤血常规、血糖、肝功能、肾功能、电解质、心肌酶学、甲状腺激素功能、常规心电图、24 小时动态心电图、动态血压监测、心脏彩超等有助于确定诊断。

3. 病例纳入标准

①年龄 60~90 岁。②符合西医心律失常诊断标准。③符合中医心悸病诊断，以气血阴阳亏虚证为主证。④同意中医药治疗的。

4. 病例排除标准

①新近发生的急性心肌梗死、急性左心功能不全及严重肝、肾功能衰竭者

除外。②合并传染性疾病、精神疾病、肿瘤患者除外。③严重的恶性心律失常患者除外。④心血瘀阻、水饮凌心、痰火扰心为主证的患者除外。⑤不愿接受中医中药治疗的患者除外。

5. 治疗方法

（1）对照组。予以西医规范化治疗，包括病因治疗，去除诱发因素，积极控制可逆的高危因素，规律生活，健康饮食，充分睡眠等；同时根据患者的具体病情及适应证选用抗心律失常药物，如β受体阻滞剂、胺碘酮、地尔硫䓬、慢心律、普罗帕酮和洋地黄类药物等；在急症心律失常发作时，根据适应证运用静脉注射用抗心律失常药物，如胺碘酮注射液、西地兰注射液、利多卡因注射液、阿托品注射液、异丙肾上腺素注射液等；人工心脏起搏器相关性心律失常通过体外程控调整和优化起搏参数处理。

（2）治疗组。选择气血阴阳亏虚型心悸病患者，予以西医基础治疗，部分轻证患者停用抗心律失常西药，加用炙甘草汤为主方治疗，炙甘草汤主要药物组成：炙甘草10~20g，生姜10g，党参15~50g，生地黄30~60g，桂枝10~15g，阿胶10~20g（烊冲），麦冬15~30g，火麻仁10~15g，大枣5枚。结合患者兼气血阴阳亏虚分别加用补气、养血、滋阴、温阳中药或合方。1日1剂，首次煎煮时加入清酒50ml与水同煎，二次煎煮不再加入清酒，煎煮两次汤液合并混匀，阿胶敲打细末状，烊冲入热汤液中搅拌融化殆尽，两次煎煮药液合约300ml，早、中、晚餐前30分钟各温服100ml，疗程14天。

6. 观察指标

（1）疗效标准。参照《中医病证诊断疗效标准》中心悸的疗效标准。显效：心悸、胸闷短气、头晕、寐差症状消失，动态心电图提示心律失常消失或减少≥70%；有效：心悸、胸闷短气、头晕、寐差症状改善，动态心电图提示心律失常减少≥50%；无效：心悸、胸闷短气、头晕、寐差症状无改善，动态心电图提示心律失常无显著变化。

参照《中药新药临床研究指导原则》中的心力衰竭症状分级量化表，选取代表性症状“心悸”作为证候评分标准。0分：无症状；1分：症状轻微，正常活动时稍感心悸，不影响日常的工作和生活；2 分：症状中等，正常活动时心悸明显，经休息后可渐缓解，可勉强坚持日常活动；3 分：症状较重，轻微活动甚至休息时心悸明显，无法进行日常活动。

疗效评价标准。显效：心悸症状评分减少 2~3 分；有效：心悸症状评分减少 1~2 分；无效：心悸症状无改善或加重。

（2）安全性观测。①每日至少查 1 次的心率、心律、血压、呼吸、体温、体重等一般体格检查项目。②疗程前后至少各查 1 次血常规、尿常规、血糖、肝功能、肾功能、电解质、心肌酶及动态心电图。

7. 统计学处理

数据采用 SPSS 21.0 软件对资料进行统计分析；计数资料采用 χ^2 检验；计量资料，服从正态分布，用 t 检验，不服从正态分布，用秩和检验。

二、结果

1. 治疗后两组总有效率比较

表 4-17-1 治疗后两组总有效率比较（n=96）

组别	n	显效	有效	无效	总有效率 [2]（%）
治疗组	48	21	23	4	91.6[1]
对照组	48	17	20	11	77.1

注：与对照组比较，1）$P < 0.05$，2）总有效率 =（显效例数 + 有效例数）/n × 100%。

2. 治疗后 24 小时动态心电图疗效比较

表 4-17-2 治疗后 24 小时动态心电图疗效比较（n=96）

组别	n	显效	有效	无效	总有效率 [2]（%）
治疗组	48	19	23	6	87.5[1]
对照组	48	18	17	13	72.9

注：与对照组比较，1）$P < 0.05$，2）总有效率 =（显效例数 + 有效例数）/n × 100%。

3. 治疗后中医证候（心悸）积分疗效比较

表 4-17-3 治疗后中医证候（心悸）积分疗效比较（n=96）

组别	n	显效	有效	无效	总有效率[2]（%）
治疗组	48	21	24	3	93.7[1]
对照组	48	17	19	12	75.0

注：与对照组比较，1）$P<0.05$，2）总有效率 =（显效例数 + 有效例数）/n × 100%。

4. 安全性指标观测

治疗组发现 3 例服用第一剂汤剂后出现无痛性腹泻，原方减去火麻仁后续服未再出现腹泻，对照组发现 2 例轻度谷丙转氨酶异常，经复查后正常，1 例发生甲状腺激素功能异常。治疗组和对照组比较均未发现明显的血常规、尿常规、血糖、肝功能、肾功能、电解质、心肌酶及体重异常。

三、讨论

心悸病名首见于汉代张仲景的《金匮要略》和《伤寒论》，《伤寒论·辨太阳病脉证并治》177 条“伤寒，脉结代，心动悸，炙甘草汤主之”，《金匮要略·惊悸吐衄下血胸满瘀血病脉证并治第十六》“寸口脉动而弱，动即为惊，弱则为悸”“心下悸者”，《素问·平人气象论》曰“……左乳下，其动应衣，宗气泄也”，初步指出了心悸的特点。元代著名医家朱丹溪《丹溪手镜·悸》云，“有气虚者，由阳明内弱，心下空虚，正气内动，心悸脉代，气血内虚也，宜炙甘草汤补之”，指出了心悸气血亏虚的病机和治法。心悸的病因多见于胸痹病、心力衰竭病、眩晕病、虚劳病或先天禀赋不足，诱因常见心体劳倦，精神刺激，过饱过饥，过度饮酒，不当服药，天气骤变。病机为阴阳气血虚损，心失所养，或痰饮瘀扰乱心神，心神不宁。多与怔忡、奔豚相鉴别。治疗原则当先分阴阳虚实，虚证以滋阴温阳，补气养血，实证以活血化瘀、化痰逐饮、清热泻火，并安神定悸。

经方炙甘草汤证治为：滋阴养血，通阳复脉。方中养阴药物有生地黄、阿胶、麦冬，大量的生地黄配伍阿胶能养血滋阴、凉血止血，为滋心阴养心血；助阳药物有炙甘草、桂枝、人参、大枣、生姜，具有益心气，通心阳，平心悸之功，人参、炙甘草、生姜、大枣为补益中焦之脾土；火麻仁润阳明燥热。组方特点体现了“阴无阳则不生，阳无阴则不长”。关于该方的君药，历来争论颇多，如清代医家钱潢认为“此方以炙甘草为君，故名炙甘草汤”（《古今名医方论·卷一》），亦有人认为炙甘草、生地黄共为君药。然后世医家亦有以生地黄为君药，如清代伤寒名家柯琴曰，“此以心虚脉结代，用生地黄为君，麦门冬为臣，峻补真阴，开后学滋阴之路”（《古今名医方论·卷一》）。君药当治主病主证，剂量最重，且《伤寒论》中 112 方用生地黄量最大者为炙甘草汤，方中生地黄用量达 1 斤（《金匮要略》中防己地黄汤用生地黄 2 斤，肾气丸用生地黄 8 两，百合地黄汤用生地黄 1 升），且炙甘草汤乃太阳表证未解，邪入太阴，病以阴血亏虚为根本，以滋阴补血为主治，生地黄乃清热凉血，养阴生津之要药。故认为生地黄是该方君药为妥。生地黄与熟地黄功效有别，且唐朝以后始有熟地黄之制法，故临床运用不可混淆。炙甘草汤之另一特点是清酒与水煎煮，煎服法提示清酒与药同煎，并不是将煎煮好的药液与清酒兑在一起口服。据《周礼·天官·酒正》记载，“三酒”乃是用米加酒曲发酵而成。随酿随喝给办事的人饮用的为“事酒”，冬酿春成用于款待宾客的为“白酒”，冬酿夏成用于祭祀天地和祖先的为“清酒”。根据福建的物产习俗，多为糯米和白酒曲酿制而成淡白色的低酒精度的农家米酒（亦名清酒、水酒），可以养血活血，温通经脉，有助于消除阴药之滞腻，利于生地黄与阿胶有效成分的析出，引领诸药上达心肺，同时经过煎煮过程，酒中的乙醇成分亦能挥发，而不至患者服药后现醉酒状态。关于经方计量问题，集合文献考证，目前多数学者认为东汉 1 两＝现代 15.6g，也符合仲景方药的组方原则。但如古人所云：“然世有古今，时有冬春，地有南北，人有强弱……宜活法变通，不必胶柱鼓瑟，则为守法仲景者矣。”临床换算轻证按教材 1 两＝ 3g，重证按 1 两＝ 15.6g，同时药量灵活增减，一定的病证有一定不移之剂量，反映了不同的病证或同一病证不同阶段的动态演变过程。药量虽可变，但药与药之间的比例是相对确定的，比如本方中之炙甘草：桂枝（含肉桂皮）剂量比为 4 ： 3，类似桂枝甘草汤，是仲景之温补心阳的基本配方（药组）。量比例的变化可影响临床疗效，遵守经方的组方法度和配伍规律是保证临床疗效的保障。

炙甘草汤在《伤寒论》中的方证描述“伤寒，脉结代，心动悸”，十分的简洁，对方证的把握确有难度，临床可以通过“以药测证”的方法来补充完善方证。方中有类桂枝甘草汤方为主，故可知心悸为其主症，并有大量养阴补脾土的典型配伍，当有明显的疲乏、默默不欲言语或言语少气、喜甜食等脾虚之症，大量生地黄配合阿胶，乃滋阴凉血补血之剂，可见面色偏白而无华，皮肤干，唇色淡，寐不安，可伴咯血或出血病史（其可现脉结代、心动悸之症），火麻仁当有大便干结。由此可见该方的典型方证为：消瘦肤枯，贫血貌，胸闷，短气，咳嗽声嘶，心动悸，脉结代，舌淡红少苔。具体临床运用则遵循“观其脉证，随证治之”。比如：兼有气虚显著者，炙甘草用至15~20g，重用党参30~50g，加用黄芪30~60g；兼有血虚明显者，阿胶20g，重用生地黄60g、麦冬30g，加用何首乌、龙眼肉等；兼有阴虚明显者，生地黄60g，或合用六味地黄汤；兼有阳虚证者，加肉桂皮5~10g温阳，加用煅龙骨30g、煅牡蛎30g重镇安神，加用酸枣仁30g、柏子仁15g养心安神定悸，若心动过缓并阴证明显者合用麻黄附子细辛汤。

分析炙甘草汤中主要药物的现代药理学研究，生地黄的水提液有镇静、降压、抗炎作用，其流浸膏有强心、利尿作用，具有增强机体免疫力的功能；麦冬双向调节血糖，提高机体抗缺氧能力，增加冠脉血流，抗心律失常及改善心功能；党参能双向调节血压、神经，具有抗缺氧功能；阿胶为骨胶原组成，水解后为多种氨基酸，补血作用显著，其疗效甚至优于口服补铁药物；炙甘草具有显著的抗心律失常作用。现代实验医学研究发现炙甘草汤的提取物对心肌细胞膜的钠离子通道起抑制作用，减少钙离子内流，增加钾离子外流，阻滞β受体激动，抑制交感神经兴奋，抗心律失常作用效同某些西药，改善各种伴随症状有明显优势；能有效降低心腔内异位起搏点的兴奋性，调节心肌细胞的电传导功能，并能抑制心脏重构，双向调节心脏的各种心律失常，故从当今对该方的基础实验研究充分证明了治疗各种心律失常的有效性。通过此次临床运用观察和数据统计分析，亦证明该方对治疗各种类型心律失常较单纯运用西药方法可提高临床疗效，临证处方着眼点在于辨准方证，重用地黄，合理药组，清酒同煎。安全性方面，治疗组3例首剂服药发生无痛性腹泻，经去火麻仁后无再发腹泻，考虑3例为高龄患者，体质消瘦，平素大便较溏，脾肾虚损，火麻仁增加了润肠通便而致无痛性腹泻，亦有学者提出该方之火麻仁当为黑芝麻，其能滋阴补血，而润肠通便作用弱。

以上临床研究范围主要为气血阴阳亏虚型心悸治疗，然在临床实践中亦有实证心悸病，如心血瘀阻、水饮凌心、痰火扰心，或兼夹证等，当根据具体病证而采取相应的办法，随证治之。

（陈勋善）

第十八节　扶阳法对高血压病（心肾阳虚型）患者血压及中医证素的影响

高血压病是最常见的心血管病之一，是指动脉收缩压和（或）舒张压升高，且伴有心、脑、肾及血管损害的一种全身性疾病。笔者在临床中发现，许多高血压病患者由于知识水平差异、心理因素等原因，早期发病并无自觉症状或不予重视，绝大多数因出现并发症于外院西药治疗或传统思路的“天麻钩藤饮、镇肝熄风汤”等治疗后效果不理想而就诊。就诊患者多数病程较长，长期运用降压药，有的甚至多种降压药联用。经笔者运用“扶阳法”调理后，患者病况常能明显改观。笔者跟随余老师临证时，发现其运用扶阳法，方选“温氏奔豚汤”化裁治疗心肾阳虚型高血压病，疗效明显。现总结报告如下。

一、资料与方法

1．一般资料

病例来源于 2010 年 3 月至 2012 年 3 月福建省南平市人民医院心血管内科门诊及住院治疗的患者 60 例。采用随机方法进行分组。两组在性别、年龄、病程方面的比较均无统计学差异。

2．诊断标准

据 2005 年中国高血压防治指南诊断标准。中医证素评分标准：以 100 作为通用阈值，若主诉症或症重，以“3”表示，按权值 ×1.5 计量；症中等，以“2”表示，按权值 ×1 计量；症轻，以“1”表示，按权值 ×0.7 计量。心肾阳虚证的中医证素诊断标准：依据朱文锋的《证素辨证学》将患者的每一症状、体征等病情资料，按提示的辨证要素分别进行加权求和，若心、肾、阳虚、气虚证素的贡献度积分分别超过100阈值，则“心肾阳虚证”诊断成立。

3. 纳入标准

①符合诊断标准的高血压病患者，获得知情同意书，年龄≤75岁。②以2级高血压病患者为主要研究对象。③符合中医心肾阳虚证的证素诊断标准。④能配合检查及坚持治疗的高血压患者。

4. 排除标准

①18岁以下，75岁以上，妊娠或哺乳期妇女。②继发性高血压。③合并有心、脑、肾等其他系统严重原发疾病、精神病患者。④不符合中医心肾阳虚型证素诊断标准者。⑤对治疗药物过敏者。

5. 治疗方法

（1）对照组。左旋氨氯地平片，2.5mg，1日1次；氢氯噻嗪，12.5mg，1日1次；酒石酸美托洛尔，12.5mg，1日2次。

（2）治疗组。按对照组基础上+温氏奔豚汤方。方药组成：制附子10g，肉桂5g，党参15g，沉香5g，砂仁10g，山药15g，茯苓10g，泽泻10g，牛膝10g，炙甘草10g。1日1剂，早晚两次分服，疗程为四周。

6. 观察指标

（1）一般指标。年龄、性别、病程、呼吸、脉搏等。

（2）血压。上肢收缩及舒张压，测量时取静息坐位状态下，血压计为统一的水银柱式血压计。

（3）临床症候、舌、脉等四诊资料。

（4）中医证素。心、肾、阳虚、气虚。中医证素积分、证素病理分级判定（《证素辨证学》）。①0级：证素贡献积分＜70，说明基本无该证素病理。②1级：70≤证素贡献积分＜100，说明存在该证素轻度病理变化。③2级：100≤证素贡献积分＜150，说明存在该证素中度病理变化。④3级：证素贡献积分≥150，说明存在该证素严重病理变化。

（5）安全性观测。血常规、尿常规、粪常规、肝功能、肾功能，原症状或体征加重。

7. 统计学方法

采用 SPSS13.0 统计学软件处理，计量资料：用均数 ± 标准差（$\bar{x} \pm s$）表示，采用 t 检验方法。计数资料：采用 χ^2 检验。等级资料：采用秩和检验。

二、研究结果

1. 两组治疗前后血压变化情况比较，见表 4-18-1、表 4-18-2。

表 4-18-1 两组患者治疗前后收缩压比较（$\bar{x} \pm s$，mmHg）

组别	例数	治疗前	治疗后
治疗组	30	165.83 ± 4.617	131.23 ± 11.614
对照组	30	165.60 ± 5.636	138.93 ± 15.600

注：经 t 检验，治疗前两组收缩压比较，P=0.861 ＞ 0.05，无显著性差异；治疗后两组收缩压比较，P=0.034 ＜ 0.05，有显著性差异。

表 4-18-2 两组患者治疗前后舒张压比较（$\bar{x} \pm s$，mmHg）

组别	例数	治疗前	治疗后
治疗组	30	93.07 ± 6.302	80.97 ± 7.194
对照组	30	93.13 ± 5.557	85.67 ± 6.965

注：经 t 检验，治疗前两组舒张压比较，P=0.965 ＞ 0.05，无显著性差异；治疗后两组舒张压比较，P–0.013 ＜ 0.05，有显著性差异。

2. 两组治疗前后证素方面的比较，见表 4-18-3—4-18-7。

表 4-18-3 治疗前后心、肾、阳虚、气虚证素积分的比较（$\bar{x} \pm s$）

证素	治疗组		对照组		P 值	
	治疗前	治疗后	治疗前	治疗后	治疗前	治疗后
心	129.647 ± 18.745	47.400 ± 36.053	130.410 ± 18.009	82.533 ± 48.255	0.873	0.002
肾	158.927 ± 44.574	49.190 ± 43.354	158.627 ± 43.103	93.877 ± 43.303	0.979	0.000
阳虚	243.113 ± 64.588	79.240 ± 49.051	242.433 ± 69.298	118.630 ± 38.758	0.969	0.001
气虚	188.420 ± 45.555	53.673 ± 41.206	188.427 ± 45.307	115.487 ± 42.621	1.000	0.000

注：经 t 检验，两组治疗前心、肾、阳虚、气虚证素积分比较，P ＞ 0.05，均无显著性差异；两组治疗后心、肾、阳虚、气虚证素积分比较，P ＜ 0.01，均有显著性差异。

表 4-18-4　治疗前后证素心的病理等级比较

	0		Ⅰ		Ⅱ		Ⅲ	
	治疗前	治疗后	治疗前	治疗后	治疗前	治疗后	治疗前	治疗后
治疗组	0	21	1	7	23	2	6	0
对照组	0	9	2	9	23	8	5	4

注：经秩和检验，两组患者治疗前积分等级比较，P=0.595 ＞ 0.05，无显著性差异；治疗后两组积分等级比较，P=0.001 ＜ 0.01，有显著性差异。

表 4-18-5　治疗前后证素肾的病理等级比较

	0		Ⅰ		Ⅱ		Ⅲ	
	治疗前	治疗后	治疗前	治疗后	治疗前	治疗后	治疗前	治疗后
治疗组	0	18	0	8	18	4	12	0
对照组	0	10	0	5	16	8	14	7

注：经秩和检验，两组患者治疗前积分等级比较，P=0.605 ＞ 0.05，无显著性差异；治疗后两组积分等级比较，P=0.004 ＜ 0.01，有显著性差异。

表 4-18-6　治疗前后证素阳虚的病理等级比较

	0		Ⅰ		Ⅱ		Ⅲ	
	治疗前	治疗后	治疗前	治疗后	治疗前	治疗后	治疗前	治疗后
治疗组	0	11	0	8	3	11	27	0
对照组	0	5	0	5	2	8	28	12

注：经秩和检验，两组患者治疗前积分等级比较，P=0.643 ＞ 0.05，无显著性差异；治疗后两组积分等级比较，P=0.001 ＜ 0.01，有显著性差异。

表 4-18-7　治疗前后证素气虚的病理等级比较

	0		Ⅰ		Ⅱ		Ⅲ	
	治疗前	治疗后	治疗前	治疗后	治疗前	治疗后	治疗前	治疗后
治疗组	0	15	1	12	4	3	25	0
对照组	0	8	1	6	3	4	26	12

注：经秩和检验，两组患者治疗前积分等级比较，P=0.730 ＞ 0.05，无显著性差异；治疗后两组积分等级比较，P=0.001 ＜ 0.01，有显著性差异。

3. 安全性检测结果

两组治疗前后分别对入选患者进行三大常规、肝功能、肾功能的结果进行分析，无明显异常者。整个治疗过程中均无严重不良反应事件发生。

三、讨论

两组治疗后血压均有下降，但治疗组血压下降更明显，治疗后两组收缩压和舒张压比较均有显著性差异，说明治疗组在降低心肾阳虚型高血压病患者的血压方面更有优势。两组患者治疗后心、肾、阳虚、气虚证素积分均有降低，对比两组治疗后心、肾、阳虚、气虚证素积分，均有显著性差异，说明治疗组能更好改善心肾阳虚型高血压病患者因心、肾、阳虚、气虚证素引起的证候。

综上结果提示西医常规治疗下加用扶阳之温氏奔豚汤，不仅可以明显降低心肾阳虚型高血压病患者的血压，改善因心、肾、阳虚、气虚病理证素引起的高血压病患者的临床证候，而且能更好地减轻心肾阳虚型高血压病患者心、肾、阳虚、气虚中医证素病理。

1. 心肾阳虚是原发性高血压发展过程的关键

高血压病属慢性病，病程较长，且本病中年人以上之人居多，此患者正值人之肾气由盛转衰时期，正如《千金翼方·养老大例》："人年五十以上，阳气日衰，损与日至。"《素问·阴阳应象大论》所云："年四十，而阴气自半也，起居衰矣。年五十，体重，耳目不聪明矣。年六十，阴痿，气大衰，九窍不利，下虚上实，涕泣俱出矣。"这些均提示中年之后，年过半百，肾气自半，精血渐衰，肾阳虚衰，肾阳不足则不能鼓动五脏之阳，而致心气不足或心阳不振。根据人体自身生理及病理特点，可见其病机多以虚证多见，并且随着人体脏腑功能逐渐减退，引起一系列病理变化。功能减退以阳气亏虚为主，在疾病发展过程中，心肾阳虚最为关键，心为十二官之主，主血脉，藏神明，五行属火。心的阴阳气血是心进行生理活动的基础。心气心阳主要推动血液运行，心阴心血则可濡养心神。《黄帝内经》认为"心为阳中之太阳"。故心阳的温煦推动作用，既可保证心脏发挥其生理功能，又可推动血脉运行。若心阳不振可致血脉运行迟缓，脉道不利，久之成瘀，阻滞清窍，清阳不升，清窍失养，发为眩晕。心气根于肾气，肾气不足，肾阳亏虚，亦必累及心阳；心阳依赖肾阳的温煦，心火不降，肾水中乏阳，肾火不升，则心阳不振，可见心衰之病。《华氏中藏经》曰："肾者，精神之舍，性命之根。"早在《黄帝内经》中即指出"肾为先天之本""五脏阴阳之本”“五脏皆有精而内舍于肾，以育百骸”，说明了肾脏在人体生命活动中的重要作用。《景岳全书》亦明确指出：“头眩虽属上虚，然不能无涉于下，盖上虚者阳中之阳虚也，下虚者阴中之阳虚也。”脑为髓之海，而肾为“先天之本”“藏精之髓”，肾髓亏虚，必然引起髓海乏源，而发为眩晕。肾阳亏虚阴盛格阳，虚阳浮越，则见眩晕；肾阳亏虚，肾失蒸腾气化，水湿潴留，血液中水液过多，下肢浮肿，血压居高不降，多种降压药使用乏效；腰为肾之府，肾阳不足，则腰酸腰痛，腰背部畏寒怕冷；膀胱为肾之相合之府，肾失固藏，则小便清长；肾失气化，则小便滴沥不尽；火为土之根，肾阳不足，则脾阳亏乏，出现腹胀，五更泄，纳食不运。因此，心肾阳虚是高血压病发展过程的关键。

2. 余老师对“扶阳法”治疗原发性高血压病的认识

余老师经过多年的临床实践认为“阴盛阳衰”是当前多数疾病尤其是慢性病所呈现的重要病变机理和发展趋势，“扶阳法”治疗心肾阳虚型高血压病的重点在于调整机体阴阳的平衡，使其从根本上解除高血压病发病、发展的中医内在原因。由于目前随着经济社会发展，国民工作及生活压力增高，竞争力增大，生活节奏加快，社会交往应酬增多，饮食结构不合理，烟酒熬夜，睡眠不足，运动减少，劳逸失调等不良生活方式，导致国民长期处于应激状态，高血压病患者长期处于紧张等应激状态下，血压不稳定，加上病程迁延，病情缠绵，反复发作，或失治、误治均可耗伤患者阳气，导致阳虚的加重。据“形不足者，温之以气”“劳者温之”的原则，提出以“扶阳”为大法治疗本病，选用“温氏奔豚汤”。通过扶阳使心肾阳虚的高血压病患者肾阳渐复，肾阳充足，得以鼓动五脏之阳气，致心阳温煦有赖，心阳充足既可保证心脏发挥其生理功能，又可推动血脉运行。故“扶阳法”可以改善心肾阳虚型患者的阳虚证候，调整高血压病患者的气血阴阳平衡，从中医角度上解除高血压病发病、发展的内在原因。

3. 关于证素学说

证，在中医辨证学中指证候。素，始也、本也。《尚书·大传·虞夏传》：“定以五律、五声、八音、七始，著其素。”注：“素，犹始也。”因此，素指本来的、原有的。中医学第一部医学巨著《黄帝内经》中就有证素的萌芽，《素问·至真要大论》的“病机十九条”，其中属火者5条，属热者4条，属风、寒、湿者各1条，属五脏及上、下病位的7条，共为病机十九条。朱文锋等提出：证素是通过对证候（症状、体征等）的辨识，而确定的病变本质，是构成证名的基本要素。证素是据中医理论而提炼出的、不能再分解的具体诊断单元而非分类纲领，包括病位证素和病性证素，病性证素是对正邪相争的本质概括，证素间有一定的组合规则和重叠涵盖关系。朱文锋等对古今医家所提出的约120项具体证素概念进行分析辨别，筛选出50项共性证素，包括19项病位证素和31项病性证素：心、神（脑）、肺、脾、肝、肾、胃、胆、小肠、大肠、膀胱、胞宫、胸膈（上焦）、下焦（少腹）、表、半表半里、经络、肌肤（皮肤、肌肉）、筋骨（关节）；病性证素31项：（外）风、寒、湿、（外）燥、火、暑、痰、饮、水停、虫积、食积、脓、气滞、气闭、血瘀、血热、血寒、气虚、气陷、气不固、气脱、血虚、阴虚、亡阴、阳虚、亡阳、精（髓）亏、津（液）伤、阳浮、阳亢、动（内）风。

4. 温氏奔豚汤方方解

温氏奔豚汤是山西省中医学校温碧泉教授遗方。该方由人参四逆汤去干姜，桂附理中汤去白术，桂附八味丸去熟地黄、牡丹皮、山萸肉，加沉香、砂仁、牛膝而成。方中附子为君药，其药性刚雄，走而不守，通行十二经，上可助心阳之振兴，下能助肾阳之回复，为驱寒扶阳温里之要药，凡属阴盛阳衰之症皆可应用，急治缓图，效广而宏，乃临床扶阳所不可或缺。肉桂为臣药，其具有补火助阳，引火归源之功效；附、桂相配，通阳化气，引火归源，疗效更佳。沉香、牛膝为佐药，其具有温肾纳气，引火归原的功效；砂仁、茯苓、泽泻亦为佐药，三药合用具有温中健脾，行气化湿利水之功效；党参、炙甘草为使药，其具有补中益气，温煦气血的功效，与附、桂相伍，辛甘化阳，扶阳益气，且炙甘草尚有抑制附子毒性作用。于大队辛温燥热药物中，重用性润之山药，既具有补肺健脾和胃之功，又含益肾填精养阴之意，与党参、甘草合为佐药，滋阴配阳，共奏益火之原、以消阴翳之效。上述诸药合用，起到温养先天命门真火，救元阳之衰亡，固元气之厥脱功效。

5. 温氏奔豚汤治疗高血压可能的机制探讨

课题研究表明扶阳法配合西药常规治疗不仅可以明显降低心肾阳虚型高血压病患者血压，而且可显著改善由心、肾、阳虚、气虚证素引起的相关证候。结果提示温氏奔豚汤中中药成分可能通过扩张外周血管等对心血管系统的影响而发挥降压的作用；也可能通过对机体细胞活性物质的影响，如竞争醛固酮受体，改善水钠潴留，使机体排钠增多从而起到降压的效果；另外温氏奔豚汤中的多种中药具有降低血脂、血糖，抗凝、抗血小板聚集、抗动脉硬化等作用，间接起到降压和改善证候的作用。温氏奔豚汤是通过多途径、多环节对高血压病起到治疗作用的，也是各种中药作用的综合结果。证素-证型辨证定量的分级方法可以指导具体的辨证论治和调理方案的实施。对于前证人群，提供调理其脏腑经络气血状态的预防保健方法，包括经络调理、饮食调理和情志调理；对于显证人群，在预防保健方法的基础上，提出中医辨证论治法则及具体选方用药。

（刘平）

第十九节　扶阳祛痰化瘀法治疗代谢综合征血糖异常的临床疗效观察

现医学界公认的导致代谢综合征的基本病因多为营养过剩及运动过少，余老师认为代谢综合征的基本病机为阳虚，阳气虚则调摄功能失调，行血化津祛浊无力，一方面不能完全运化营养物质，导致营养过剩，故形体肥胖；另一方面致人体的津液变生为血瘀痰浊，瘀阻血脉络道，而呈本虚标实之证；甚至阻滞上、中、下三焦可致化火伤津。为总结扶阳祛痰化瘀汤治疗本病的临床疗效，研究结果报告如下。

一、资料与方法

1. 一般资料

病例来源于 2011 年 1 月至 12 月福建省南平市人民医院心内科和内分泌科门诊及病房住院病人确诊为代谢综合征和辨证为阳虚痰瘀互结证患者，共计 60 例，采用随机分配，两组病例在性别、年龄分布、病程、病情等方面无明显差异，具有可比性。

2. 西医诊断标准

2005 年代谢综合征的诊断标准：全人群中向心性肥胖腰围（cm）：美国为大于 102（男），或大于 88（女），欧洲为大于 94（男），或大于 80（女），亚洲（含中国）为大于 90（男），或大于 80（女）。

并且伴以下至少 2 项：①三酰甘油≥ 1.7mmol/L（150mg/dl），或者已接受治疗。②高密度脂蛋白：男性＜ 1.03mmol/L，女性＜ 1.30mmol/L，或已接受治疗。③血压：收缩压≥ 130mmHg 或舒张压≥ 85mmHg，或已接受相应治疗，或此前已诊断为高血压。④高血糖：空腹血糖≥ 5.6mmol/L，或已接受相应治疗，或此前已诊断为 2 型糖尿病。⑤餐后 2 小时血糖，若空腹血糖≥ 5.6mmol/L，则强烈推荐进行口服葡萄糖耐量试验。

3. 中医诊断标准

参照 1995 年《中药新药治疗肥胖病的临床研究指导原则》及《中药新药治疗糖尿病的临床研究指导原则》的有关规定而拟定。诊断标准：①主要临床表现。主症：形体肥胖，肢麻沉重，头重，心悸、胸闷痛，心前区刺痛，疲乏无力。兼症：多食善饥，腰酸阳痿，月经失调，浮肿尿少。舌脉：舌胖舌尖边有瘀点或舌苔腻，脉沉细或沉涩。形体肥胖加主证其他任意两项以上加兼证一项以上；舌、脉象尤以舌象为准。②年龄特点：各年龄组均可发生，尤以中年以后为多。

4. 纳入标准

①符合 2005 年代谢综合征的诊断标准。腰围：亚洲（含中国）为大于 90cm（男），或大于 80cm（女），加上以下两点三酰甘油≥ 1.7mmol/L（150mg/dl），或者已接受治疗；高密度脂蛋白：男性＜ 1.03mmol/L，女性＜ 1.30mmol/L，或已接受治疗。高血糖：空腹血糖≥ 5.6mmol/L，或已接受相应治疗，或此前已诊断为 2 型糖尿病。②符合中医阳虚痰瘀互结证诊断标准。③年龄在 40~65 岁之间并知情同意者。

5. 排除标准

①年龄小于 40 岁，或者大于 65 岁，过敏体质、妊娠、对本药过敏者或者哺乳期妇女。②不愿合作者（指不能按规定用药及饮食、运动控制影响临床疗效者）及精神病患者。③虽然有向心性肥胖，但正在用饮食疗法或运动疗法等减肥者。④合并有其他严重原发性疾病，如感染性疾病、心脑血管疾病、痛风病、肝、肾及造血系统等。

6. 中止标准

①试验过程中自行退出者。②失访或死亡的病例。③不能再次接受临床试验者。④资料不全者。

7. 治疗方法

（1）基础治疗。饮食控制治疗、运动治疗、降压治疗、调脂治疗。

（2）对照组。在基础治疗上，患者口服盐酸二甲双胍片，0.5g，1 日 2 次。

（3）治疗组。在对照组治疗的基础上加服：扶阳祛痰化瘀汤。药物组成：制附子 10g，桂枝 15g，补骨脂 15g，山楂 30g，三七粉 5g（冲服），茯苓 30g，姜半夏 20g，枳实 20g，陈皮 10g，炙甘草 10g。上述药除三七粉，余药加水 1L，煎 1 小时，取药汁 300ml，后三七粉冲药汁。分两次温服，在两餐之间最好，如早上 9 点至 10 点；中午 3 点至 4 点。以 12 周为一个疗程，每周六和周天不用服药，以提高患者的依从性。治疗期间随时收集两组患者各项观察指标。

8. 观察指标

（1）疗效性指标。①腰围及体重指数：采用世界卫生组织推荐腰围测量方法，每周记录一次病人腰围及体重指数。②中医主要症状：胸闷气短，心前区刺痛，疲乏无力，肢麻沉重，头重，舌尖边有瘀点，脉沉涩共七个主要症状。疗效积分判断：0 分，症状无或消失；2 分，症状时有时无；4 分，症状还可忍受，持续存在；6 分，症状不可忍受，持续存在。③血糖：以酶法测定空腹血糖。④糖化血红蛋白：用微柱层法测定静脉血。⑤血脂：用贝克曼 DXC800 全自动生化分析仪测定血脂全套，如血清总胆固醇、三酰甘油、高密度脂蛋白、低密度脂蛋白。

（2）安全性指标。①一般体检项目。②三大常规在治疗前后各查一次。③在治疗前后分别查一次肝功能、肾功能。

9. 疗效评定标准

疗效标准：因为代谢综合征在临床上没有一个统一的疗效标准，故自拟标准如下。①显效：腰围减少 5cm 以上；体重指数减少 2 以上；血糖下降比例超过 40%；证候积分减少 ≥ 70%。②有效：腰围减少 3cm 以上，5cm 以下；体重指数减少 1 以上，2 以下；血糖下降比例在 20%~40%；证候积分减少在 30%~70%。③无效：腰围、血糖及体重指数均不能控制；证候积分减少不足 30%。采用尼莫地平法计算证候积分：［（治疗前－治疗后）/ 治疗前］× 100%。

10. 统计学方法

采用 SPSS 13.0 统计学软件处理，计量资料：用均数 ± 标准差（$\overline{x} \pm s$）表示，采用 t 检验方法。计数资料：采用 χ^2 检验。等级资料：采用秩和检验。

二、研究结果

1. 治疗前后腰围比较

表 4-19-1　两组男性患者腰围（cm）比较（$\bar{x} \pm s$）

组别	例数	治疗前平均腰围	治疗后平均腰围
治疗组	14	98.415±6.2636	94.096±6.5019[1)2)]
对照组	15	98.194±6.1258	95.032±6.5956

注：1）$P<0.05$，2）$P<0.05$。

表 4-19-2　两组女性患者腰围（cm）比较（$\bar{x} \pm s$）

组别	例数	治疗前平均腰围	治疗后平均腰围
治疗组	16	92.829±7.0253	89.061±7.8666[1)2)]
对照组	15	92.785±7.9823	89.993±9.1551

注：1）$P<0.05$，2）$P<0.05$。

2. 治疗前后体重指数比较

表 4-19-3　两组患者体重指数比较（$\bar{x} \pm s$）

组别	例数	治疗前平均体重指数	治疗后平均体重指数
治疗组	30	27.546±1.4662	25.904±1.7645[1)2)]
对照组	30	27.489±1.4296	26.269±1.8047

注：1）$P<0.05$，2）$P<0.05$。

3. 治疗前后中医临床症状积分变化

表 4-19-4　治疗前后临床症状积分变化

组别	胸闷气短		心前区刺痛		疲乏无力		肢麻沉重		头重		舌尖边有瘀点		脉沉涩	
	治疗组	对照组	治疗组	对照组	治疗组	对照组	治疗组	对照组	治疗组	对照组	治疗组	对照组	治疗组	对照组
治疗前	96	94	62	64	98	96	76	76	56	60	64	66	86	84
治疗后	46	76	24	46	22	74	26	52	4	34	12	42	36	56
差值	50	18	42	18	76	22	50	24	52	26	52	24	50	28

4. 血糖及糖化血红蛋白比较

表 4-19-5　两组患者空腹血糖（mmol/L）及糖化血红蛋白（%）比较（$\bar{x} \pm s$）

组别	例数	空腹血糖		糖化血红蛋白	
		治疗前	治疗后	治疗前	治疗后
治疗组	30	8.384±0.9066	6.152±1.5673[1)2)]	6.9019±0.5702	5.4981±0.9857[1)2)]
对照组	30	8.453±0.9374	6.881±1.5988	6.9455±0.5893	5.9566±1.0055

注：1）$P < 0.05$，2）$P < 0.05$。

5. 血脂比较

表 4-19-6　两组患者血脂比较（mmol/L）

	组别	治疗组	对照组
	例数	30	30
血清总胆固醇	治疗前	6.0353±0.9736	5.7339±1.0157
	治疗后	5.2350±1.1105[1)]	5.0307±0.871[1)]
三酰甘油	治疗前	2.4432±0.2325	2.2309±0.2068
	治疗后	1.8261±0.4205[1)]	1.7971±0.3228[1)]
高密度脂蛋白	治疗前	0.9105±0.2079	0.8711±0.1816
	治疗后	1.3093±0.2291[1)2)]	1.0879±0.1526[1)]
低密度脂蛋白	治疗前	3.5153±0.8737	3.2866±0.7105
	治疗后	2.8911±0.6764[1)]	2.9171±0.5316[1)]

注：1）$P < 0.05$，2）$P < 0.05$。

6. 治疗后疗效比较

表 4-19-7　两组患者治疗后疗效比较（n，%）

组别	例数	显效	有效	无效	总有效率	P
治疗组	30	8（26.67）	18（60.00）	4（13.33）	26（86.67）	＜0.05
对照组	30	3（10.00）	15（50.00）	12（40.00）	18（60.00）	

注：因“率”一般不符合正态性要求，故采用秩和检验，经 Mann-Whitney U 检验，z=-2.515，P=0.012，差异有统计学意义（$P < 0.05$）。

7. 安全性检测结果

本临床研究中，治疗前后两组患者三大常规，肝、肾功能等未检出异常指标。无严重不良反应发生。

三、讨论

代谢综合征（MS）是指肥胖、高血压、高血糖、血脂异常等多种心血管疾病的危险因素在一个个体中同时存在的临床证候群。多由不良生活方式所致。祖国医学认为此病属于“气虚”“痰浊”“肥胖”“眩晕”“消瘅”“消渴”范畴。刘喜明教授认为用“肥满”作为病名更准确。符合国际疾病命名要求。

祖国医学对肥胖的认识始于《灵枢·卫气失常》：“黄帝曰：何以度知其肥瘦？伯高曰：人有脂有膏有肉。黄帝曰：别此奈何？伯高曰：肉䐃坚、皮满者，肥。肉䐃不坚、皮缓者，膏。皮肉不相离者，肉。黄帝曰：身之寒热何如？伯高曰：膏者其肉淖，而粗理者身寒，细理者身热。脂者其肉坚，细理者热，粗理者寒。黄帝曰：其肥瘦大小奈何？伯高曰：膏者，多气而皮纵缓，故能重腹垂腴。肉者，身体容大。脂者，其身收小。”对其病机的认识，元·朱丹溪《丹溪治法心要》中首次提出了“肥白人多痰湿”的观点，后世医家对此也多加以引证发挥，形成了中医学特有的理论“肥人多痰湿”。叶天士《临证指南医案·卷四·呕吐门》治疗胃阳虚邪伏不食时指出：“凡论病，先论体质……大肌肤柔白属气虚，外似丰溢，里真大怯，盖阳虚之体，惟多痰多湿……所谓肥人之病，虑虚其阳。”提出，肥胖并非正常丰腴之态，而是痰湿充胜所致，肥胖者“惟多痰多湿”。清代章虚谷在《医门棒喝》也指出：“如体丰色白，皮嫩肌松，脉大而散，食啖虽多，每日痰涎，此阴盛阳虚之质。”肥人阳气不足，阴寒内生，气不化水，水湿内停，痰湿易生。许豫和《怡堂散记·下卷·又录名言》指出：肥腴之人，阳气不足，痰湿多盛，肥人体质偏寒，以火（阳气）为宝。且有医家指出肥人之病恐伤其阳，肥人不任清凉。故肥胖之人乃本阳气虚，标痰湿内盛，与阳虚关系密切。

四、余老师的学术思想

当代火神派大家卢崇汉曾归纳了导致阳气虚衰的九点原因，除了上面已经论述的营养过剩，尚有：先天不足、嗜食生冷寒凉、误用苦寒、滥用抗生素、工作的烦劳、房劳伤肾阳、非时的作息时间、心性不定。余老师认为反季节蔬菜水果及冰箱空调的使用亦是导致阳虚的重要因素。我们可初步认为代谢综合征的基本病机为阳虚兼痰瘀痹阻。病位在肝、脾、肾，与三焦功能密切相关。阻滞心脉可见胸痹心痛之症，阻滞经络可见半身不遂中风之症，阻滞清窍可见眩晕头痛之症，阻滞肌肤体内可见肥胖之症，阻滞上、中、下三焦可致化火伤津，则见上、中、下三消之症。病理因素主要为痰、气、瘀，其形成与脏腑功能失调有关。早期多表现气虚痰阻为主，中后期随着疾病的发展而表现出阴阳两虚、痰瘀夹杂或瘀血内阻的病变。

糖尿病，特别是2型糖尿病患者，可以认为是代谢综合征的高危因素。糖尿病属中医消渴病范畴，对其病机的认识多责之脾与肾虚为本，热毒、痰浊、瘀血为标，治以多是清补法，补益脾肾，清热、化痰、活血为主。但随着对消渴病认识的不断深入，及对其并发症防治的进展，对消渴病病机认识已走出“阴虚燥热”之藩篱，温阳法受到重视。近代王毅鄂研究发现，消渴也有因素体阳虚，初起即同时兼有气虚或阳虚者，并认为此时的上燥渴、下尿频之证乃火衰不能蒸腾水气所致。故余老师认为糖尿病的阳气亏虚不仅仅只出现在该病的某个阶段，而是贯穿于疾病的全过程。传统的阴虚燥热病理观只能反映机体局部水津缺乏的病理表象，而未能概括水谷精微大量丢失的病理改变，更不能揭示糖尿病的病理实质。

高血压作为代谢综合征的主要症状，余老师临床发现其症状多为头晕、头昏、目眩、耳鸣、畏寒肢冷、面色皖白、神疲乏力、脉沉等症，均为阳衰气弱而致脏腑、肢体、头目耳窍失于温煦的表现。《灵枢·口问》所言：“上气不足，脑为之不满，耳为之苦鸣，头为之苦倾，头为之眩。”《景岳全书》亦明确指出：“头眩虽属上虚，然不能无涉于下，盖上虚者阳中之阳虚也，下虚者阴中之阳虚也。”阳气式微，命火不足，在内则无以温养神气，推动气化，升清降浊，促进生机；在外则无以温煦四末，柔养筋膜。如此产生的一系列病理变化，成为高血压病发生发展的重要病理基础。

中医认为人体代谢功能的正常发挥主要是靠各个脏腑功能的协调与配合。肺、脾、肝、肾等脏腑既要发挥本脏腑的功能，又要与其他脏腑密切配合。其间的功能联系是靠“气”来完成。《素问·经脉别论》：“饮入于胃，游溢精气，上输于脾，脾气散精，上归于肺、通调水道，下输膀胱、水精四布、五经并行，合于四时五脏阴阳，揆度以为常也。”可见营养物质的吸收，需要依火的资动、气化为用，坎中之阳如沤底之薪，在其温蒸作用下，脾升胃降升清别浊，水精上输于肺的运化输布过程为“地气上为云”；在心阳（君火）的推动作用下，脾气散精、肺主治节肃降下行，此为“天气下为雨”，如雨露滋润，万物生息化衍，脏腑升降出入有常。此中的营养物质为精微物质，但这指的是能被机体吸收的物质，反之，火衰土弱金虚，则这些物质就可能成为致病因素，即生理活性物质发展为病理产物，导致肥胖的出现。余老师采用扶阳祛瘀化痰方法，达到标本兼治，以使阳气得扶，则能统摄气血精津液，运行通畅，从而可改善肥胖体征、血压、血脂、胰岛素抵抗以及肥胖等。扶阳祛痰化瘀汤方用于代谢综合征血糖异常，是余老师的经验方。方中以附子味辛，性热，有毒为主帅，能走十二经而不守，向上振奋心阳，向下温补肾阳，中可温脾胃，其偏于温下焦之阳，是火神派扶阳之要药。桂枝，味辛、甘，性温，助阳温通，偏于温通上焦之阳，与附子两者相须，扶阳之力宏。补骨脂，味辛、苦，性温，补肾壮阳，温脾阳，与附子及桂枝合用温治上、中、下三焦之阳。山楂，味酸、甘，性微温，活血化瘀。三七粉，味甘、微苦，性温，化瘀活血，三七粉配合山楂以加强活血化瘀的效果。茯苓、半夏、陈皮、甘草为二陈汤之意思，为理气化痰之经典方剂，用枳实以加强理气的效果，气顺则痰消。附子为毛茛科植物乌头的子根加工品，因乌头反半夏，疑子母同性，故许多医书记载附子不宜配半夏。然而我们在临床上辨证应用附子配半夏，对阳虚痰凝聚病变疗效甚捷，未发现任何毒性反应，在治疗前后都有监测肝、肾功能和三大常规，无异常发现。附子辛热燥烈，走而有守，能通十二经，善补下焦元阳，逐在里之寒湿；半夏辛温能散，燥湿化痰，消痞散结止呕。二者相伍，上能振心阳，去痰浊，通心脉；中能温脾胃，化痰湿；下能补肾阳，行寒水。对下元亏虚，命门火衰，脾失温煦，阴寒内生，痰湿内聚，寒痰相搏，以及心亏阳虚，阴乘阳位，寒痰阻于心脉的病变疗效确切。虽然古有相反之忌，但临床应用未发现任何毒性反应。诸药合用，扶阳，则心阳、脾阳、肾阳之气足，鼓动有力，能加强活血化瘀及理气化痰的效果，故疾病可去。

（涂志芳）

第二十节　2例阳虚盗汗浅析

汗证是指由于阴阳失调，腠理不固，而致汗液外泄失常的病证。汗证是临床杂病中较为常见的一个病证，中医对其有比较系统、完整的认识，若辨证用药恰当，一般均有较好的疗效。其中，寐中汗出，醒来自止者，称为盗汗，亦称寝汗。《名医指掌·自汗盗汗心汗证》谓："盗汗者，睡而出，觉而收，如寇盗然，故以名之。"《黄帝内经》虽有"寝汗"记载，然"盗汗"之名乃仲景首创。如《金匮要略·血痹虚劳病脉证并治》指出："男子平人；脉虚弱细微者，喜盗汗也。"认为由虚劳所致者较多。后世医家广而论之，代有阐发，《医学正传·汗证》云："若夫自汗与盗汗者，病似而实不同也。其自汗者，无时而濈濈然出，动则为甚，属阳虚，胃气之所司也；盗汗者，寝中而通身如浴，觉来方知，属阴虚，营血之所主也。大抵自汗宜补阳调卫，盗汗宜补阴降火。"丹溪亦对自汗、盗汗的病理属性作了概括，认为自汗属气虚、血虚、湿、阳虚、痰；盗汗属血虚、阴虚。然明代张景岳对汗证作了系统的论述，见解独特，认为一般情况下自汗属阳虚，盗汗属阴虚。但"自汗、盗汗亦各有阴阳之证，不得谓自汗必属阳虚，盗汗必属阴虚也"。纵观中医历代文献，对盗汗病机的认识不乏异议者，尤怡《金匮要略心典》："平人，不病之人也。脉虚弱细微，则阴阳俱不足矣。阳不足者不能固，阴不足者不能守，是其人必善盗汗。"可见仲景所言盗汗病机当属阴阳俱虚。现代也有医家认为，仲景在金匮原文中并未有"盗汗者，睡而出，觉而收"的类似记述，所言盗汗并非一定就是《黄帝内经》里的"寝汗"，其内涵或许更加广泛，与现代中医内科学之盗汗亦有别。后世所称的盗汗把汗出时间局限在"盗汗者，睡而出，觉而收"，与自汗对立，因而才有"阴虚盗汗，阳虚自汗"之说。亦有医家持自汗、盗汗无异论的观点，其认为两者均指不因外界环境因素的影响而经常汗出，其本质为阳热偏胜与卫气虚，与出汗时间无关。也有不少医家谓盗汗系阳虚所致，隋代巢元方《诸病源候论·虚劳病诸候》云："盗汗者，因睡眠而身体流汗，此为阳虚所致。”明代医家王肯堂则明确提出了阳虚盗汗的机理为阳气不足，诚如其在《证治准绳》中所云“卫与阳一也，阳衰则卫虚，所虚之卫行阴，当瞑目之时，更无以固其表，故腠理开津液泄而为汗，迨寤则目张，其行阴之气复散于表，则汗止矣”。清代郑钦安则认为盗汗之发生系阳气亏耗日久，津液失固，心液不能内藏而外泄所致，其在《医理真传》云：“夜分乃阳气潜藏之时，然而夜分实阴盛之候，阴盛可以逼阳于外，阳浮外亡，血液随之，故汗之，曰盗汗。”

一般来说，临证中，盗汗十之六七按心血不足，阴虚火旺可愈。然效差者亦盛。因而必须四诊合参，才能辨证准确。况且临床还有瘀血所致盗汗的情况。目前，活血化瘀在汗证的治疗中也渐受重视。

余老师认为若病程日久，年老患者，常见阳气不足，虚阳外浮而盗汗。因此，重视扶阳方法，或扶阳益阴，或扶阳敛液，每以封髓丹或四逆汤化裁，收效迅捷。

【病案举例】

1. 盗汗（心阳不振，损及肾阳；盗汗）

徐某，男，77岁，退休干部，2015年04月10日初诊。自诉盗汗、心悸10余年，外院诊断为植物神经功能紊乱，服用“谷维素、戴安神、倍他乐克”等西药治疗，偶有中药配合治疗，但症状时好时坏，近一周来症状加剧。辰下症：盗汗，心悸，头晕，倦怠乏力，畏寒肢冷，口干饮不多，夜尿频数。望其少神乏力，面色苍白，舌淡胖，苔白腻；询其盗汗，心悸，头晕，倦怠乏力，畏寒肢冷，口干饮不多，夜尿频数；诊其脉细数无力。西医诊断：盗汗。中医诊断：盗汗，心阳不振，损及肾阳。治法：温补心肾，扶阳固摄。处方：封髓丹加味。药物：黄柏30g，砂仁15g，制附子20g（先煎1小时），肉桂粉5g（冲服），黄连3g，补骨脂15g，淫羊藿30g，干姜15g，白术15g，炙甘草10g，龙骨30g，牡蛎30g。3剂，1日1剂，水煎服。

二诊（2015年4月13日）：各种症状稍有缓解，脉细、舌淡胖苔白腻，制附子逐渐加至60g，肉桂加至9g，连续服用10余天，盗汗消失，余症悉减。

按：《黄帝内经》云“阳加与阴，谓之汗”，多数医家盗汗多从阴虚或营卫不调着手。但余老师认为：对病程久的老年患者，常见阳气不足，虚阳外浮而盗汗。该患者久病体虚，损伤心阳，心阳不振，日久肾阳亦亏。心在液为汗，心肾阳气亏虚，入夜时分，阳气更虚，虚阳外浮，摄汗无权，而盗汗屡作。《医宗必读·汗》云“心之所藏，在内者为血，在外者为汗。汗者心之液也，而肾主五液，故汗证未有不由心肾虚而得者”，故采用温潜法，以封髓丹温补心肾、扶阳固摄。并针对心阳亏明显，伍以桂枝，兼有心血不足辅以酸枣仁、白芍调治，俾阳气充实，浮阳得潜，阴液得安，阴阳和谐而盗汗愈。

2. 盗汗（元阳不足，阳不敛阴；盗汗）

王某，女，55岁，职员，2015年1月6日初诊。患者反复夜间盗汗半年多，严重时一觉醒来浑身湿透，衣被几如水渍，天气暖和时还好，寒冷季节其苦自不待言，以至惧怕入睡，经多方诊治罔效。辰下症：夜间寐中汗出，腰膝酸软，手足不温。望其少神乏力，面色苍白，苔薄白舌淡红，舌体微胖，边有齿痕；询其腰膝酸软，手足不温，饮食正常，口干不欲饮，小便清长，大便软；诊其脉细数无力。西医诊断：盗汗。中医诊断：盗汗，元阳不足，阳不敛阴。治法：扶助真阳，敛液止汗。处方：四逆汤加味。药物：制附子30g（先煎1小时），肉桂粉10g（冲服），干姜15g，五味子10g，白芍20g，炙黄芪30g，生酸枣仁30g，熟酸枣仁30g，煅龙骨30g，炙甘草15g，生姜15g，大枣5枚。3剂，1日1剂，水煎服。

二诊（2015年1月9日）：服完第二剂后，盗汗全止，已能安静入睡，精神好转。服完三剂，诸症皆消，精神好转。望其舌淡红苔薄白，诊其脉细有力。患者因将出差，汤药有所不便，要求改服成药，遂嘱其续服桂附地黄丸以巩固疗效。约1个多月后，患者因感冒来诊，顺问起盗汗一证如何，告曰愈后未再发作，并且自我感觉体力及体质状况较过去增强许多。

按：一般认为，盗汗多责之于阴虚火旺和心血不足，恒以滋阴降火补血养心为治。细览患者既往就诊处方，前诸医皆以滋阴降火，补血养心论治而无功。然余老师以为，临床所见，盗汗者，因阳虚外越，津液随之外泄所致盗汗不在少数。诚如张介宾所云“……不得谓自汗必属阳虚，盗汗必属阴虚也”，郑钦安说：“此为阳欲下交而不得不下交，阳浮于外，故汗出。法宜扶阳，阳旺而阴不敢与争，阳气始得下交……”，故以四逆汤加味治之而取得满意效果。

（曾祺）